推薦辭

東醫學의 源流를 알려면 原典을 理解하여야 하고, 原典을 涉獵하려면 東洋學의 發源地이며 萬事之本(水準)이 되는 黃鍾律과 이 黃鍾律을 根據로 하여 度·量·衡의 根本이 된 造律을 理解하여야 한다. 왜냐하면 三墳·五典·八索·九丘 等의 典籍이 모두 音韻學的으로 構成되어 있기 때문이다. 後世 唐代의 神 珙이 音韻을 組織하여 四聲 五音 九弄 反紐 等의 音韻學을 만들었는데, 이것이 淸代의《康熙字典》等에 다시 引用되었으니 이것들을 根據로 하여 音韻學을 硏究한다면 빠른 길이 될 수 있을 것이다. 이와 같이 뿌리 깊은 學問은 音韻으로 構成되어 있으므로 '影'과 '響'만을 가지고는 皮相的으로 밖에 알 수 없다. 이와 같은 內容을 전혀 모른다면 東醫學을 確實히 알지 못한다는 것을 의미한다. 이번에 朴 炅 後輩가 國譯한 李時珍의 著書인《瀕湖脈學》과 李言聞의《四言擧要》等도 二十七種의 脈을 體狀詩 相類詩 主病詩 四言句 等으로 構成하였기 때문에 漢詩의 規則까지도 알아야만 그 뜻을 確實히 알 수 있다.

各種 脈의 數爻가 王叔和의《脈經》에는 二十四種, 李仲梓의《診家正眼》에는 二十八種, 張景岳의《景岳全書》에는 十六種, 張石頑의《診宗三昧》에는 三十二種 等으로 一定하지 않다. 脈學硏究의 要點은 二十七種 脈의 體狀인 實體가 두 눈앞 空間에 하나 하나 뚜렷이 投射 反映하여 形象化되어 나타나서, 比喩하자면 二十七人의 人面相이 눈앞에 羅列되듯 하여 各脈 사이에 類似하고 相異한 模樣이 뚜렷이 確定될 때까지 不斷한 硏究와 修練을 거듭해야 하며, 더욱이 觀形察色과 脈診만으로 不問診斷의 境地까지 이르려면 더욱 硏究와 修練을 하지 않으면 안된다.

이 國譯은 朴 炅 後輩가 先大人 性齋·尙東翁의 學問을 이어받아 平素에 不斷한 努力의 所產으로 斯學이 洋醫學化 되어 消滅되고 말 것인가 그렇지 않으면 傳統醫學을 硏究發展시켜 더욱 굳건한 醫學으로 뿌리내릴 것인가 하는 岐路에서 傳統醫學의 案內書를 提示하고자 하는 試圖의 結實이라고 볼 수 있다. 앞으로 더욱 精進하여 斯學의 빛이 되어 주기를 斯待하며 또 그렇게 되리라 確信하는 바이다. 이 國譯을 不侫이 一讀하여 보니 이 程度의 硏究라면 中位圈에서 벗어나 上位圈을 指向하였다고 볼 수 있다. 앞으로 이러한 後輩가 綺羅星처럼 續出하기를 懇切히 바라며, 斯界의 關心있는 臨床家와 脈學을 工夫하는 後學들에게 勸讀하는 뜻에서 몇字 적어 推薦하는 바이다.

1992年 4月 25日

京畿道 渼金市 陶農 3 里 蝸廬에서

一癸 安 秉 國 志

國譯 瀕湖脈學 四言擧要
奇經八脈攷 附脈訣攷證

圓光大學校 韓醫科大學 教授
韓醫學博士 朴 炅 譯釋

大星文化社

國譯 瀕湖脈學 四言擧要 奇經八脈攷 附脈訣攷證

圓光大學校 韓醫科大學 教授
韓醫學博士 朴 炅 譯釋

大星文化社

瀕湖脈學譯序

《瀕湖脈學》은 明代 李瀕湖·時珍 先生이 1564年에 撰하였다. 李瀕湖는 高陽生의《王叔和脈訣》에 檢討할 點이 많다고 보아 諸家 脈學의 精華를 摘取하여 本書를 撰輯하였다. 本書는 두 部分으로 되어 있는데 앞부분은 27種의 脈에 對하여 論述하였다. 著者는 明晳한 語句와 生動하는 比喩로써 各種의 脈象을 分析하였는데 그 가운데 同類異脈의 鑑別點과 各種 脈의 主病을 모두 歌訣로 編成하여 讀者로 하여금 習誦하는 데에 便利하도록 하였다. 뒷 部分은 李時珍의 父親 月池·言聞 先生이 宋代 崔嘉彦 先生이 撰한《脈訣》을 刪補하여 만든《四言擧要》로 脈學에 關한 여러 問題를 全面的으로 敍述하였다. 書中에 脈을 八卦에 結合시키는 等 牽强附會한 點들이 있다고 後世에 評하기도 하나, 八卦는 自然現象을 卦로 表現한 것이고 脈理 또한 人體란 小宇宙 內의 自然現象이 脈波로 發現되는 것을 診斷에 應用하는 것이므로 批評하기 以前에 研究가 先行되어야 할 問題라 생각한다.

本書의 內容을 살펴 볼때 論脈이 簡要하고 배우기 쉬우며 應用하기 쉬워 自序에서 말한 바와 같이 '脈學의 指南'이라 할 수 있으나, 初學이 알아야할 '寸·關·尺의 定位', '臟腑의 定位', '診脈의 擧·按·推·尋法' 等이 缺如되어 脈學에 入門하여 臨床에 應用하기 까지에는 다른 基礎 脈書의 도움을 빌리지 않을 수 없음이 못내 아쉬운 點이다.

譯者가 圓光大學校 韓醫科大學 診斷學 副敎材로 本《瀕湖脈學》을 使用하면서 늘 飜譯할 뜻을 가지고 있었으나 機會를 잡지 못하였다. 마침 1989年(己巳) 10月에 圓光大學校 韓醫學研究所의 設立이 具體化되면서 診斷學 分野의 研究課題로 本 譯에 着手하여 同年 陰曆 섣달 그믐(1990.1.27)에 飜譯을 끝냈으나, 體狀 相類 主病 等의 詩譯에 詩的인 感覺이 未洽하고 看過하기 쉬운 醫學用語를 註解하지 않고 지나친 곳이 非一 非再하였다. 그 後 이러한 곳의 推敲를 거듭하여 二個餘月이 지난 뒤에야 脫稿하게 되었으나 研究所의 財政이 圓滑하지 못하여 支援을 받지는 못하였다.

脈理에 밝지 못하고 識見도 넓지 못한 淺學이 猥濫되게도 先賢들의 深奧한 글을 함부로 飜譯하여 그 참뜻을 그르치지 않았나 하는 悚懼한 마음을 禁할 수 없다. 脈學研究에 뜻이 있는 同好人들이 어려운 脈理를 理解하는 데에 적은 보탬이라도 될 수 있다면 甚히 多幸한 일이라 하겠다. 잘못된 註解와 誤譯은 斯界 諸賢의 叱正을 바라는 바이다. 끝으로 이 冊의 出版을 맡아 수고하여 주신 大星文化社 權寧斗社長님께 謝意를 表하는 바이다.

1990年 4月 24日

庸齋書室에서 譯者 謹序

瀕湖[1]脈學自序

李時珍이 曰 宋有俗子[2]하야 杜撰[3]脈訣[4]하니 鄙陋[5]紕繆[6]하야 醫學習誦을 以爲權與[7]하면 逮[8]臻[9]頒白[10]이라도 脈理竟[11]昧[12]할새 戴同父가 [13]常[14]刊其誤[15]라 先考[16]月池翁[17]이 著四診發明八卷하니 皆精詣[18]奧室[19]하야 淺學이 未能窺[20]造[21]라 珍이 因撮[22]粹[23]擷[24]華하야 僭[25]撰此書하야 以便習讀하고 爲脈指南[26]이라 世之醫病兩

李時珍이 말하기를 宋나라 때에 俗된 사람이 《脈訣》을 杜撰하였는데, 그 內容이 淺薄할 뿐만 아니라 잘못된 곳이 많아서, 이 册으로 醫學을 배우고 외우기 始作한다면 頒白의 나이가 되어도 脈의 理致를 畢竟 깨닫지 못하게 되므로, 戴啓宗 先生이 오래전에 그 잘못된 곳을 깍아내고 바로잡아 《脈訣刊誤》를 著述하였다. 先考 月池翁께서 《四診發明》 八卷을 著述하셨으니, 每卷마다 精詣가 깊어서 淺學인 나로서는 그 造詣를 엿볼 수가 없다. 時珍이 이 著書에서 精粹를 모으고 精華만을 뽑아서 猥濫되게도 이 册을 撰述하여 배우고 읽는 데에 便利하게 하고 脈學

---

1) 瀕湖(빈호) ; 明代 李時珍(1518～1593)의 雅號, 著書로 《本草綱目》, 《瀕湖脈學》, 《奇經八脈考》, 《五臟圖論》, 《命門考》 等이 있다.
2) 俗子(속자) ; 平凡한 사람. 高陽生을 指稱함.
3) 杜撰(두찬) ; 典據가 確實치 못한 著述.
4) 脈訣(맥결) ; 《王叔和脈訣》. 六朝의 高陽生이 王叔和를 託名한 作品이라 함.
5) 鄙陋(비루) ; 學問이나 識見이 淺薄함.
6) 紕繆(비류) ; 잘못하여 일을 그르침.
7) 權輿(권여) ; 事物의 始作 또는 처음.
8) 逮(체) ; 及也, 이를체
9) 臻(진) ; 至也, 이를진
10) 頒白(반백) ; 中老人.
11) 竟(경) ; 畢竟, 필경경
12) 昧(매) ; 冥也, 어두울매
13) 戴同父(대동보) ; 戴啓宗. 元代의 醫家. 著書로 《脈訣刊誤》가 있음.
14) 常(상) ; 久也, 오랠상
15) 刊誤(간오) ; 文字 等의 틀린 곳을 깍아 내어 올바르게 함.
16) 先考(선고) ; 돌아가신 아버지.
17) 月池翁(월지옹) ; 李言聞. 明代의 醫學家로 李時珍의 아버지. 雅號가 '月池'이다.
18) 精詣(정예) ; 學術에 對한 造詣가 깊은 程度.
19) 奧室(오실) ; 안방, 깊숙한 방. 學問의 造詣가 깊다는 뜻.
20) 窺(규) ; 小視, 엿볼규
21) 造(조) ; 造詣의 준말. 造 ; 至也, 이를조
22) 撮(촬) ; 聚也, 모을촬
23) 粹(수) ; 精也, 정할수
24) 擷(힐) ; 摘取, 잡아뽑을힐
25) 僭(참) ; 儗也, 참람할참
26) 指南(지남) ; 指針

家가 咸[27]以脈으로 爲首務[28]나 不知脈은 乃四診[29]之末로 謂之巧[30]者爾라 上士[31]는 欲會[32]其全이니 非備四診이면 不可니라
明 嘉靖[33] 甲子[34]上元日[35]에 謹書於瀕湖薖所[36]하노라

의 指針을 삼고자 한다. 世俗에서 醫師나 患者가 모두 脈診만을 第一로 삼으나, 脈診이 四診가운데 가장 끝으로 '巧'라고 함을 모르기 때문이다. 上士는 診法의 全體를 理解하여야 하니 四診을 具備하지 않아서는 안된다.

明 嘉靖 甲子年 正月 보름에 瀕湖薖所에서 삼가 이 글을 쓰다.

27) 咸(함) ; 悉也, 다함
28) 首務(수무) ; 제일 먼저 할일. 首 ; 先也, 먼저수
29) 四診(사진) ; 望·聞·問·切의 네가지 診察方法.
30) 巧(교) ; 四診을 神·聖·工·巧라고도 하니, 巧는 곧 切診을 말한다.
31) 上士(상사) ; 선비 가운데 어진 사람.
32) 會(회) ; 理解, 이해할회
33) 嘉靖(가정) ; 明나라 世宗때의 年號(1522~1566).
34) 甲子(갑자) ; 嘉靖 43年(西紀 1564年)
35) 上元日(상원일) ; 正月 보름의 別稱.
36) 薖所(과소) ; 臨時로 居處하는 곳. 薖 ; 饑意, 헛헛할과

凡　　例

1. 本 譯의 原文은 錦章書局本《增廣本草綱目附錄 · 瀕湖脈學》을 底本으로 하고 文友書店本《圖解本草綱目附錄 · 瀕湖脈學》, 上海啓新書局本 《校正瀕湖脈學》, 欽定四庫全書 子部五 《瀕湖脈學》, 《瀕湖脈學白話解》, 《瀕湖脈學譯注》 等을 參照하였다.

2. 板本에 따라 相異한 글자는 前後 文章의 뜻과 符合되는 글자를 擇하였다.

3. 板本에 따라 文章이 다르나 뜻이 비슷한 것은 錦章書局本의 文章을 따랐다.

4. 字解는 原文의 뜻에 合當하다고 認定되는 音과 訓을 擇하였다.

5. 醫學用語는 韓醫科大學 豫科生의 水準에 맞추었으며 看過하기 쉬운 用語까지도 註解하여 低學年의 學生도 理解하기 쉽도록 努力하였다.

6. 體狀 相類 主病 等의 詩句는 詩的인 感覺을 살려서 飜譯하도록 努力하였다.

目　　次

瀕湖脈學

諸脈의 體狀·相類·主病

1. 浮 陽

浮脈은 擧[1]之에 有餘[2]하고 按[3]之에 不足[4]이라 脈經 如微風[6]이 吹[7]鳥背上毛하야 厭厭[8]聶聶[9]하며 輕汎[10]貌[11]라 如循[12]楡莢[13]이라 素問 如水漂[15]木이라 崔氏[16] 如捻[17]葱[18]葉이라 黎氏[19]

浮脈은 法[20]天하야 有輕淸이 在上之象[21]하니 在卦[22]에 爲乾[23]이오 在時에 爲秋요 在人에 爲肺며

浮脈은 脈管에서 指端을 들면 힘이 있고, 指端으로 누르면 힘이 없다《脈經》. 마치 微風이 새 등위의 터럭에 부는 것 같이 가볍게 뜨며, 厭厭聶聶은 가볍게 뜨는 모양이다. 마치 楡莢을 어루만지듯 얇고 가볍다《素問》. 마치 물 위에 나무가 뜬 것 같이 表淺部에서 感觸된다 崔氏. 마치 파 잎을 누르는 것 같다 黎氏.

浮脈은 天을 본받아서 輕淸한 것이 위에 떠올라 있는 形象을 가지고 있으니, 卦에 있어서는 乾卦가 되고 四時에 있어서는 가을이 되며, 人體에 있어서는 肺가 되고, 또한 '毛'脈이라고도 한다. 太過한 浮脈은 가운데는 堅實하나 가장자리는 空虛하여 마치 닭의 깃털을 어루만지는 것과 같으니 病邪가 外表에 있는 것이고, 不及한 浮脈은 脈氣가 오는 것이 터럭처럼 微弱하니 病

---

1) 擧(거); 診脈할 때에 輕指力으로 가볍게 浮取하는 方法.
2) 有餘(유여); 脈이 힘있게 搏動함.
3) 按(안); 診脈할 때에 重指力으로 눌러서 沈取하는 方法.
4) 不足(부족); 脈이 힘없이 搏動함.
5) 脈經(맥경); 《脈經》의 脈形狀指下秘訣 第一. 《脈經》은 西晉의 王叔和가 3世紀頃에 撰하였으며, 現存하는 中國 最初의 脈學專門書이다.
6) 微風(미풍); 살살 부는 바람.
7) 吹(취); 出氣噓也, 불취
8) 厭厭(염염); 편안하고 고요한 모양. 厭; 安也, 편안할염
9) 聶聶(섭섭), 나무 잎이 움직이는 모양. 聶; 附耳私小語, 소곤거릴섭
10) 汎(범); 漂也, 둥둥뜰범
11) 貌(모); 容儀, 모양모
12) 循(순); 摩循, 어루만질순
13) 楡莢(유협); 느릅나무씨 꼬투리. 楡; 느릅나무유. 莢; 豆角, 콩꼬투리협
14) 素問(소문); 《素問·平人氣象論》. 《黃帝內經》이 《素問》과 《靈樞》로 되어 있다.
15) 漂(표); 浮也, 뜰표
16) 崔氏(최씨); 崔嘉彦. 南宋의 醫學家로 字는 希范, 號는 紫虛道人. 著書로 《脈訣》이 있음.
17) 捻(열); 按也, 누를열
18) 葱(총); 葷菜, 파총
19) 黎氏(여씨); 黎民壽. 著書로 《廣成先生玉函經解》가 있다.
20) 法(법); 效也, 본받을법
21) 象(상); 形也, 형상할상
22) 卦(괘); 卦象.
23) 乾(건); 乾卦.

又謂之毛[24]라 太過[25]則中堅하나 旁[26]虛하야 如循鷄羽하니 病在外也요 不及[27]則氣來[28]毛微하니 病在中也라 ○ 脈訣[29]에 言尋[30]之如太過라하나 乃浮兼洪緊之象이오 非浮脈也라

邪가 內部에 있는 것이다. ○《脈訣》에 '尋脈하여 太過한 것과 같은 것'이라 하였으나, 이것은 浮脈에 洪·緊脈을 兼한 것이므로 浮脈이 아니다.

[體狀詩]

浮脈은 惟從[31]肉上行하야 如循楡莢似毛輕이라 三秋[32]得令[33]이면 知無恙[34]이나 久病에 逢之면 却[35]可驚이라

浮脈의 形狀은 肉上으로 떠가서, 그 가볍기가 楡莢인가 터럭인걸. 三秋 時節에는 病없는 것 알 것이나, 久病을 만나서는 어찌 아니 놀랄건가!

[相類詩]

浮如木在水中浮요 浮大中空은 乃是芤[36]라 拍拍[37]而浮是洪脈이니 來時雖盛이나 去悠悠[38]라 ○ 浮脈은 輕平하야 似捻葱하고 虛來遲大豁[39]然空이라 浮而柔[40]細면

浮脈의 形狀은 물에 뜬 나무 같고, 浮大하며 속빈 것이 芤脈의 모양이라. 푸드덕 새 날듯이 뜨는 것이 洪脈인데, 脈氣 올땐 旺盛하나 느리게도 가는구나. ○ 浮

24) 毛(모) ; 가을의 正常脈象으로 '濇'脈의 異名.

25) 太過(태과) ; 浮脈이 表病을 主宰하지만, 心은 浮大散하고 肺는 浮濇短하여 浮를 兼하여야 胃氣가 있는 正常脈이므로 病脈이 아닌 境遇도 있다. 平衡을 잃으면 病脈이 되는데, 脈의 힘이 正常보다 强한 것을 '太過'라 하고, 弱한 것을 '不及'이라 하며, 대개 太過한 것은 外感이 되고 不及한 것은 內傷이 된다.

26) 旁(방) ; 竝通側也, 곁방. 傍字와 通用함.

27) 不及(불급) ; 25)의 太過條를 參照.

28) 氣來(기래) ; 脈이 沈部에서 發生하여 浮部分으로 搏動하여 올라오는 것을 '氣來' 또는 '來'라 하고, 浮部分에서 消滅되어 沈部로 가라앉는 것을 '氣去' 또는 '去'라 한다.

29) 脈訣(맥결) ;《王叔和脈訣》. 六朝 때에 高陽生이 王叔和를 託名한 著作. 通俗的인 歌訣形式으로 脈理를 解說하여 臨床實際와 聯繫시켰음. 書中의 적지 않은 內容이 王叔和의《脈經》을 根據로 하여 새롭게 編纂한 것이다. 講習하기 쉬워서 매우 널리 流布되었으나, 但 書中의 觀點과 脈義의 理解와 文字의 鄙賤 等에 對하여 後世에 적지않은 論評이 있다.

30) 尋(심) ; 指力을 必要에 따라 變化시키거나 手指를 移動시켜 脈을 찾음으로써 比較的 뚜렷한 感覺을 얻는 診脈方法.

31) 從(종) ; 自也, 부터종

32) 三秋(삼추) ; 가을의 석달.

33) 令(령) ; 時也, 철령

34) 恙(양) ; 病也, 병양

35) 却(각) ; 反也, 도리어각

36) 芤(규) ; 葱也, 파규

37) 拍拍(박박) ; 푸드덕 푸드덕 새가 나는 모양. 拍 ; 搏也, 칠박

38) 悠悠(유유) ; 느릿느릿한 모양. 悠 ; 遠也, 멀유

39) 豁(활) ; 開也, 소통할활

40) 柔(유) ; 剛之反, 부드러울유

方爲濡요 散似楊花하야 無定蹤[41]이라

浮而有力은 爲洪이오 浮而無力은 爲芤요 浮而遲大는 爲虛요 浮而柔細는 爲濡요 虛甚은 爲散이라

脈은 輕平하여 파잎을 누른듯이, 虛脈의 脈氣는 오는 것이 遲大하여 겉으론 豁然하나 속은 비어 있네. 浮하면서 柔細한 것 濡脈의 體狀이고, 散脈은 버들가지처럼 蹤跡을 없앴구나.

浮하면서 힘이 있으면 洪脈이 되고, 浮하면서 힘이 없으면 芤脈이 되고, 浮하면서 遲大하면 虛脈이 되고, 浮하면서 柔細하면 濡脈이 되고, 虛한 것이 甚하면 散脈이 된다.

[主病詩]

浮脈은 爲陽表病[42]居요 遲風數熱緊寒拘[43]라 浮而有力多風熱[44]이오 無力而浮是血虛[45]라 ○ 寸浮는 頭痛眩生風이오 或有風痰[46]聚在胸이라 關上은 土衰兼木旺[47]이오 尺中은 溲便[48]不流通이라

浮脈은 主表하니 有力은 表實[49]이오 無力은 表虛[50]요 浮遲는 中風[51]이오 浮數는 風熱이오 浮急[52]

浮脈은 陽脈으로 表部에 病邪있고, 浮遲는 風邪, 浮數는 熱邪, 浮緊은 寒邪에 잡혀서 그리된 것. 浮하면서 힘 있으면 이는 흔히 風熱邪요, 無力한데 浮하면 血虛가 까닭이라. ○ 寸部가 浮할 경우 風邪가 원인되어 頭痛 眩暈 발생하고, 胸中에 風痰 모여 寸部에 浮脈보이지. 關上의 浮脈은 土衰木旺 兼證이오, 尺中에 浮脈보이면 溲便이 不通하네.

浮脈은 表邪를 主宰하니, 浮하면서 有力하면 表部가 實하고, 浮하면서 虛하면 表部가 虛하고, 浮遲하면 中風이고, 浮數하면 風熱이고, 浮急하면 風寒이고, 浮緩하면 風濕이고, 浮虛하면

---

41) 蹤(종) ; 跡也, 자취종
42) 表病(표병) ; 表證. 表淺部에 있는 病症.
43) 拘(구) ; 執也, 잡을구
44) 風熱(풍열) ; 風邪에 熱이 兼挾한 것을 말하는데, 그 症狀은 發熱이 重하고 惡寒이 輕하며, 口渴 舌邊尖紅 苔微黃 脈浮數 等이며, 甚하면 口燥 舌乾 目赤 咽痛 衄血 等症이 發生한다.
45) 血虛(혈허) ; 營血의 不足으로 虛弱이 나타나는 病理.
46) 風痰(풍담) ; 病變이된 器官 組織內에 津液이 變化하여 괴인 粘液物質을 '痰'이라 하는데, 風邪로 因하여 생긴 痰을 '風痰'이라 한다.
47) 土衰木旺(토쇠목왕) ; 木氣가 偏盛하여 金도 木에 對하여 正常的인 克制를 할 수 없게 될 때에 太過한 木氣가 土에 乘하여 肝木亢盛과 脾土虛弱의 病症을 일으키는 것.
48) 溲便(수변) ; 小便과 大便.
49) 表實(표실) ; 表證의 한 類型으로 外邪가 侵入한 後 陽氣가 肌表에 모여서 邪氣와 正氣가 相爭하므로 腠理가 密閉되어 나타나는 證候이며, 그 症狀은 表證 以外에 無汗 頭痛 身痛 脈浮有力한 것이 特徵이다.
50) 表虛(표허) ; 虛證의 한 類型으로 身體外部를 護衛하는 陽氣가 不足하여 腠理가 不固하여지므로 나타나는 證候이며, 그 症狀은 表證 以外에 自汗 汗出惡風 脈浮緩無力이 特徵이다.
51) 中風(중풍) ; 1) 腦血管損傷 等의 疾患을 말하며 卒中이라고도 함. 2) 外感風邪의 病症으로 發熱 頭痛 汗出 脈浮緩 等症을 나타낸다. 여기서는 2)이다.

은 風寒[53]이오 浮緩은 風濕[54]이오 浮虛는 傷暑[55]요 浮芤는 失血[56]이오 浮洪은 虛熱[57]이오 浮散은 勞極[58]이라

傷暑이고, 浮芤하면 失血이고, 浮洪하면 虛熱이고, 浮散하면 五勞와 六極이다.

2. 沈 陰

沈脈은 重手[1]로 按하야 至筋骨이라야 乃得[2]이라 脈經 如綿[3]으로 裹[4]砂하야 內剛[5]外柔라 楊氏[6] 如石投水하야 必極[7]其底[8]라

沈脈은 法地하야 有淵泉[9]이 在下之象하니 在卦에 爲坎[10]이오 在時에 爲冬이오 在人에 爲腎이며 又謂之石[11]이오 亦曰營[12]이라 太過則如彈石[13]하야 按之益堅하니 病在外也요 不及則氣來虛微하고

沈脈은 손끝으로 脈管을 깊히 눌러서 筋骨에 이르러야 脈象이 感觸된다《脈經》. 마치 솜으로 모래를 감싸 놓은것 같아 內部는 단단하나 外部는 부드럽다 楊氏. 돌을 물속에 던져 밑바닥에 가라앉은것 같다.

沈脈은 地를 본받아 못과 샘이 地下에 있는 形象을 가지고 있으니, 卦에 있어서는 坎卦가 되고, 四時에 있어서는 겨울이 되고, 人體에 있어서는 腎이 되며, '石脈'이라고도 하며, '營脈'이라고도 한다. 太過하면 彈石脈과 같이 누를수록 堅實하니 病邪가 外表에 있는 것이고, 不及

52) 急(급); 《診家正眼》에 "急脈은 緊脈이다" 하였다. '緊'으로 된 册도 있다.
53) 風寒(풍한); 風과 寒이 結合된 病邪로, 그 症狀은 惡寒이 重하고 發熱이 輕하며 頭痛 全身痠痛 鼻塞流涕 舌苔薄白 脈浮緊 等이다.
54) 風濕(풍습); 風과 濕이 結合된 病邪.
55) 傷暑(상서); 暑感. 여름에 暑邪에 傷하여 多汗身熱 心煩口渴 氣粗 四肢疲乏 小便赤澁 等을 나타내는 病.
56) 失血(실혈); 外傷 飮食 情志 內傷虛損 等으로 血液이 經脈밖으로 溢出되어 衄血 吐血 嘔血 衄血 便血 尿血 皮下出血 皮外出血 等이 나타남을 말함.
57) 虛熱(허열); 陰陽과 氣血의 不足으로 因하여 생기는 發熱로 陰虛 陽虛 氣虛 血虛의 證候로 區別된다.
58) 勞極(노극); 五勞와 六極. 五勞는 心·肝·脾·肺·腎勞 等 五臟勞損의 病症이고, 六極은 6種의 勞傷虛損의 病症으로 血極하면 毛髮이 빠지고 善忘하고, 筋極하면 拘攣 轉筋하며, 肉極하면 肌削 萎黃하고, 氣極하면 短氣 喘急하며, 骨極하면 足萎 齒浮하고, 精極하면 目暗 耳聾한다.
1) 重手(중수); 指端으로 脈搏을 깊히 눌러서 脈을 보는 方法.
2) 得(득); 捕也, 잡을득
3) 綿(면); 纊也, 솜면
4) 裹(과); 包也, 쌀과
5) 剛(강); 勁也, 굳셀강
6) 楊氏(양씨); 楊士瀛. 南宋의 醫家로 字는 登父, 號는 仁齋, 福州人. 著書로 《傷寒類書活人總括》, 《仁齋直指方論》, 《仁齋小兒方論》, 《醫學眞經》, 《察脈總括》 等이 있다.
7) 極(극); 方隅, 한끝극
8) 底(저); 下也, 밑저
9) 淵泉(연천); 못과 샘, 깊은 湖水.
10) 坎(감); 卦也, 괘이름감
11) 石(석); 沈脈의 異名으로 겨울의 正常脈象.
12) 營(영); 沈脈의 異名. 營; 軍壘, 진영영.
13) 彈石(탄석); 七怪脈의 一種. 沈實하여 手指로 돌을 튀기는듯한 脈象.

去如數者니 病在中也라 ○ 脈訣에 言 緩[14]度[15]三關[16]하야 狀如爛[17]綿者라하니 非[18]也라 沈은 有緩數及各部之沈하니 爛綿은 乃弱脈이오 非沈也라

하면 脈氣가 오는 것이 微虛하고 脈氣가 가는 것이 數한 듯 하니 病邪가 內部에 있는 것이다. ○《脈訣》에 "沈脈은 緩한 것이 寸關尺 三關을 지나가서 形狀이 爛綿과 같다" 하였으나 잘못된 것이다. 沈脈에 緩이나 數을 兼할 수도 있고, 寸 關 尺 各部에 沈脈이 있을 수도 있으니, 爛綿과 같은 것은 弱脈이지 沈脈은 아니다.

[體狀詩]

水行潤下[19]하야 脈來沈하니　筋骨之間에 耎滑[20]勻이라 女子는 寸兮男子尺하니　四時에 如此를 號爲平이라

水氣의 運行은 潤下하여 脈氣오는 것이 沈하니, 筋骨사이에서 耎滑을 兼하여 均等히 搏動한다. 女子는 寸部에서 男子는 尺部에서, 沈滑耎均하면 四時에 應하는 것이니 平脈이라 부른다네.

[相類詩]

沈은 幫[21]筋骨하야 自調勻이오 伏[22]則推筋[23]着骨[24]尋이라 沈細如綿하면 眞弱脈이오 絃[25]長實大는 是牢[26]形이라

沈은 行筋骨間하고 伏은 行骨上이라 牢는 大有力하고 弱은 細無力이라

沈脈은 筋骨의 도움받아 저절로 調均하고, 伏脈은 推筋 着骨하여야 脈象이 찾아지지. 沈細한게 솜같으면 이 바로 弱脈이고, 絃大滑長한 것 牢脈의 形象일세.

沈脈은 筋骨사이에서 脈의 形狀이 流行하고, 伏脈은 骨上에서 脈의 形狀이 流行한다. 牢脈은 大하면서 有力하고, 弱脈은 細하면서 無力하다.

---

14) 緩(완) ; 遲也, 느릴완
15) 度(도) ; 過也, 지날도
16) 三關(삼관) ; 1) 小兒의 病을 指紋을 觀察하여 診察할 때에 食指를 三節로 나누어 食指가 손바닥과 連結된 第一節을 '風關', 第二節을 '氣關', 第三節을 '命關'이라 한다. 2) 寸關尺 三部는 一定한 位置가 있으므로 이를 '三關'이라 한다. 여기서는 後者를 말한다.
17) 爛(란) ; 漫也, 난만할란
18) 非(비) ; 不正, 그를비
19) 潤下(윤하) ; 물이 物件을 적시며 낮은데로 흐름.
20) 耎滑(연활) ; 沈脈은 腎臟의 本脈이나, 滑하면서 耎한 것을 兼하여야 胃氣가 있는 正常脈이다. 耎 ; 罷弱, 연약할연
21) 幫(방) ; 助也, 도울방
22) 伏(복) ; 脈象의 一種. 脈이 隱伏하여 뼈에 닿도록 重按해야만 感觸되는 脈象.
23) 推筋(추근) ; 指端의 位置를 左右로 移動시켜 脈을 찾는 方法을 推尋이라 한다. 推尋法으로 筋을 밀어내고 脈을 찾는 것을 '推筋'이라 한다.
24) 着骨(착골) ; 重按하여 指端이 뼈에 닿게하는 診脈方法. 着 ; 附也, 부딪칠착
25) 絃(현) ; 絃脈으로 弦脈과 같음. 絃 ; 繩素, 새끼현
26) 牢(뇌) ; 脈이 實大弦長하며 浮取나 中取로는 反應이 없고 沈取하면 堅牢不移하게 느껴지는 脈象.

[主病詩]

沈潛[27]水畜[28]陰經[29]病이오 數熱遲寒滑有痰이라 無力而沈은 虛與氣[30]요 沈而有力은 積并寒이라 寸沈은 痰鬱[31]水[32]停胸이오 關主中寒[33]痛不通이라 尺部는 濁[34]遺并泄痢와 腎虛腰及下元[35]痌[36]이라

沈脈은 主裏하니 有力은 裏實이오 無力은 裏虛라 沈則爲氣요 又主水畜이라 沈遲는 痼冷[37]이오 沈數은 內熱[38]이라 沈滑은 痰食이오 沈澁은 氣鬱[39]이라 沈弱은 寒熱[40]이오 沈緩은 寒濕이라 沈緊은 冷痛[41]이오 沈牢는 冷積이라

沈脈은 潛伏된 脈, 水氣가 陰經에 蓄積된 病. 沈數은 熱이오 沈遲는 寒이오 沈滑은 痰으로 因한 病일세. 沈하면서 無力하면 裏虛와 氣滯이고, 沈하면서 有力하면 積滯와 寒邪라네. ○ 寸部가 沈하면 痰鬱이거나 水氣가 胸膈에 停滯된 것이고, 關部는 主로 腹痛과 便秘니 中氣寒冷이 그 原因일세. 尺部가 沈하면 白濁 遺精과 泄痢뿐일까 腎虛腰痛과 下腹痛도 發生하지.

沈脈은 裏部病을 主宰하니 沈하면서 有力하면 裏實이고, 沈하면서 無力하면 裏虛이다. 沈脈은 氣滯를 主宰하고, 水氣의 蓄積도 主宰한다. 沈滑하면 痰과 飮食의 積滯이고, 沈澁하면 氣鬱이고, 沈弱하면 惡寒發熱의 病이고, 沈緩하면 寒濕으로 因한 病이다. 沈緊하면 寒冷으로 因한 疼痛이고, 沈牢하면 冷積이다.

---

27) 潛(잠) ; 沈也, 잠길잠

28) 水畜(수축) ; 蓄水證. 足太陽膀胱腑證이다. 主要症狀은 小便不利 小腹滿 夜眠不安 心煩 飮水口渴 微惡熱 頭痛 脈浮 等이다.

29) 陰經(음경) ; 手足三陰經과 任脈 衝脈 陰維脈 陰蹻脈.

30) 氣(기) ; 臟腑機能의 失調로 惹起되는 病의 狀態. 여기서는 氣滯를 뜻함.

31) 痰鬱(담울) ; 六鬱의 一種. 鬱은 壅遏하여 通暢하지 않거나 鬱結不舒한 것으로, 痰鬱은 痰의 鬱滯로 因하여 發生한 鬱證이다.

32) 水(수) ; 水氣. 水液이 體內에 停留하여 생기는 病症. 대개 脾腎의 陽虛로 因하여 水濕을 運化하지 못하므로 發生한다.

33) 中寒(중한) ; 1) 寒邪에 損傷된 것. 平素 陽氣가 不足하기 때문에 突然 寒邪의 侵襲을 當하여 四肢가 逆冷하고 六脈이 沈細 或은 遲緊하는 等의 症狀이 나타난다. 2) 中焦의 虛寒을 말하는데, 陽氣가 不足하고 脾胃의 機能이 衰退하므로 腹痛喜按 畏寒肢冷 無味惡心 便溏 等의 症狀이 나타난다. 여기서는 後者를 가리킨다.

34) 濁(탁) ; 白濁의 준말.

35) 下元(하원) ; 本來 腎氣를 뜻하나, 여기서는 下腹部를 뜻한다.

36) 痌(통) ; 痛也, 아플통

37) 痼冷(고랭) ; 沈寒痼冷. 寒氣가 어느 經絡이나 臟腑에 오래도록 潛伏하여 寒證을 形成하여서 治癒되지 않는 病證.

38) 內熱(내열) ; 裏熱. 一般的으로 腸胃의 實熱·肺胃의 實熱 또는 肝膽의 鬱熱을 말하는데, 그 症狀은 壯熱 不惡寒反惡熱 口渴引飮 心煩口苦 小便短赤 舌質紅苔黃 等이다.

39) 氣鬱(기울) ; 六鬱의 一種으로, 氣滯로 因한 鬱證.

40) 寒熱(한열) ; 惡寒發熱症狀의 略稱.

41) 冷痛(냉통) ; 寒冷邪의 侵襲으로 因한 腹痛.

3. 遲 陰

遲脈은 一息[1]에 三至[2]하야 去來[3]가 極[4]慢[5]이라 脈經

遲는 爲陽不勝陰[6] 故로 脈來가 不及이라 ○ 脈訣에 言重手라야 乃得이라 하니 是는 有沈無浮라 一息에 三至하야 甚爲易見이어늘 而曰隱隱[7]이라 하고 曰狀且難[8]이라 하니 是는 濇脈矣니 其謬를 可知라

遲脈은 一呼吸에 三回 搏動하여 脈氣가 오가는 것이 매우 느리다 《脈經》.

遲脈은 陽氣가 陰氣를 制壓하지 못하는 現象이므로 脈氣가 오는 것이 不足하다. ○ 《脈訣》에 "脈搏을 깊히 눌러야 感觸된다" 하였으나, 이것은 沈部脈은 있으나 浮部脈이 없는 것이다. 一呼吸에 三回 搏動하여 매우 쉽게 볼 수 있는 데도 "稀微하여 分明치 않다. 또 脈狀이 艱難하다." 하였다. 이러한 脈狀은 濇脈이니 잘못된 것임을 알 수 있다.

[體狀詩]

遲來一息에 至惟三하니 陽不勝陰하야 氣血寒이라 但把[9]浮沈으로 分表裏하야 消陰하고 須益火[10]之原[11]하라

遲脈은 一息에 脈氣 三回이르니, 陽氣가 陰氣를 制壓못하여 氣血寒證 된다네. 다만 浮沈으로 表裏나누어, 眞火의 根源은 모름지기 補益하고, 陰氣는 아울러서 消散시키게.

[相類詩]

脈來三至를 號爲遲요 小駃[12]于遲를 作緩持[13]라 遲細而難하면 知是濇이오 浮而遲大하면 以虛推[14]라

脈氣 세번 이르면 遲脈이라 이름짓고, 遲脈보다 빠르면 緩脈으로 持脈하지. 遲細하고 艱難하면 濇脈인것 알것이고, 浮하면서 遲大하면 虛脈으로 推定하게.

1) 一息(일식) ; 一回 呼吸하는 時間.
2) 至(지) ; 脈이 搏動함.
3) 去來(거래) ; 脈搏이 寸部와 浮部分에서 尺部와 沈部로 消滅되어 들어가는 것을 '去'라 하고, 尺部와 沈部에서 發生하여 올라오는 것을 '來'라 한다.
4) 極(극) ; 至也, 지극할극
5) 慢(만) ; 緩也, 느릴만
6) 陽不勝陰(양불승음) ; 臟腑의 陽氣가 虛弱하여 陰寒이 內部에서 旺盛한 것을 制壓하지 못하는 病理現象.
7) 隱隱(은은) ; 稀微하여 分明하지 않은 모양.
8) 難(난) ; 阻也, 막을난. 艱難의 뜻.
9) 把(파) ; 持也, 잡을파. 把握의 뜻.
10) 消陰益火(소음익화) ; 陰氣를 消散시키고 眞火를 補益함.
11) 原(원) ; 本也, 근본원. 源과 通用함.
12) 駃(쾌) ; 疾也, 빠를쾌
13) 持(지) ; 持脈. 脈을 짚음. 持 ; 執也, 잡을지
14) 推(추) ; 甚繹. 궁구할추. 推究의 뜻.

三至는 爲遲요 有力은 爲緩이오 無力은 爲澁이오 有止는 爲結이오 遲甚[15]은 爲敗[16]요 浮大而耎은 爲虛라 ○ 黎氏가 曰 遲小[17]而實과 緩大而慢에 遲는 爲陰盛陽衰요 緩은 爲衛[18]盛營[19]弱이라 하니 宜別之라

一呼吸에 脈搏이 三回 搏動하면 遲脈이고, 遲하면서 힘이 있으면 緩脈이고, 遲하면서 힘이 없으면 澁脈이고, 脈搏이 停止할 때가 있으면 結脈이고, 遲하면서 힘이 매우 없으면 敗脈이고, 浮大하면서 柔耎하면 虛脈이다. ○ 黎氏가 말하기를 "遲小하면서 實한 境遇와 緩大하면서 느린 境遇에 있어서, 遲한 것은 陰이 偏盛하고 陽이 衰弱한 것이고, 緩한 것은 衛氣가 偏盛하고 營血이 衰弱한 것이라" 하였으니, 宜當 區別하여야 한다.

[主病詩]

遲司[20]臟病或多痰이니 沈痼[21]癥瘕[22]를 子細看하라 有力而遲는 爲冷痛이오 遲而無力은 定虛寒이라 ○ 寸遲면 必是上焦寒이오 關主中寒痛不堪[23]이라 尺是腎虛[24]腰脚重하고 溲便不禁疝[25]牽[26]丸[27]이라

遲脈은 主臟하니 有力은 冷痛이오 無力은 虛寒[28]이라 浮遲는 表寒[29]이오 沈遲는 裏寒[30]이라

遲脈은 臟病과 痰盛을 맡으니, 沈痼와 癥瘕를 자세히 보게, 有力한데 遲하면 冷痛이 되고, 遲한데 無力하면 이 바로 虛寒일세. ○ 寸遲하면 반드시 上焦의 寒冷이고, 關部는 中寒으로 痛症못이겨. 尺部는 腎虛로 腰脚무겁고, 大小便 不禁하며 睾丸당기지.

---

15) 遲甚(지심) ; 脈이 遲하면서 힘이 매우 없는 것. 《醫學入門》에 "脈을 찾아보아서 一呼吸에 三回 搏動하고 힘이 없어야만 참된 遲脈이라" 하였다(必尋之無力 乃爲眞遲)

16) 敗(패) ; 敗脈으로 胃氣가 없는 眞臟脈을 뜻함. 敗 ; 壞也, 무너질패.

17) 小(소) ; 小脈. 細脈의 別稱. 本書 微脈條에서는 小脈은 微脈이라 하였다.

18) 衛(위) ; 衛氣. 人體 陽氣의 一部分이다. 이는 水穀에서 생기고 脾胃에서 來源하며 上焦로 나가 脈道 밖을 運行한다. 衛氣의 性質이 剛悍하여 經脈의 制約을 받지 않으며 運行이 迅速하고 滑利하며 안으로는 臟腑에 밖으로는 肌表腠理로 이르지 않는 곳이 없다. 衛氣는 臟腑의 溫養, 肌膚의 溫潤, 腠理의 滋養, 汗孔의 開閉 等의 重要한 機能을 가지며, 肌表를 保衛하고 外邪에 抗禦하는 作用을 特徵으로 하기 때문에 '衛氣'라 한다.

19) 營(영) ; 營氣. 脈管中에서 運行되는 精氣로서 水穀에서 생기며 脾胃에서 來源하여 中焦로 나간다. 그 性質이 柔順하고 血液을 化生하여 全身을 營養하는 作用을 한다. 營氣의 運行은 中焦에서 手太陰肺經으로 上注된 뒤에 全身의 經脈을 通하여 끊임없이 運轉하여 人體의 上下 內外 各個部分을 營養한다. 그러므로 生理的인 觀點에서 말한다면 營氣는 곧 血液의 作用을 뜻한다.

20) 司(사) ; 主也, 맡을사

21) 沈痼(침고) ; 沈寒痼冷.

22) 癥瘕(징하) ; 腹內의 積塊로 '癥'은 形體가 있고 固定되어 移動하지 않으며 痛處가 一定하고, '瘕'는 形體가 없고 聚散이 無常하며 痛處가 一定하지 않다.

23) 堪(감) ; 勝也, 견딜감

24) 腎虛(신허) ; '腎虧'라고도 함. 腎臟의 精氣가 不足한 病變이다. 一般的인 症狀은 精神疲乏 頭暈耳鳴 健忘 腰痠 遺精 陽痿 等이다. 腎虛는 腎陽虛와 腎陰虛로 나누어 진다.

25) 疝(산) ; 疝症. 睾丸이 붓고 당기는 病.

26) 牽(견) ; 引也, 당길견

27) 丸(환) ; 睾丸.

28) 虛寒(허한) ; 正氣가 虛한데다가 寒이 있는 證候를 말함. 그 症狀은 不欲飮食 口淡 吐涎沫 氣短 大便

遲脈은 臟病을 主宰하니 遲하면서 힘이 있으면 寒冷으로 因한 痛症이고, 遲하면서 힘이 없으면 虛寒證이다. 浮遲하면 表寒證이고, 沈遲하면 裏寒證이다.

4. 數 陽

數脈은 一息에 六至라 脈經 脈流薄[1]疾[2]이라 素問

數은 爲陰不勝陽[3] 故로 脈來太過라 ○ 浮沈遲數은 脈之綱領[4]으로 素問 脈經에 皆爲正脈이나 脈訣에 立[5]七表八裏[6] 而遺[7]數脈하고 止[8]謌[9]于心臟하니 其妄[10]甚矣라

數脈은 一呼吸에 六回 搏動한다 《脈經》. 數脈은 脈의 흐름이 매우 빠르다 《素問》. 數脈은 陰氣가 陽氣를 勝剋하지 못하여 形成되므로 脈氣오는 것이 太過하다. ○ 浮沈遲數은 脈의 綱領으로 《素問》, 《脈經》에서 모두 正脈으로 삼았으나, 《脈訣》에서는 七表 八裏脈을 設定하면서 數脈을 빼고 心臟謌에만 言及하였으니 妄發이 매우 甚하다.

[體狀詩]

數脈은 息間에 常六至하니 陰微陽盛하야 必狂煩[11]이라 浮沈으로 表裏의 分虛實이나 惟有兒童은 作吉看이라

數脈은 一呼吸에 恒常 六回이르니, 陰微陽盛하여 狂症 煩躁생기지. 浮沈의 數으로 表裏虛實을 區分하나, 오직 兒童에겐 吉한 脈으로 보게나.

稀薄 或은 未消化物의 瀉下 舌淡白 脈微細 等이다.

29) 表寒(표한); 表證의 한 類型이다. 風寒邪를 感受한 뒤에 發熱 惡寒 無汗 頭痛 項强 骨節煩疼 舌苔薄白 脈浮緊 等의 症狀이 나타난다.

30) 裏寒(이한); 臟腑의 寒證을 말한다. 대개 陽氣의 不足으로 起因하며 或은 外寒이 裏部로 轉入되어서도 發生한다. 主要症狀은 畏寒肢冷 面色蒼白 腰膝痠冷 大便溏泄 小便淸長 舌質淡 苔白潤 脈沈遲 或微細 等이다.

1) 薄(박); 薄薄疾驅, 빨리달릴박

2) 疾(질); 速也, 빠를질

3) 陰不勝陽(음불승양); 陰精이 虧損되어 陽氣를 制壓하지 못하여 나타나는 病理現象.

4) 綱領(강령); 일의 으뜸이 되는 줄거리.

5) 立(립); 設定, 정할립

6) 七表八裏(칠표팔리); 脈象分類의 一種. 《脈訣》에서 24種의 脈을 七表 八裏 九道의 3種類로 나누었는데, 七表脈은 浮 芤 滑 實 弦 緊 洪의 7種 脈이고, 八裏脈은 微 沈 緩 澁 遲 伏 濡 弱의 8種 脈이며, 九道脈은 細 數 動 虛 促 結 散 代 革의 9種 脈이다.

7) 遺(유); 遺棄, 버릴유

8) 止(지); 唯也, 오직지

9) 謌(가); 歌字와 同.

10) 妄(망); 虛誕, 망녕될망

11) 狂煩(광번); 狂症과 煩躁症.

[相類詩]

數은 比平人에 多一至요 緊來如數하야 似彈[12]繩[13]이라 數而時止를 名爲促이오 數見關中은 動脈形이라

數而弦急은 爲緊이오 數而有止는 爲促이오 流利[14]는 爲滑이오 數見關中은 爲動이오 數甚[15]은 爲疾[16]이라

數脈은 平人脈보다 한번 더 搏動하고, 緊脈은 數한듯 하여 노끈을 튀기듯. 數한中에 때로 그치는 것을 促脈이라 부르고, 數한 것이 關中에 보이면 動脈의 形象일세.

數하면서 弦急한 것은 緊脈이고, 數하면서 때로 그치면 促脈이고, 매끄러운 것은 滑脈이고, 數한 것이 關中에 보이면 動脈이고, 數한 것이 甚하면 疾脈이다.

[主病詩]

數脈은 爲陽熱可知나 只將[17]君相火[18]하야 來醫[19]하라 實宜凉瀉[20]虛溫補[21]요 肺病과 秋深에 却[22]畏[23]之라 ○ 寸數은 咽喉口舌瘡이오 吐紅[24]咳嗽肺生瘍[25]이라 當

數脈은 陽脈으로 熱인 것을 뉘 모를까, 다만 君相火를 나누어서 治療하게. 實熱은 凉瀉하고 虛熱은 溫補하나, 肺病과 深秋에는 도리어 두렵구나. ○ 寸數하면 咽喉口舌에 瘡瘍이 생기고, 吐血 咳嗽 肺癰瘍도 생길 수 있지. 關部에 當하면 胃

12) 彈(탄) ; 行丸, 퉁길탄
13) 繩(승) ; 索也, 노승
14) 滑利(활리) ; 매끄러운 것.
15) 數甚(삭심) ; 微는 浮取하였을 때는 그러한 脈象이나, 沈取하면 그러한 脈象이 아닌 것을 말하고, 甚은 浮取하거나 沈取하여도 같은 脈象이 나타나는 것을 말한다. 그러나 여기서 數甚이라 한것은 極脈에 對한 說明이므로 脈의 搏動이 數脈보다 빠르게 搏動하는 脈으로 보아야 한다.
16) 疾(질) ; 疾脈. 脈象의 一種. '極脈'이라고도 한다. 脈의 搏動이 急速하여 數脈보다 더욱 빨라서 成人의 境遇 一呼吸에 7乃至 8回 搏動하는 脈이다. 《脈訣匯辨》에 "6回 以上 搏動하는 脈에 對하여 두 가지 名稱이 있으니 '疾脈' 或은 '極脈'이라 하는데 모두 急速한 脈으로 數脈이 甚한 것이다." 하였다. 主로 陽이 極하고 陰이 乏竭되어 元氣가 脫盡되려고 할때 나타난다. 急性熱病이나 虛損勞傷에 나타나면 흔히 危重한 證候이나, 孕婦에 있어서 特別한 病症이 없이 이러한 脈이 나타나면 臨產脈象으로 '離經脈'이라 한다.
17) 將(장) ; 隨也, 따를장
18) 君相火(군상화) ; 君火와 相火. 君火는 君主之官인 心火이고, 相火는 肝 膽 三焦 命門의 火이다. 君火와 相火는 서로 配合되어 臟腑를 溫養한다.
19) 醫(의) ; 療也, 병고칠의
20) 凉瀉(양사) ; 實熱의 邪氣를 治療할 때에 凉性의 藥物을 使用하여 淸解하는 方法.
21) 溫補(온보) ; 虛熱로 因한 病을 溫性藥物을 써서 治療하는 方法.
22) 却(각) ; 反也, 도리어각
23) 畏(외) ; 懼也, 두려울외
24) 吐紅(토홍) ; 吐血로 紅은 血液을 뜻함.
25) 瘍(양) ; 傷也, 상처양. 여기서는 肺膿瘍을 뜻한다.

關은 胃火[26]幷肝火[27]요 尺屬滋陰降火湯[28]이라

數脈은 主腑하니 有力은 實[29]火요 無力은 虛火[30]라 數浮는 表熱[31]이오 沈數은 裏熱이라 氣口數實은 肺癰[32]이오 數虛는 肺痿[33]라

火와 肝火이고, 尺部에 屬한 것은 滋陰降火湯證일세.

數脈은 腑病을 主宰하니, 數하면서 힘이 있으면 實火이고, 힘이 없으면 虛火이다. 浮數하면 表熱이고, 沈數하면 裏熱이다. 氣口脈이 數實하면 肺癰이고, 數虛하면 肺痿이다.

5. 滑 陽中陰

滑脈은 往來[1]前却[2]이 流利[3]展轉[4]하고 替替然[5]히 如珠之應指라 脈經 漉漉[6]如脫[7]이라

滑脈은 脈氣가 往來하고 前進後退하는 것이 매끄럽고, 그것이 繼續 이어져서 구슬이 손끝에 感觸되는 것같다《脈經》. 땀이 동글동글 흘러 내리는 것같다.

---

26) 胃火(위화); 胃熱化火의 준말. 胃가 邪熱을 받거나 煎炒하여 燥熱한 飮食을 過多하게 먹어서 口渴 口臭 易飢 嘈雜 小便短赤 大便秘結 等症이 나타나는 것을 '胃熱'이라 한다. 胃熱이 火로 化하면 口腔糜爛 齒牙周圍의 腫痛 等이 나타난다.

27) 肝火(간화); 肝의 機能亢進에 依하여 熱象 또는 衝逆症狀을 '肝火'라 總稱한다. 肝火를 誘發하는 原因으로는 肝經蘊熱과 肝陽化火가 있으며 情志刺戟의 過度와도 關係가 있다. 그 症狀은 頭痛眩暈 眼紅痛 面赤 口苦 躁急易怒 舌邊尖紅 苔黃 脈弦數有力 等이며 甚하면 發狂 嘔血 咯血 衄血 等이 나타난다.

28) 滋陰降火湯(자음강화탕); 處方名. 白芍藥 1.3錢 當歸 1.2錢 熟地黃 麥門冬 白朮 各 1錢 生地黃(酒炒) 0.8錢 陳皮 0.7錢 知母(鹽水炒) 黃栢(鹽水炒) 炙甘草各 0.5錢 生薑 3片 大棗 2枚로 構成되어 있으며, 위의 藥을 淸水에 달여서 빈속에 熱服한다. 主治證은 陰虛火動으로 因한 盜汗午熱 咳嗽痰盛 咯血肉瘦 等이다.

29) 實火(실화); 火邪의 極盛으로 因하여 惹起된 實證과 熱證으로, 肝 膽 胃 腸의 實熱證에서 많이 보인다. 高熱 口乾 煩躁 脇痛 腹痛拒按 便秘 頭痛 口苦 舌苔厚黃 舌芒刺 舌乾 脈滑數有力 等이 그 症狀이다.

30) 虛火(허화); 眞陰의 虧損으로 因하여 惹起되는 熱性病狀이다. 그 症狀은 微熱 午後潮熱 手足心灼熱 口乾 盜汗 脣舌嫩紅 脈虛數 等이다.

31) 表熱(표열); 表證의 한 類型이다. 風熱邪에 感觸된 뒤 發熱 惡風 頭痛 有汗 或無汗 口渴 舌苔薄白 或微黃 舌尖紅 脈浮數 等의 症狀을 나타낸다.

32) 肺癰(폐옹); 肺에 癰瘍이 생겨서 膿血을 咳出하는 病.

33) 肺痿(폐위); 陰虛로 肺가 損傷된 慢性衰弱疾患.

1) 往來(왕래); 脈搏이 生成되었다가 消滅되는 것이 繼續 反復하는 것.

2) 却(각); 退也, 물러갈각《白話解》에 '後'의 뜻이라 하였다.

3) 流利(유리); 流暢하여 거침이 없음.

4) 展轉(전전); 되풀이함. 《脈經校釋》에 "展轉은 滑脈의 매끄러운 모양을 形容한 것(此處形容滑脈流利)"이라고 하였다.

5) 替替然(체체연); 동글동글한 脈象이 繼續 交替되면서 이어지는 모양. 《脈經校釋》에 "持續하여 끊어지지 않는 모양(持續不斷的樣子)"이라 하였다.

6) 漉漉(록록); 땀 등이 줄줄 흐르는 모양.

7) 脫(탈); 免也, 벗어날탈

滑은 爲陰氣[8]有餘[9] 故로 脈來에 流利如水라 脈者는 血之府[10]也니 血盛[11]則脈滑 故로 腎脈[12]에 宜之요 氣盛[13]則脈濇 故로 肺脈[14]에 宜之라 ○ 脈訣에 云 按之則伏하고 三關이 如珠하야 不進不退라 하나 是는 不分浮滑沈滑이오 尺寸之滑也니 今에 正之라

滑脈은 陰氣가 有餘하므로 脈氣가 오는 것이 매끄럽기가 물흐르는 것같다. 脈은 血의 府이기 때문에 血이 旺盛하면 脈이 滑하므로 腎脈은 滑하여야 한다. ○《脈訣》에 '脈搏을 누르면 潛伏하고 寸關尺이 구슬과 같아 進前도 後退도 않는다.' 하였으나, 이것은 浮滑과 沈滑을 區分하지 않고 寸·尺의 滑만을 말한 것이므로 이제 訂正한다.

[體狀·相類詩]

滑脈은 如珠替替然하고 往來流利하며 却還前[15]이라 莫[16]將[17]滑數을 爲同類하라 數脈은 惟看至數間이라

滑則如珠요 數則六至라

滑脈은 꿰인 구슬 같이 持續하여 끊이지 않고, 往來 前進 後退에 모두가 流利하네. 滑과 數을 同類로 보지말게, 數脈은 오직 搏動 數가 많을 뿐.

滑脈은 구슬 같이 동글동글 하고, 數脈은 一息에 여섯번 박동한다.

[主病詩]

滑脈은 爲陽元氣[18]衰요 痰[19]生百病[20]과 食生災[21]라 上爲吐逆[22]下畜血[23]이오 女脈

滑脈은 陽脈으로 元氣가 衰弱하고, 痰이 만든 온갖 病과 飮食의 災殃일세. 寸

8) 陰氣(음기) ; 무엇을 代表하는 事物의 두 가지 對立面의 하나를 말한다. 機能과 物質에 對하여 본다면 物質이 陰氣이고, 臟腑의 機能面에 對하여 본다면 五臟의 氣가 陰氣이다. 營과 衛의 氣에 對하여 본다면 營氣가 陰氣이고, 運動의 方向과 性質에 對하여 본다면 內部로 循行하는 것, 下向하는 것, 抑制하는 것, 減弱되는 것, 重濁한 것이 陰氣이다. 여기서는 營氣로 보는 것이 妥當하다고 본다.

9) 有餘(유여) ; 不足의 相對가 되는 말로 實證을 말한다.

10) 血之府(혈지부) ; 血脈을 말하는데, 血이 經脈 中에 모이므로 '血之府'라 한다.

11) 血盛(혈성) ; 血의 機能이 旺盛한 것.

12) 腎脈(신맥) ; 左側尺部.

13) 氣盛(기성) ; 氣의 機能이 旺盛한 것.

14) 肺脈(폐맥) ; 右側寸部.

15) 還前(환전) ; 앞으로 되돌아감.

16) 莫(막) ; 勿也, 말막

17) 將(장) ; 持也, 가질장

18) 元氣(원기) ; 原氣. 原陰의 氣와 原陽의 氣를 包括한다. 先天의 精이 化生하는 것이며, 後天的으로 攝取하는 營養에 의하여 끊임없이 滋養된다. 原氣는 腎(命門을 包括한다)에서 發源하여 臍下의 丹田에 貯藏되고, 三焦의 通路를 通하여 온몸에 分布되고 臟腑 等 一切 組織器官의 活動을 推動하므로 人體 生化動力의 源泉이 된다.

19) 痰(담) ; 어떤 器官이나 組織內에 津液이 變化되어 生成된 粘液物質.

20) 百病(백병) ; 諸病. 모든병.

21) 災(재) ; 天火, 재앙재

22) 吐逆(토역) ; 嘔吐와 같음.

23) 畜血(축혈) ; 血液의 運行이 阻害되어 經脈管內 或은 器官內에 瘀蓄된 것.

調[24]時엔 定有胎[25]라 ○ 寸滑은 膈痰[26]으로 生嘔吐[27]요 呑酸[28]舌强[29]或咳嗽[30]라 當關하면 宿食[31]肝脾熱[32]이오 渴痢[33]㿗[34]淋[35]은 看尺部하라

滑은 主痰飮[36]하니 浮滑은 風痰[37]이오 沈滑은 食痰[38]이오 滑數은 痰火[39]요 滑短은 宿食이라 ○ 脈

滑은 吐逆, 尺滑은 蓄血인데, 女人脈이 調均할땐 胞胎脈이 分明하다. ○ 寸滑은 膈痰으로 嘔吐가 發生하고, 呑酸 舌强과 咳嗽도 兼한다오. 肝脾熱과 宿食은 關部가 滑하고, 消渴 痢疾 㿗淋證은 尺部에서 보아야지.

滑脈은 痰飮을 主宰하니, 浮滑은 風痰이고, 沈滑은 食痰이고, 滑數은 痰火이고, 滑短은 宿食

---

24) 脈調(맥조); 尺脈調均. 兩尺脈은 沈하면서 滑脈을 兼하여야 正常脈이며, 이를 調均하다고 한다.

25) 有胎(유태); 姙娠을 뜻함.

26) 膈痰(격담); 胸膈에 痰濁이 停滯되어 있는 現象으로, 대개 頭眩 胸悶 心悸 嘔吐 等症이 나타난다.

27) 嘔吐(구토); 邪氣가 胃에 있어서, 胃가 和降하지 못하고 氣가 逆上하므로써 出現하는 症狀이며, 有聲無物을 '嘔'라 하였고, 無聲有物을 '吐'라 하였는데, 實際로는 確然한 區分이 어려워서 일반적으로 모두 '嘔吐'라고 統稱한다. 臨床에서 常見되는 것은 胃寒 胃熱 傷食 痰濁 等 四種의 嘔吐이다.

28) 呑酸(탄산); 胃中의 酸水가 목으로 넘치는 症狀.

29) 舌强(설강); 舌體가 强硬하여 運動이 不便한 症狀.

30) 咳嗽(해수); 咳嗽는 하나의 症狀이며 六淫으로 因한 外感과 臟腑機能失調로 因한 內傷이 肺에 影響을 주어 咳嗽를 일으킨다. 宋代 以前에는 咳와 嗽가 같은 뜻이었으나, 金代 劉河間 以後로 有聲無痰을 '咳', 無聲有痰을 ,嗽'라 하였다. 臨床上으로는 通常 無痰의 기침을 '咳嗆' 或은 '乾咳'라 하고, 有痰有聲의 기침을 '咳嗽'라 한다. 咳嗽의 原因이 많지만 外感과 內傷의 두 種類로 大別된다.

31) 宿食(숙식); 宿滯. 飮食物이 하루 밤을 지나도 消化되지 않고 胃에 停滯되어 있는 症.

32) 肝脾熱(간비열); 肝熱과 脾熱. 1) 肝熱; 肝에 熱邪가 있거나 氣鬱이 熱로 化하여 惹起되는 病變으로 主要症狀은 煩悶 口苦 口乾 足心熱 小便黃赤 等이며, 重症 일 境遇 狂躁 不得安臥 等의 症狀을 나타낸다. 2) 脾熱; 脾가 熱邪를 받거나 燥熱한 飮食物을 過多하게 먹어서 惹起되는 病證으로, 主症은 脣紅 咽乾 心煩 腹脹滿 腹痛 大便秘結 小便黃短 等이다.

33) 痢(리); 痢疾. 古名은 '滯下' 또는 '腸澼'이라 한다. 腸胃가 虛弱한데 生冷物이나 不潔한 飮食物을 攝取하여 內部에 蘊鬱된 濕熱과 毒이 腸中에 滯留하므로 發生한다. 腹痛이 있고 粘液膿血樣의 大便을 자주 排泄하나 量은 적고 裏急後重한 것이 主證이다.

34) 㿗(퇴); 㿗疝. 睾丸이 腫大하여 堅硬하거나 脹痛하는 病.

35) 淋(림); 淋證. 頻尿 尿急 排尿障碍 또는 澁痛 淋瀝不斷한 證候를 '淋證'이라 統稱하며, 石淋 氣淋 膏淋 勞淋 血淋 等 五種의 類型으로 나누어 진다. 泌尿器系의 感染 結石 結核 乳糜尿 前立腺炎 等의 疾病이 이에 包括된다.

36) 痰飮(담음); 廣義와 狹義의 두 種類가 있다. 1) 廣義의 痰飮은 모든 水飮病의 總稱이다. 이는 一般的으로 體內의 水液이 잘 循環되지 못하여 體腔 四肢 等에 停滯되는 類의 疾病이다. 그 原因은 대개 脾 肺 腎 三臟의 機能失調와 關係가 있으며 서로 影響을 미치게 되는데, 特히 脾臟의 運化機能喪失과 三焦의 氣化障碍가 水飮停滯의 主要原因이다. 2) 狹義의 痰飮은 水飮病의 一種이며 虛證과 實證으로 나누어 진다. 虛證의 主要症狀은 胸脇支滿 脘部의 振水音 嘔吐淸涎 頭暈心悸 短氣 身體消瘦 等인데 이는 脾腎이 陽虛하여 水穀을 運化할 수 없어서 水飮이 胃腸에 散在되기 때문인데, 幽門狹窄으로 惹起되는 胃下垂와 類似하다. 實證의 主要症狀은 胃脘部가 堅滿하고 泄瀉를 하며 泄瀉뒤에는 胃脘部가 若干 便安해 지기는 하나 다시 堅滿해지며 腸鳴도 兼하게 되는데, 이는 水飮이 腸胃에 伏留하기 때문에 생긴다.

37) 風痰(풍담); 痰證의 一種으로, 平素에 痰疾患이 있는데, 風邪에 感觸되거나 風熱의 怫鬱로 因하여 發作한다.

38) 食痰(식담); 飮食傷으로 因하여 發生한 痰證.

39) 痰火(담화); 無形의 火와 有形의 痰이 煎熬 膠結되어 肺에 蓄積된 病證을 말하며 '窠囊之痰'이라고도 한다. 平常時에는 뚜렷한 症狀이 없다가 外邪 或은 飮食傷 等의 要因에 依하여 發作이 惹起되는

訣에言 關滑은 胃寒[40]이오 尺滑은 臍似水라하야 與脈經에言 關滑은 胃熱[41]이오 尺滑은 血畜[42]하야 婦人經病[43]之旨[44]로 相反하야 其謬如此라

이다. ○《脈訣》에 "關部에 滑脈이 보이면 胃寒證이고, 尺部가 滑하면 臍腹部가 冷水처럼 차다" 하여, 《脈經》에서 "關滑하면 胃熱證이고, 尺滑하면 蓄血과 婦人의 月經病이라"한 것과는 相反된 말이므로, 매우 잘못된 것이다.

6. 濇 陰

濇脈은 細而遲하야 往來難[1]하고 短且散하며 或一止復來라 脈經 參伍不調[2]라 素問 如輕刀로 刮竹[3]이라 脈訣 如雨霑[4]沙[5]라 通眞子[6] 如病蠶[7]食葉이라

濇은 爲陽氣[8]有餘니 氣盛則血少[9] 故로 脈來蹇滯[10]而 肺에宜[11]之라 ○ 脈訣에言 指下尋[12]之에似

濇脈은 細하고 遲하여 脈氣가 往來하는 것이 艱難하고, 短하면서 散하며, 或 한번씩 脈搏이 그쳤다가 다시온다《脈經》. 濇脈은 脈象이 들쭉날쭉하여 고르지 않다《素問》. 銳利한 칼로 竹皮를 가볍게 긁어 놓은 것 같다《脈訣》. 모래 위에 비가 뿌려진 자국 같다 通眞子. 병든 누에가 뽕잎을 갉아먹은 痕跡같다.

濇脈은 陽氣가 有餘한 脈이니 陽氣가 盛하고 血은 적기 때문에 脈氣 오는 것이 깔끄러우나

데, 그 症狀은 哮喘과 매우 類似하여 煩熱胸痛하고 口乾脣燥하며 痰塊를 咯出하기가 매우 어려운 等症을 나타낸다.

40) 胃寒(위한) ; 胃陽이 虛하여 寒氣가 胃에 머물러 있는 것으로, 主症은 嘔吐淸水 或冷涎 口淡喜熱飮 舌苔白潤 等이다.

41) 胃熱(위열) ; 胃中熱. 胃가 邪熱을 받거나 燥熱한 飮食物을 過多하게 攝取하여 口渴 口臭 易飢 嘈雜 小便短赤 大便秘結 等症을 나타내는 病症.

42) 血蓄(혈축) ; 蓄血과 같음.

43) 經病(경병) ; 月經異常의 總稱.

44) 旨(지) ; 意向, 뜻지

1) 難(난) ; 艱難의 뜻.

2) 參伍不調(참오부조) ; 들쭉 날쭉하여 고르지 않음.

3) 輕刀刮竹(경도괄죽) ; 銳利한 칼로 대나무를 가볍게 긁음. 刮 ; 磨也, 긁을괄

4) 霑(점) ; 雨淋, 비적실점

5) 沙(사) ; 疏土, 모래사

6) 通眞子(통진자) ; 劉元賓. 北宋의 醫家, 字는 子儀이고, 自號를 通眞子라함, 方脈에 精通하였으며 著書로 《通眞子補注王叔和脈訣》, 《通眞子續注脈訣》, 《脈訣機要》, 《脈要新括》, 《通眞子傷寒訣》, 《傷寒括要》, 《神巧萬全方》 等이 있다.

7) 蠶(잠) ; 吐絲蟲, 누에잠

8) 陽氣(양기) ; 事物의 두가지 對立面의 하나를 말함. 例를 들면 機能과 物質面에서 보면 機能이 陽氣이고, 臟腑의 機能面에서 보면 六腑의 氣가 陽氣이다. 營衛의 氣에 對하여 보면 衛氣가 陽氣이고, 運動의 方向과 性質面에서 보면 外表를 循行하는 것, 上向하는 것, 輕淸한 것이 陽氣이다.

9) 氣盛血少(기성혈소) ; 氣와 血은 相互 依存하여 均衡을 維持한다. 氣는 血을 生하고 血은 氣를 養하며 氣는 血의 帥가 되고 血은 氣의 母가 된다. 氣에 病變이 發生하여 偏盛하게 되면 氣가 血을 生하는 作用을 잃어서 血이 적게 된다.

10) 蹇滯(건체) ; 괴로워하며 머뭇거림. 蹇 ; 跛也, 절건

11) 宜(의) ; 好也, 좋아할의

12) 尋(심) ; 指端의 힘을 必要에 따라 變化시키거나 位置를 移動시켜 比較的 뚜렷한 脈의 感覺을 얻는 方法.

有하고 擧指[13]에 全無라하야 與脈經의 所云으로 絶[14]不相干[15]이라

肺部에 있어서는 正常脈이다. ○《脈訣》에 "指端으로 눌러서 脈象을 찾으면 感觸이 있는 것 같으나, 指端을 들면 感觸이 전혀 없다."고 하여《脈經》에서 말한 것과는 전혀 다르다.

[體狀詩]

細遲短澁하야 往來難이오 散止依稀[16]히 應指間이라 如雨霑沙하야 容易散하고 病蠶食葉하야 慢[17]而艱이라

細遲 短澁하여 脈氣의 往來가 艱難한데, 흩어지고 때로 그쳐 感觸마저 依稀하네. 모래위에 비 뿌린듯 쉽사리 흩어지고, 病든 누에 뽕잎 먹듯 느리고도 艱難하네.

[相類詩]

參伍不調를 名曰澁이니 輕刀로 刮竹하야 短而難이라 微는 似秒[18]芒[19]하야 微耎甚하며 浮沈에 不別有無間[20]이라

細遲短散하고 時一止를 曰澁이오 極[21]細而耎[22]하야 重按[23]하면 若絶[24]을 曰微요 浮而柔細를 曰濡요 沈而柔細를 曰弱이라

들쭉날쭉 고르지 않아 澁脈이라 이름지니, 輕刀로 竹皮긁듯 짧으며 艱難하다. 微脈은 秒芒같아 가늘고 힘이 없어서 浮沈사이에서 區別키 어렵구나.

細遲短散하고 때로 한번 停止하는 것을 澁脈이라 하고, 매우 가늘고 軟弱하여 깊이 누르면 끊어질듯한 脈象을 微脈이라 하고, 浮하고 柔弱하며 細한 脈을 濡脈이라 하고, 沈하면서 柔弱하고 細한 脈을 弱脈이라 한다.

[主病詩]

澁緣血少或傷精[25]하니 反胃[26]亡陽[27]汗雨淋[28]이라 寒濕[29]이 入營[30]하야 爲血痺[31]요

澁脈은 血少와 傷精으로 因하니, 反胃는 勿論, 비오듯 땀흐르는 亡陽도 되지. 寒

13) 擧指(거지) ; 診脈 할때 重指力으로 沈取하였다가 輕指力으로 浮取하는 方法.
14) 絶(절) ; 極也, 극진할절
15) 相干(상간) ; 서로 干與함. 干 ; 與也, 간여할간
16) 依稀(의희) ; 分明하지 않음.
17) 慢(만) ; 緩也, 느릴만
18) 秒(초·묘) ; 禾芒, 벼까락초·묘
19) 芒(망) ; 草端, 싹망
20) 有無間(유무간) ; 있고 없음을 관계할 것 없음. 여기서는 있는지 없는지 分明하지 않은 것.
21) 極(극) ; 至也, 지극할극
22) 耎(연) ; 罷弱, 연약할연. 軟과 같음.
23) 重按(중안) ; 重指力으로 沈取하여 診脈하는 方法.
24) 絶(절) ; 古脈名으로, 《入門》에 "絶脈은 推法이나 按法을 써도 感觸되지 않는다(絶則全無推亦閑)."하였다.
25) 傷精(상정) ; 人體를 構成하고 生命活動을 維持하는 物質을 '精'이라 하는데, 이 '精'이 損傷된 것을 傷精이라 한다.
26) 反胃(반위) ; 食後에 脘腹이 脹滿하며 朝食暮吐 暮食朝吐하는 病.

女人엔 非孕[32]卽無經[33]이라 ○ 寸濇은 心虛[34]痛對胸[35]이오 胃虛[36]脇脹은 察關中이라 尺爲精血俱傷候니 腸結[37]溲淋[38]或下紅[39]이라

濇은 主血少精傷之病이라 女子에 有孕이면 爲胎病[40]이오 無孕이면 爲敗血[41]이라 ○ 杜光庭[42]이云 濇脈이 獨見尺中하야 形散하면 同代爲死脈이라하니라

濕이 營血에 들어 血痺가 되고, 女人네 經閉도 濇脈이 맡지. ○ 寸濇하면 心虛로 膹引背痛생기나, 胃虛로 脇部脹滿은 關中에서 살피게. 尺濇은 精과 血이 모두 傷한 證候니, 腸結 溲淋 小便血이 바로 그 病 되겠지.

濇脈은 血少와 傷精으로 因한 病을 主宰한다. 女性에 있어서 妊娠中에 濇脈이 보이면 胎兒에 異常이 있는 것이고, 平常時에는 敗血로 因한 病이다. 杜光庭이 말하기를 "濇脈이 惟獨 尺中에만 나타나서 脈의 形體가 흩어지면 代脈처럼 死脈이 된다." 하였다.

7. 虛 陰

虛脈은 遲大而耎하고 按之無力하며 隱指하야 豁豁然[1]空이라 脈經

虛脈은 遲大하면서 耎하고 脈搏을 누르면 힘이 없으며, 손끝에 숨겨진 感觸은

27) 亡陽(망양); 發汗過多나 甚한 吐瀉로 陽氣가 耗損되어 大汗 惡寒 手足冷 呼吸微弱 顔色蒼白 脈微欲絕 等이 나타나는 病證.

28) 雨淋(우림); 비가 지적지적 내림. 淋; 山下水貌, 지적지적할림

29) 寒濕(한습); 寒과 濕이 결합된 病邪. 發病하면 外部에서 護衛하는 陽氣가 運行하지 않고 血의 循環이 通暢하지 못하여 肌膚疼痛 關節攣痺 等症이 발생한다.

30) 入營(입영); 邪氣가 脈管으로 들어감. 營; 經脈의 脈管.

31) 血痺(혈비); 身體의 一部가 麻痺 疼痛하는 內傷病症.

32) 孕(잉); 懷姙, 아이밸잉

33) 無經(무경); 經閉와 같음. 姙娠이 아닌데도 三個月以上 月經이 中斷되는 病으로, 血枯經閉와 血滯經閉로 나뉜다.

34) 心虛(심허); 心臟의 氣血不足을 말하는데, 그 主要症狀은 心悸怔忡 短氣 健忘 易驚 心中苦悶不樂 睡臥不安 顔色蒼白 自汗 盜汗 等이다.

35) 痛對胸(통대흉); 膹鬱引背疼, 心痺引背, 膹引背痛, 心痛與背相控이라 고도 하는데, 가슴이 등까지 당기며 아픈 症狀이다. 邪氣가 心臟을 干涉하여서 생기는 '厥心痛'의 特異症狀이다.

36) 胃虛(위허); 胃氣虛, 胃陰虛의 總稱. '胃氣虛'는 胃가 水穀을 受納하고 消化시키는 機能이 虛弱한 것으로, 主症은 胸脘痞悶 不思飮食 或食不消化 甚하면 食入反吐 大便稀爛 脣舌淡白 等이다. '胃陰虛'는 '胃陰不足'이라 고도 하는데, 胃의 陰液이 不足한 것으로, 胃火의 熾盛 脾胃濕熱 또는 熱性病이 津液을 傷하므로 胃의 陰液이 耗損되어 惹起된다. 主症은 脣燥口乾 喜飮 飮食減少 大便乾結 小便短小 甚則乾嘔呃逆 舌中心絳乾 脈細數 等이다.

37) 腸結(장결); 臟結과 같음. 平素 脇下에 痞塊가 있어서 그것이 臍傍까지 이어져 당기고 아픈 病症.

38) 溲淋(수림); 淋證과 같음. 頻尿 尿急 排尿障碍 排尿時澁痛 淋瀝不斷한 症候의 總稱. 溲; 溺也, 오줌수

39) 下紅(하홍); 下血과 같음. 大小便의 出血. 紅은 血液을 뜻함.

40) 胎病(태병); 姙娠中 胎兒病의 總稱.

41) 敗血(패혈); 惡血과 같음. 瘀血의 一種으로, 經脈外로 넘쳐서 組織사이에 괴어 있는 壞死된 血液.

42) 杜光庭(두광정); 唐末 五代時(9世紀)의 道士. 字는 聖賓, 賜號는 廣成先生. 括蒼人. 醫學을 알았으며, 西紀 907年에 前蜀의 戶部侍郎을 지냈다. 著書로는 《玉函經》 3卷이 있고, 뒤에 崔嘉彦의 《注廣成先生玉函經》과 黎民壽의 《廣成先生玉函經解》가 있다.

1) 豁豁然(활활연); 넓은 모양.

崔紫虛가云 形大力薄하면 其虛를 可知라 하니라 ○ 脈訣에 言 尋之不足하고 擧之有餘라 하나止[2]言浮脈이오 不見[3]虛狀[4]이라 楊仁齋가言 狀似柳絮[5]하야 散漫[6]而遲라 하고 滑氏[7]가言 散大而耎은皆是散脈이오 非虛也라 하니라

넓으나 空虛하기만 하다《脈經》.

崔紫虛가 말하기를 "脈의 形體가 大하고 힘이 얇으면 그것이 虛脈인 것을 알 수 있다." 하였다. ○《脈訣》에 "脈搏을 누르면 힘이 없고, 指端을 들면 힘이 있다." 하였으나, 이는 浮脈만을 말한 것이지 虛脈의 脈狀은 아니다. 楊仁齋가 말하기를 "脈狀이 柳絮와 비슷하여 散漫하고 遲하다." 하였고, 滑伯仁이 말하기를 "散大하면서 耎한 것은 모두 散脈이지 虛脈은 아니다." 하였다.

[體狀·相類詩]

擧之에 遲大하고 按之에 鬆[8]하며 脈狀이 無涯[9]하야 類[10]谷空이라 莫把[11]芤虛를 爲一例니 芤來浮大하야 似慈葱[12]이라

虛脈은 浮大而遲하야 按之에 無力하고 芤脈은 浮大하고 按之에 中空이라 芤는 爲脫血[13]이오 虛는 爲血虛[14]라 浮散二脈은 見浮脈이라

손끝을 들면 遲大하고 누르면 더부룩하며, 脈狀이 가이 없어 빈골짜기 닮았다네. 芤와 虛를 一例로 보지 말게, 芤는 浮大하게 脈氣와서 마치 慈葱 닮았다네.

虛脈은 浮大하면서 遲하여 脈搏을 누르면 힘이 없고, 芤脈은 浮大하고 脈搏을 누르면 가운데가 비었다. 芤는 脫血脈이고, 虛는 血虛脈이다. 浮와 散 두 脈은 浮部分에서 나타나는 脈狀이다.

[主病詩]

脈虛身熱은 爲傷暑[15]요 自汗[16]怔忡[17]驚悸[18]多라 發熱은 陰虛[19]로 須早治니 養

脈虛하고 身熱하면 傷暑病이고, 自汗 怔忡 驚悸도 흔히 생기지. 發熱은 陰虛

2) 止(지); 僅也, 겨우지. 唯也, 오직지
3) 見(현); 顯也, 나타날현
4) 狀(상); 形也, 모양상
5) 柳絮(유서); 늦은 봄에 솜같이 흩날리는 버들개지.
6) 散漫(산만); 흩어져서 어수선함.
7) 滑氏(활씨); 滑 壽. 元代의 著名한 醫家, 字는 伯仁, 晩號는 攖寧生, 著書로《讀素問鈔》,《難經本義》,《眞家推要》,《十四經發揮》等이 있다.
8) 鬆(송); 亂髮, 터럭더부룩할송
9) 涯(애); 水畔, 물가애
10) 類(류); 肖似, 같을류
11) 把(파); 持也, 잡을파
12) 慈葱(자총); 김장할 때 쓰는 파.
13) 脫血(탈혈); 血脫. 1) 大出血로 惹起되는 虛脫. 2) 慢性出血患者가 顔色이 蒼白하고 生氣가 없으며 身體가 瘦弱하고 脈象이 虛한 證候.
14) 血虛(혈허); 營血의 不足으로 虛弱이 나타나는 病理. 失血過多 臟腑虛損으로 因하여 精血을 化生하는 機能이 減少되거나 或은 障碍가 되는 等의 原因은 모두 血虛를 造成하여 貧血症狀을 나타낸다. 心血虛 肝血虛 心脾兩虛 等으로 나누어진다.
15) 傷暑(상서); 여름에 暑邪에 傷하여 多汗身熱 心煩口渴 四肢疲乏 小便赤澁 等을 나타내는 病.

營[20]益氣[21]를 莫蹉跎[22]하라 ○ 血不營心[23]은 寸口[24]虛하고 關中은 腹脹[25]食難舒[26]라 骨蒸[27]痿[28]痺[29]傷精血은 却在神門[30]兩部居라

經에 曰 血虛하면 脈虛라하고 曰 氣來虛微하면 爲不及이니 病在內라 하며 曰 久病에 脈虛者는 死라 하니라

라 速히 治療할 것이니, 養營益氣하는 時期를 잃지 말게나. ○ 血이 心을 못 기를땐 寸口가 虛하고, 關中은 腹脹으로 飮食 못 먹지. 骨症 骨痿 骨痺와 精血이 傷한 것은 尺前 一分 神門部에 虛脈 나오지.

《內經》에 "血虛하면 脈虛하다.", "脈氣가 오는 것이 虛微하면 不及한 것이니 病邪가 內部에 있는 것이다.", "久病에 脈이 虛하면 죽는다." 하였다.

8. 實 陽

實脈은 浮沈에 皆得하고 脈大而長하고 微弦하며 應指에 愊愊[1]然이라 脈經

愊愊은 堅實貌[2]라 ○ 脈訣에 言 如繩[3]應指來라하나 乃緊脈이오 非實脈也라

實脈은 浮沈에서 모두 感觸되는데, 脈狀이 大長하고 약간 弦하며, 堅實하게 指端에 感應한다 《脈經》. 愊愊은 堅實한 모양이다.

《脈訣》에 "노끈이 손끝에 感應되듯 脈氣가 온다." 하였으나, 이는 緊脈이지 實脈이 아니다.

---

16) 自汗(자한); 낮에 運動을 하거나 두터운 옷을 입거나 氣溫이 높지 않은데도 저절로 땀이 나는 症狀.
17) 怔忡(정충); 心臟의 跳動이 極烈한 症狀.
18) 驚悸(경계); 心悸와 같음. 心臟의 動悸가 甚하여 不安을 느끼는 病症이다.
19) 陰虛(음허); 陰液不足을 말하며, 症狀은 五心煩熱 午後潮熱 脣紅口乾 舌質嫩紅 大便燥結 小便短黃 脈細數無力 等이다.
20) 養營(양영); 補血, 養血이라 고도 함. 血虛證을 治療하는 方法.
21) 益氣(익기); 補氣와 같음. 氣虛證을 治療하는 方法.
22) 蹉跎(차타); 時期를 잃음. 蹉; 過也, 지날차. 跎; 미끄러질타
23) 血不營心(혈불영심); 心血不足과 같다. 主症狀은 頭暈 顏色蒼白 心悸 心煩 不眠 多夢 健忘 等이다.
24) 寸口(촌구); 脈口, 氣口라 고도 한다. 廣義로는 橈骨動脈 診脈部의 寸·關·尺을 總稱하며, 狹義로는 兩 寸部를 말한다. 여기서는 後者를 뜻한다.
25) 腹脹(복창); 腹脹滿. 腹部가 脹滿한 症狀으로 虛實의 區分이 있다. 虛證은 脾陽이 運化作用을 喪失하여 發生하며 症狀은 下痢 腹滿痛 喜溫 喜按 舌苔白 脈緩弱 等이다. 實證은 大蓋 胃에 熱이 鬱結되어 發生하며 症狀은 便秘 腹痛拒按 舌苔黃燥 脈沈實有力 等이다.
26) 舒(서); 伸也, 펼서
27) 骨蒸(골증); 骨蒸熱. 뼈가 저릿저릿하고 지지는것 같이 괴로운 病.
28) 痿(위); 骨痿. 腰背가 痠軟하여 直立하기 어렵고 四肢가 萎弱無力하며 顏色이 暗黑하고 齒牙가 乾枯하는 病.
29) 痺(비); 骨痺. 骨痛身重하고 痲痺感이 있으며 四肢가 沈重하여 들기 어려운 病.
30) 神門(신문); 兩 尺部 앞의 一分 部位.
1) 愊愊(핍핍); 울컥 울컥 脈搏이 힘이 있는 모양. 愊; 鬱也, 답답할핍
2) 貌(모); 容儀, 모양모
3) 繩(승); 索也, 노승

[體狀詩]

浮沈에 皆得大而長하며 應指에 無虛하고 愊愊强이라 熱蘊[4]三焦[5]하야 成壯火[6]하니 通腸[7]發汗[8]하면 始安康이라

浮沈에서 感觸되며 脈狀은 長大한데, 손끝에 感應됨이 虛한 것은 없고, 堅實하면서 强하기도 하구나. 三焦에 熱이 쌓여 壯火가 形成된 것이니, 通腸 發汗하면 비로소 便安하리라.

[相類詩]

實脈은 浮沈에 有力强하고 緊如彈索[9]하야 轉[10]無常이라 須知牢脈은 幫[11]筋骨하고 實大微弦에 更帶長이라

浮沈에 有力하면 爲實이오 弦急이 彈指하면 爲緊이오 沈而實大하고 微弦而長하면 爲牢라

實脈은 浮沈이 모두 强한 脈이고, 緊脈은 노끈 튀듯 나부낌이 無常하네. 牢脈을 알려거든 筋骨을 곁드리고, 實脈은 大微弦한데 長脈을 띠었다네.

浮沈에서 모두 힘이 있으면 實脈이고, 弦急한 것이 손끝을 튀기면 緊脈이고, 沈하면서 實大하고 長하면 牢脈이다.

[主病詩]

實脈은 爲陽火鬱[12]成하야 發狂[13]譫語[14]吐頻[15]頻이라 或爲陽毒[16]或傷食[17]이오 大

實脈은 陽脈으로 火鬱이 되어, 癲狂 譫語 嘔吐가 頻繁히 일지. 陽毒과 食傷이

---

4) 蘊(온) ; 積也, 쌓일온
5) 三焦(삼초) ; 上焦 中焦 下焦로 人體에서 氣化의 綜合機能을 가진 器官.
6) 壯火(장화) ; 壯火와 少火는 相對되는 用語로, 壯火는 興奮된 病理의 火로, 正氣를 耗損시켜 人體의 正常生理機能에 影響을 준다.
7) 通腸(통장) ; 瀉下 또는 潤下作用이 있는 藥物을 使用하여 大便을 通導하게 하고, 積滯를 消除하게 하며, 實熱을 蕩滌하고, 水飮을 攻逐하는 方法.
8) 發汗(발한) ; 發汗法. 發汗作用이 있는 藥物을 服用하여 땀을 나게 하므로써 表邪를 除去하는 治法. 發汗法에는 退熱 透疹 消水腫 去風濕 等의 作用이 있으며, 主로 外感表證 및 表證이 있는 癰腫 痲疹 水腫의 初期 等에 適用된다.
9) 彈索(탄색) ; 노끈을 튀김. 彈 ; 튀길탄
10) 轉(전) ; 나부낄전
11) 幫(방) ; 곁들방
12) 火鬱(화울) ; 熱邪가 體內에 潛伏하여 있는 것.
13) 發狂(발광) ; 狂症의 發作. 狂과 癲은 病理變化上 關聯이 있으므로 通常 癲狂이라 倂稱한다. '癲'은 症狀이 抑鬱狀態로 發現되어, 情感冷淡 沈默痴呆 言語錯亂 飢飽不知하고 甚하면 卒倒直視하게 되는데, 이는 虛證에 屬한다. '狂'은 症狀이 興奮狀態로 發現되어, 喧擾不寧 衣服과 寢具의 不斂 打人罵人 歌笑不休 多怒하며 甚하면 담을 넘고 지붕에 오르는데, 이는 實證에 屬한다. 癲症이 오래되면 鬱滯된 痰이 火로 變化하여 狂症이 나타나고, 狂症이 오래되면 鬱火가 漸次 疏泄되고 痰氣가 滯留되어 癲症이 나타나기도 한다.
14) 譫語(섬어) ; 患者의 精神狀態가 不明瞭한 狀況下에서 엉터리 말을 함부로 하는 症狀.
15) 頻(빈) ; 數也, 자주빈
16) 陽毒(양독) ; 陽邪熱毒. 火熱의 病邪가 鬱結되어 毒을 形成한 것.

便不通或氣疼[18]이라 ○ 寸實은 應知面熱風[19]과 咽疼[20]舌强[21]氣塡胸[22]이라 當關하면 脾熱[23]中宮滿[24]이오 尺實은 腰腸痛[25]不通[26]이라

經에 曰 血實하면 脈實이라 하고 曰 脈實者는 水穀爲病이라 하며 曰 氣來實强하면 是爲太過라 하니라 ○ 脈訣에 言 尺實하면 小便不禁[27]이라하니 與脈經의 尺實하면 小腹痛小便難之說과 何反고 潔古[28]가 不知其謬하고 訣에 爲虛寒[29]이라 하야 藥用에 薑附[30]하니 愈[31]誤[32]矣라

되기도 하고, 大便不通 氣滯疼痛이 되기도 하지. ○ 寸實하면 風熱로 面熱症이 되고, 舌强胸痞 咽喉腫痛 應當알 것을. 關實하면 脾熱로 中宮滿이 되고, 尺實하면 腰痛 腸痛 便不通 되지.

《內經》에 말하기를 "血이 實하면 脈도 實하다.", "脈이 實한 것은 飮食失節로 因한 病이다.", "脈氣가 오는 것이 實强하면 太過한 病證이다." 하였다. ○《脈訣》에 "尺部가 實하면 小便不禁이 된다." 하였으니, 《脈經》에서 "尺部가 實하면 小腹이 아프고 小便보기가 힘들다."고한 것과는 어느 것이 그릇된 것일까? 張潔古는 그것이 잘못된 것인지를 모르고 그의 《歌訣》에서 "尺部가 實하면 虛寒證이라" 하여, 治方에 乾薑 附子를 썼으니 더욱 잘못된 것이다.

9. 長 陽

長脈은 不大不小하고 迢迢[1]自若[2]이라 朱氏[3] 如揭長竿末梢면 爲平[4]이오 如引繩하고

長脈은 大하지도 小하지도 않아, 大脈 小脈과는 體狀이 매우 다르다 朱氏. 마치

17) 傷食(상식) ; 飮食으로 因하여 損傷된 發病原因. 대개 暴飮暴食과 不潔한 飮食 및 生冷物의 過度한 攝取도 이에 包括된다.

18) 氣疼(기둥) ; 氣滯疼痛. 氣의 運行이 阻滯되어 局部的으로 脹滿 或은 疼痛의 症狀이 出現하는 것. 疼 ; 痛也, 아플등·동. 本音은 등.

19) 面熱風(면열풍) ; 面風. 風熱이 陽明經을 乘하여서 兩頰部가 赤腫하는 것이 마치 痱疹과 같은 症狀.

20) 咽疼(인둥) ; 咽喉腫痛.

21) 舌强(설강) ; 滑脈條, 29) 參照.

22) 氣塡胸(기전흉) ; 胸痞. 邪熱이 上焦에 阻滯되어 胸部가 痞塞한 症.

23) 脾熱(비열) ; 滑脈條, 32) 肝脾熱을 參照.

24) 中宮滿(중궁만) ; 中滿. 腹中이 脹滿한 症狀. 中宮은 腹部를 말함.

25) 腰腸痛(요장통) ; 腰痛과 下腹痛.

26) 不通(불통) ; 大便不通.

27) 小便不禁(소변불금) ; 失溲. 1) 脾肺의 氣가 虛하고 腎氣가 不足하며 膀胱에 制御力이 없어서 惹起되는 小便不禁은 老人 또는 病後 虛弱人에게 많이 나타나며, 그 症狀은 小腹에 墜脹感이 있고 恒常 尿意가 있으나 量이 적고 滴瀝不禁 等을 나타낸다. 2) 神志가 昏迷하여 膀胱의 制御機能이 喪失되어 惹起되는 小便不禁은 中風 또는 熱性病의 邪氣가 心包에 陷入된 患者에 많이 나타나는데, 이는 危症이다.

28) 潔古(결고) ; 張元素. 字는 潔古. 金代의 著名한 醫家로 易州人. 著書로 《醫學啓源》, 《珍珠囊》, 《臟腑標本藥式》, 《藥注難經》 等이 있다.

29) 虛寒(허한) ; 正氣가 虛한데에 寒邪가 있는 證候로 그 症狀은 不欲飮食 口淡 吐涎沫 短氣 大便稀薄 溏泄 舌淡白 脈微細 等이다.

30) 薑附(강부) ; 乾薑과 附子로 모두 熱性藥物이다.

31) 愈(유) ; 益也, 더욱유

32) 誤(오) ; 謬也, 그릇할오

1) 迢迢(초초) ; 먼모양. 迢 ; 遠也, 멀초. 《素問》에는 '招招'로 되어 있다.

如循長竿하면 爲病이라 素問

長은 有三部[5]之長과 一部之長이라 在時에 爲春이오 在人에 爲肝이라 心脈이 長하면 神[6]强氣[7]壯하고 腎脈[8]이 長하면 蒂固根深[9]이라 經에 曰 長則氣治[10]라 하니 皆言平脈[11]也라

긴 낚시대를 들어서 그 끝을 만지듯 길면서 軟弱하여야 平脈이 되고, 노끈을 牽引하여 놓은 것 같거나, 긴 낚시대를 어루만지는 것 같으면 病脈이 된다《素問》.

長脈은 寸關尺 三部가 長한 脈狀과 一部가 長한 脈狀이 있다. 四時에 있어서는 봄에 屬하고, 人體에 있어서는 肝에 屬한다. 心脈이 長하면 神이 强盛하고 氣가 壯健한 現象이고, 腎脈이 長하면 腎水의 根源이 튼튼한 現象이다.《素問・脈要精微論》에 "長脈은 氣가 充足한 現象"이라 하였으니, 이들은 모두 平常脈을 말한 것이다.

［體狀・相類詩］

過於本位[12]를 脈名長이라 하니 弦則非然이오 但滿張이라 弦脈은 與長으로 爭[13]較[14]遠하니 良工[15]은 尺度[16]를 自能量[17]이라

實牢弦緊이 皆兼長脈이라

本位를 벗어난 것 長脈이라 부르니, 弦하지 않으며 充滿하고 緊張될 뿐이라네. 弦脈과 長脈은 比較할 바 아니니, 良工은 그 尺度를 저절로 헤아리지.

實 牢 弦 緊이 모두 長脈을 兼하였다.

---

2) 自若(자약); 自如. 아무렇지도 않음.
3) 朱氏(주씨); 朱震亨. 元代의 著名한 醫學家. 字는 彥脩이고, 丹溪라 고도 함. 著書로는《格治餘論》,《丹溪心法》,《局方發揮》,《本草衍義遺補》等이 있다.
4) 如揭長竿末梢爲平(여게장간말소위평);《欽定四庫全書》와《上海啓新書局本》에는 '揭'字가 '循'字로 되어 있고,《本草綱目附錄・瀕湖脈學, 文友書店本》에는 '揭'字로 되어 있는데,《素問・平人氣象論篇第十八》本文에 (平肝脈來耎弱招招 如揭長竿末梢曰肝平 病肝脈來盈實而滑 如循長竿曰肝病) '揭'字로 되어 있으므로 이를 따른다. ○ 揭; 高擧, 높이들게. 竿; 竹梃漁竿, 낚시대간. 梢; 木無枝柯, 마들가리소.《上海啓新書局本》에는 '稍'로 되어 있으나,《素問》에 '梢字'로 되어 있으므로 이를 따른다.
5) 三部(삼부); 橈骨動脈의 診脈部位인 寸 關 尺 세 部位.
6) 神(신); 生命活動現象의 總稱.
7) 氣(기); 臟腑組織의 活動能力.
8) 腎脈(신맥); 左側 尺部.
9) 蒂固根深(체고근심); 꼭지가 堅固하면 열매가 實하고, 뿌리가 깊으면 나무가 튼튼하다는 말로, 根本이 튼튼하다는 뜻. 蒂; 꼭지체
10) 氣治(기치); 氣가 充足한 現象.《素問・脈要精微論篇第十七》에 "長則氣治 短則氣病"라 하였다.
11) 平脈(평맥); 平常脈, 正常脈.
12) 本位(본위); 寸 關 尺의 限定된 本然의 位置.
13) 爭(쟁); 競也, 다툴쟁
14) 較(각); 競也, 다툴각
15) 良工(양공); 훌륭한 醫師.
16) 尺度(척도); 計量의 標準.
17) 量(양); 度也, 헤아릴양

［主病詩］

長脈은 迢迢大小勻하니 反常[18]은 爲病으로 似牽繩이라 若非陽毒[19]癲癎[20]病이면 即是陽明熱[21]勢深이라

長은 主有餘之病이라

長脈은 大小脈과 매우 모양 다르고, 正常과 相反되면 이는 곧 病脈이니, 長하기도 하면서 노끈 당긴 形狀일세. 陽毒과 癲癎이 아닐 때에는 陽明熱이 매우 깊은 것이라네.

長脈은 有餘한 病을 主宰한다.

10. 短 陰

短脈은 不及本位라 脈訣 應指而廻[1]하야 不能滿部라 脈經[2]

戴同父가 云 短脈은 只見尺寸하나니 若關中에 見短하면 上不通寸하고 下不通尺하야 是는 陰陽絕[3]脈이니 必死矣라 故로 關에 不診短이라 ○ 黎居士[4]가 云 長短은 未有定體[5]니 諸脈에 擧按之하야 附[6]過于本位者는 爲長이오 不及本位者는 爲短이라 ○ 長脈은 屬肝하야 宜于春하고 短脈은 屬肺하야 宜于秋로대 但診肝肺의 長短은 自見이라 ○ 短脈은 兩頭無하고 中閒[7]有하야 不及本位하니 乃

短脈은 本然의 位置에 미치지 못한다《脈訣》. 손끝에 感應되는 것이 되돌아와서 本來의 位置를 채우지 못한다《脈經》.

戴同父가 말하기를 "短脈은 단지 尺寸에서만 나타나는데, 만약 關中에 短脈이 나타나면 脈氣가 위로는 寸部에 通하지 못하고 아래로는 尺部에 通하지 못하여 陰陽의 氣가 隔絕된 現象이므로 반드시 죽게 된다. 그러므로 關部에서는 短脈이 診脈되지 않는다." 하였다. ○ 黎居士가 말하기를 "長脈과 短脈은 一定한 脈體가 없으니, 擧法이나 按法을 써서 찾은 脈狀이 本來의 位置를 벗어나면 長脈이고, 本位置에 미치지 못하면 短脈이다." 하였다. ○ 長脈은 肝에 屬하여서 봄철에 宜當한 脈이고, 短脈은 肺에 屬하여서 가을철에 宜當한 脈이나, 다만 肝部에는 長脈이, 肺部에는 短脈이 本脈이므로 저절로 그 部位에 나타난다. ○ 短脈은 양쪽 머리는 없고, 中間만

18) 反常(반상) ; 正常 理致에 어긋남.

19) 陽毒(양독) ; 火熱의 病邪가 鬱結되어 毒을 形成한 것.

20) 癲癎(전간) ; 癎證. 一種의 精神異常 疾病이다. 그 特徵은 發作時에 突然 昏倒하여 涎沫을 吐出하고, 兩目을 上視하며 四肢에 痙攣이 일어나고, 或은 猪羊의 울음소리를 내는데, 覺醒된 뒤에는 疲勞感 以外에 正常人과 같으며, 往往 不定期的으로 發作을 反復한다.

21) 陽明熱(양명열) ; '陽明經證'으로 身熱 不惡寒反惡熱 汗出 目痛 鼻乾 不眠 脈長大有力 等이다.

1) 廻(회) ; 還也, 돌아올회

2) 脈經(맥경) ;《脈經》에는 '短脈'이 없다. "應指而廻 不能滿部"는 典據未詳.

3) 陰陽絕(음양절) ; '陰陽離決'과 같음. 陰陽失調로 因하여 陰陽의 關係가 分離 決裂되는 것으로, 이쪽이 消沈되고 저쪽이 增長하므로써 한쪽이 다른 한쪽을 消滅시키거나, 또는 한쪽의 損耗가 過度하여 다른 한쪽이 依存할 수 없으므로 陰陽 兩者가 能動的으로 相互關係를 存續시킬 수 없는 狀態. 이는 死亡의 病理를 表示하는데 쓰인다.

4) 黎居士(여거사) ; 黎民壽. 著書로《廣成先生玉函經解》,《決脈精要》가 있다.

5) 定體(정체) ; 一定한 脈의 形體.

6) 附(부) ; 加也, 덧붙일부

7) 閒(간) ; 間字의 古字. 部字로 된 册도 있다.

氣不足하야 以前導[8]氣血也라

있어서 本來의 位置에 미치지 못하니, 氣가 不足하여 血을 前導하지 못하기 때문이다.

[體狀・相類詩]

兩頭縮縮[9]을 名爲短이니 濇短遲遲[10]細且難이라 短濇而浮는 秋喜[11]見이나 三春엔 爲賊[12]으로 有邪干[13]이라

濇微動結은 皆兼短脈이라

양쪽 머리 오그라든 것 短脈이라 이름지니, 濇短하고 遲細하며 艱難하기도 하구나. 短濇하고 浮한 脈은 가을철에 잘 보이나, 三春에 短濇脈은 賊邪의 干涉이지.

濇・微・動・結脈은 모두 短脈을 兼한 것이다.

[主病詩]

短脈은 惟于尺寸尋하니 短而滑數은 酒傷神[14]이라 浮爲血澁[15]沈爲痞[16]요 寸主頭痛尺腹疼이라

經에 曰 短則氣病[17]이라하니 短은 主不及之病이라

短脈은 오직 尺寸에서 찾아지니, 短하면서 滑數하면 술로 神氣 傷한 결세. 浮短은 血澁이오 沈短은 痞滿이며, 寸短은 頭痛이고 尺短은 腹痛이지.

《素問・脈要精微論》에 "短脈이 나타나면 氣가 不足한 現象이다." 하였으니, 短脈은 不足한 病을 主宰한다.

11. 洪 陽

洪脈은 指下에 極[1]大라 脈經 來盛去衰라 素問 來大去長이라 通眞子

洪脈은 손끝에 매우 大하게 感觸된다《脈經》. 脈氣가 오는 것은 盛大하고, 가는 것은 微弱하다《素問》. 脈氣가 오는 것이 大하고, 가는 것은 長하다 通眞子.

---

8) 前導(전도); 앞길을 引導함, 앞서서 이끌음.
9) 縮縮(축축); 오그라드는 모양. 縮; 오그라질축
10) 遲遲(지지); 더디고 더딤.
11) 喜(희); 好也, 좋아할희
12) 賊(적); 賊邪脈. 五邪脈가운데 하나 이다. 肝脈은 弦細하고 長하여야 하는데, 浮濇短한 脈狀이 나타나면 이는 賊邪脈으로 危險한 證候이다.
13) 干(간); 與也, 간여할간
14) 傷神(상신); 生命活動의 原動力을 傷함.
15) 血澁(혈삽); 血液의 閉阻로 因하여 身體의 局部가 痲痺 疼痛하는 症狀.
16) 痞(비); 胸腹間의 氣機가 阻塞不舒한 一種의 自覺症狀. 邪熱의 壅取로 因하기도 하고, 氣虛 氣滯로 起因하기도 하는데, 脹滿感이 있으면 痞滿이라 한다.
17) 短則氣病(단즉기병); "長則氣治"의 對句로, 長脈은 氣가 充足한 現象이고, 短脈은 氣가 不足한 現象임을 말한 것이다. 《素問・脈要精微論》에 있다.
1) 極(극); 至也, 지극할극

洪脈은 在卦에 爲離[2]요 在時에 爲夏요 在人에 爲心이라 素問에 爲之大요 亦曰鉤[3]라 滑氏가 曰 來盛去衰하야 如鉤之曲上而復下하고 應血脈來去之象이 象萬物이 敷布[4]하야 下垂[5]之狀이라 ○ 詹炎擧[6]가 言 如環珠[7]者라 하니 非라 脈訣에 云 季夏[8]에 宜之라 하나 秋季[9]冬季[10]에 發汗[11]通腸[12]은 俱非洪脈所宜니 蓋謬矣라

洪脈은 卦에 있어서는 離卦가 되고, 四時에 있어서는 여름이 되며, 人體에 있어서는 心이 된다. 《素問》에서는 '大脈'이라 하였고, 또 '鉤脈'이라 고도 한다. 滑 壽가 말하기를 "洪脈은 脈氣가 오는 것은 盛大하고, 가는 것이 衰弱하여 마치 고리가 구부러져 올라갔다가 다시 내려오는 것 같기도 하고, 血脈에서 脈搏의 오가는 形象이 여름에 萬物이 敷布되어 아래로 늘어진 形狀을 닮았다." 하였다. ○ 詹炎擧가 말하기를 "洪脈은 環珠와 같다." 하였으나, 잘못된 것이다. ○《脈訣》에 "洪脈은 季夏에 宜當한 脈象이라" 하였으나, 秋季月이나 冬季月에 發汗 通腸할 證의 脈象이 洪脈이 아니므로 잘못된 것이다.

[體狀詩]

脈來洪盛去還衰하고 滿指滔滔[13]應夏時라 若在春秋冬月分엔 升陽散火[14]를 莫[15]狐疑[16]하라

脈氣가 오는 것은 洪盛하나 가는 것은 도리어 衰殘하고, 손가락 가득히 滔滔한 것이 여름철의 脈象으로 應한다네. 春秋冬月에 洪脈이 보이면 升陽散火法을 疑心없이 써보게.

[相類詩]

洪脈은 來時에 拍拍然[17]하고 去衰來盛하야 似波瀾[18]이라 欲知實脈과 參差[19]處하면

洪脈은 푸드덕 새날듯, 바닷가 波濤치듯 하여, 가는 脈은 衰殘하나 오는 脈은

2) 離(리) ; 離卦.
3) 鉤(구) ; 鉤脈. 洪脈과 같음. 鉤 ; 懸物者, 갈고리구
4) 敷布(부포) ; 펴짐. 敷 ; 布也, 펄부
5) 下垂(하수) ; 아래로 늘어짐. 垂 ; 自下縋下, 드리울수
6) 詹炎擧(첨염거) ; 時代未詳. 《太素脈訣》의 著者라고 本書 考證諸書目에 있음.
7) 環珠(환주) ; 옥고리. 環 ; 圓成無端, 옥고리환
8) 季夏(계하) ; 陰曆 六月.
9) 秋季(추계) ; 陰曆 九月.
10) 冬季(동계) ; 陰曆 十二月.
11) 發汗(발한) ; 汗法, 發汗法. 發汗作用이 있는 藥物을 使用하여 땀을 나게 하므로써 表邪를 解除하는 治法.
12) 通腸(통장) ; 瀉下, 攻下, 通裏, 通下, 下法. 瀉下 또는 潤下作用이 있는 藥物을 使用하여 大便을 나가게 하고, 積滯를 除去하며, 實熱을 蕩滌하고, 水飮을 攻逐하는 治法.
13) 滔滔(도도) ; 큰 물이 흘러가는 모양.
14) 升陽散火(승양산화) ; 下陷된 脾胃氣를 升擧시키고, 鬱滯된 肝腎의 陰火를 疏散시키는 治法.
15) 莫(막) ; 勿也, 말막
16) 狐疑(호의) ; 疑心이 많고 決斷心이 없음. 狐 ; 妖獸, 여우호
17) 拍拍然(박박연) ; 새 날개의 깃소리를 형용함.
18) 波瀾(파란) ; 波濤.
19) 參差(참치) ; 가지런하지 않음.

擧按에 弦長愊愊堅이라

洪而有力은 爲實이오 實而無力은 爲洪이라

盛하다네. 實脈이 洪脈과 다른 點은 擧按에 弦長하고 堅實한 것이라네.

洪하면서 힘이 있으면 實脈이고, 實하면서 힘이 없으면 洪脈이다.

［主病詩］

脈洪은 陽盛血應虛[20]요 相火炎炎[21]熱病居라 脹滿[22]胃翻[23]은 須早治요 陰虛洩痢[24]는 可躊躇[25]라 ○ 寸洪은 心火上焦炎[26]이오 肺脈洪時에 金不堪이라 肝火와 胃虛[27]는 關內察하고 腎虛[28]와 陰火는 尺中看이라

洪은 主陽盛陰虛之病이니 洩痢失血[29]久嗽者는 忌之라 經에 曰 形瘦脈大多氣者는 死[30]라하고 曰 脈大則病進이라 하니라

脈이 洪한 것은 陽盛血虛하고 相火炎上하여 熱病이 發生하지. 脹滿과 翻胃는 일찌기 治療할 것이오, 陰虛洩痢는 可히 躊躇할 바 일세. ○ 寸洪하면 心火가 上焦를 炎上하기 때문이고, 肺脈이 洪할 때는 金이 火를 堪耐하지 못함이라. 肝火와 胃虛는 關內에서 살피고, 腎虛와 陰火는 尺中에서 보게나.

洪脈은 陽이 盛하고 陰이 虛한 病을 主宰하니, 洩痢 失血 久嗽 等 陰虛로 因한 病에는 禁忌한다. ○《素問·三部九候論》에 "몸이 瘦脊하고 脈狀이 大하며 胸中에 多氣하고 喘滿하면 죽는다." 하였고, "脈이 大하면 病이 進展한다." 하였다.

---

20) 陽盛血虛(양성혈허)；陽氣는 陰血을 生하고 陰血은 陽氣를 養하여서 均衡을 이루어야 하는데, 陽氣가 어떤 原因에 依하여 偏盛하게 되면 陰血을 生하지 못하므로 陽氣는 盛하고 陰血은 虛하게 된다.

21) 相火炎炎(상화염염)；相火妄動과 같음. 肝腎의 相火가 腎陰의 滋養을 받지 못하여 妄動하는 것. 肝火가 上炎할 경우 眩暈頭痛 視物不明 耳鳴耳聾 躁急易怒 睡中多夢 面覺烘熱 等症이 나타난다. 腎의 虛火가 內灼할 境遇 五心煩熱 頭目眩暈 腰背脛跟痠 性機能興奮 遺精早漏 等症이 나타난다.

22) 脹滿(창만)；腹脹滿. 腹部가 脹滿한 症狀으로, 虛實의 區分이 있다. 虛證은 脾陽의 運化機能의 失調로 因하며 下痢 腹滿痛 喜溫 喜按 舌苔白 脈緩弱을 兼하고, 實證은 胃腸의 熱結로 因하며 便秘 腹痛拒按 舌苔黃燥 脈沈實有力을 兼한다.

23) 胃翻(위번)；翻胃. 反胃와 같음.

24) 陰虛洩痢(음허설리)；津液이 損傷을 받아 內部로 水氣가 虧損되어 發生하는 洩痢로, 下痢하면서 夜間에 熱이 나고 煩渴引飮한다. 治方；錢氏白朮散 加烏梅.

25) 躊躇(주저)；머뭇거림, 決行하지 못하고 망설임. '愁如'로 된 册도 있다.

26) 心火上焦炎(심화상초염)；心火上炎. 心臟本經 虛火의 上昇을 말하는데, 主要症狀은 口舌生瘡 心煩不眠 等이다.

27) 胃虛(위허)；'胃氣虛'와 '胃陰虛'로 나뉜다. 胃氣虛는 胃가 水穀을 받아드리고 消化시키는 機能이 虛弱한 것으로 主症은 胸脘痞悶 不思飮食 或 食不消化 甚 則食入反吐 大便稀爛 脣舌淡白 等이다. 胃陰虛는 胃의 陰液不足을 말하는데, 胃火의 熾盛, 脾胃의 濕熱, 熱性病으로 胃의 津液을 耗損하게 되어 胃陰虛를 惹起한다. 主症은 脣燥口乾 喜飮 飮食減少 大便乾結 小便短小 脈細數 等이다.

28) 腎虛(신허)；腎虧. 腎臟의 精氣가 不足한 病變으로, 症狀은 精神疲乏 頭暈耳鳴 健忘 腰痠 遺精 陽痿等이다.

29) 失血(실혈)；奪血. 血液의 喪失을 말한다.

30) 形瘦脈大多氣者死；《素問·三部九侯論》에 "形瘦脈大 胸中多氣者死"로 되어 있는데, "胸中多氣"를 "胸中喘滿多氣"로 註釋하였다.

12. 微 陰

微脈은 極細而耎하고 按之에 欲絶하야 若有若無[1]라 脈經 細而稍[2]長이라 戴氏[3]
素問에 謂之小라 하고 又曰 氣血微則脈微라 하니라

微脈은 매우 細하고 耎하여서 脈搏을 누르면 끊어질 것 같아 있는듯 없는듯한 脈象이다 《脈經》. 細하면서 若干 長하다 戴氏.
《素問》에서 "小脈"이라 하였고, 또 "氣血이 微弱하면 脈도 微하다." 하였다.

[體狀 · 相類詩]

微脈은 輕微하야 瞥瞥[4]乎요 按之에 欲絶하야 有如無라 微爲陽弱[5]이오 細陰弱[6]이며
細는 比於微에 略[7]較[8]粗[9]라
輕診[10]卽見하고 重按에 欲絶者는 微也요 往來如線[11]而常有者는 細也라 仲景[12]이 曰 脈이 瞥瞥如羹[13]上肥[14]者는 陽氣微요 縈[15]縈如蠶絲細者는 陰氣衰니 長病[16]에 得之면 死하고 卒病[17]에 得之면 生이라 하니라

微脈은 輕微하여 물고기 헤엄치듯, 누르면 끊어질듯 있는듯 없는듯. 微脈은 陽弱, 細脈은 陰弱이며, 細脈은 微脈보다 조금은 크지.
가볍게 診脈하면 나타나고, 깊이 누르면 끊어질듯 分明치 않은 것이 微脈이다. 脈氣가 오가는 것이 실을 만지듯 一定한 形體가 있는 것은 細脈이다. 仲景이 말하기를 "脈搏이 물고기가 헤엄치듯, 끓는 국위에 고깃점이 떠올랐다가 다시 가라앉듯 하는 脈狀은 陽氣가 微弱한 現象이고, 명주실이 얽혀 있는 것처럼 細한 脈狀은 陰氣가 微弱한 現象이니, 久病에 보이면 죽게 되고, 新病에 보이면 살 수 있다." 하였다.

---

1) 若有若無(약유약무) ; 있는듯 없는듯 分明치 않음.
2) 稍(초) ; 小也, 작을초
3) 戴氏(대씨) ; 戴同父.
4) 瞥瞥(별별) ; 고기가 물에서 헤엄치는 모양. 瞥 ; 魚游瞥瞥, 물고기오락가락할별. 《啓新書局本》에는 '瞥瞥'로 되어 있다.
5) 陽弱(양약) ; 陽虛와 같음.
6) 陰弱(음약) ; 陰虛와 같음.
7) 略(약) ; 簡也, 약간약
8) 較(교) ; 比較, 비교할교
9) 粗(추) ; 大也, 클추
10) 輕診(경진) ; 가볍게 浮取하여 脈象을 살펴보는 診법.
11) 線(선) ; 《啓新書局本》 等에는 '綿'字로 되어 있으나, 細脈의 特性으로 볼 때에 '線'字가 옳다.
12) 仲景(중경) ; 張 機. 東漢 時代의 著名한 醫學家. 著書로 《傷寒論》, 《金匱要略》이 있다.
13) 羹(갱) ; 五味和肉, 국갱
14) 肥(비) ; 살찐돼지고기비
15) 縈(영) ; 繞也, 얽힐영
16) 長病(장병) ; 久病, 오래된 病.
17) 卒病(졸병) ; 新病, 오래 되지 않은 病.

[主病詩]

氣血微兮[18]脈亦微하니 惡寒發熱[19]汗淋漓[20]라 男爲勞極[21]諸虛候요 女作崩中[22]帶下[23]醫[24]라 ○ 寸微는 氣促[25]或心驚[26]이오 關脈微時에 脹滿形이라 尺部에 見之면 精血[27]弱하야 惡寒消癉[28]痛呻吟[29]이라

微는 主久虛血弱之病하니 陽微[30]하면 惡寒하고 陰微[31]하면 發熱이라 脈訣에 云 崩中日久면 肝陰竭이요 漏下[32]多時에 骨髓枯[33]라 하니라

氣血이 微弱하면 脈도 또한 微하니, 惡寒 發熱하며 비오듯이 땀 흐르네. 男子의 五勞 六極과 女子의 崩中 帶下엔 微脈이 보인다네. ○ 寸微하면 氣促과 心驚이 發生하고, 關微할 때엔 脹滿病을 形成하지. 尺微하면 精血이 弱한 關係로, 惡寒과 消癉되어 呻今한다지.

微脈은 久虛와 血弱한 病을 主宰하니, 寸脈이 微하면 惡寒하게 되고, 尺脈이 微하면 發熱하게 된다. 《脈訣》에 "崩中이 오래되면 肝陰이 竭盡되고, 漏下가 많을 때에 骨髓가 枯燥하게 된다." 하였다.

13. 緊 陽

緊脈은 來往[1]이 有力하고 左右로 彈[2]人手라 素問 如轉索[3]無常이라 仲景 數如切繩[4]

緊脈은 脈氣가 오가는 것이 힘이 있고, 左右로 손끝을 튕긴다 《素問》. 새끼줄을

18) 兮(혜); 歌辭, 노래후렴혜
19) 惡寒發熱(오한발열); 外感惡寒의 特徵은 發熱을 兼한다.
20) 淋漓(임리); 淋淋. 물이 뚝뚝 떤어지는 모양. 漓; 秋雨, 가을비지정거릴리
21) 勞極(노극); 五勞와 六極. 五勞는 肝 心 脾 肺 腎勞이고, 六極은 筋 骨 血 肉 精 氣極이다.
22) 崩中(붕중); 月經時期가 아닌데 大量의 出血을 하는 病.
23) 帶下(대하); 婦女의 陰道에서 流出되는 一種의 미끄러운 物質로, 帶와 같이 繼續됨을 말한다.
24) 醫(의); 療也, 병고칠의
25) 氣促(기촉); 呼吸이 促急함.
26) 心驚(심경); 心悸, 驚悸와 같음. 心臟의 動悸가 甚하여 不安을 느끼는 病症.
27) 精血(정혈); 精은 人體를 構成하고 生命活動을 維持하는 基本物質이며, 血은 身體各部組織을 營養하는 血液이다. 精과 血은 그 生成根源이 같다. 血의 生成은 先天의 精을 本源으로 하나, 出生以後 血液의 再生은 後天의 飮食에서 來源하며, 中焦脾胃의 氣化作用에 依하여 飮食物中의 精微物質을 吸收變化시키므로써 生成된다. 精도 後天의 飮食에 의하여 化生되므로 이를 '精血同源'이라 한다.
28) 消癉(소단); 熱癉. 消渴病을 말하는데, 消는 津液을 消耗하여 消瘦함을 뜻하고, 癉은 內熱을 뜻한다. 消癉은 體內에서 邪熱이 熾盛하여 津液을 燒灼하여서 飮食을 많이 먹으나 消瘦하는 證候이다.
29) 呻吟(신음); 괴로워서 끙끙거리는 소리를 냄.
30) 陽微(양미); 寸部의 微脈.
31) 陰微(음미); 尺部의 微脈.
32) 漏下(루하); 月經時期가 아닌데 出血하여 淋瀝하는 것이 그치지 않는 病.
33) 骨髓枯(골수고); 骨枯髓減, 骨痿. 大熱로 因하여 陰液을 灼傷하거나, 或은 長期的인 過勞, 腎精의 虧損, 腎火의 亢盛 等으로 精이 生産되지 못하고 髓가 成長되지 않아 骨이 枯槁하여지고 髓가 減少되는 것으로, 症狀은 腰膝이 痠軟하고 直立하기 어려우며 下肢가 萎弱無力하고 顔色이 暗黑하며 齒牙가 乾枯하여진다.
1) 來往(내왕); 脈搏이 生成되는 것을 '來'라 하고, 消滅되는 것을 '往' 또는 '去'라 한다.

이라 脈經 如紖[5]箄[6]線이라 丹溪

緊은 乃熱爲寒束[7]之脈 故로 急[8]數이 如此하니 要有神氣[9]요 素問에 謂之急이라 ○ 脈訣에 言 寥寥[10]入尺來라 하고 崔氏는 言 如線이라 하나 皆非緊狀이라 或以浮緊은 爲弦이오 沈緊은 爲牢라 하니 亦近似耳라

돌리듯 一定하지 않다 仲景. 數한 것이 당겨졌던 끈이 끊어지는 것 같다《脈經》. 종다래끼 실을 꿰어 놓은 것 같다 丹溪.

緊은 熱이 寒邪에 束縛되어 形成된 脈이므로 急數한 것이 이와 같으니, 要컨대 神氣가 있어야 하고, 《素問》에서 말한 "急脈"이 이것이다. 《脈訣》에 "空虛한 것이 尺部로 들어 간다." 하였고, 崔氏는 "실과 같다." 하였으나, 모두 緊脈의 體狀이 아니다. 或 浮緊한 脈이 弦脈이 되고, 沈緊한 脈이 牢脈이 된다 하였으니, 이는 近似한 말이다.

[體狀詩]

擧如轉索切如繩하니 脈象이 因之得緊名이라 總是寒邪[11]來作寇[12]니 內爲腹痛外身疼이라

擧指하면 轉索 切繩하는 것 같아 緊이란 이름 얻었는데. 寒邪가 侵來하여 모든 緊脈이 形成되니, 안으론 腹痛되고 밖으론 身疼되네.

[相類詩]

見[13]弦實이라

相類詩는 弦脈 實脈條에 있다.

[主病詩]

緊爲諸痛主于寒이니 喘欬[14]風癎[15]吐冷痰[16]이라 浮緊은 表寒[17]이니 須發越[18]하고 緊

緊脈은 寒邪가 原因되어 모든 痛症을 主宰하니, 咳嗽 喘息 風癎과 冷痰도 吐한

---

2) 彈(탄) ; 行丸, 퉁길탄
3) 轉索(전색) ; 새끼줄을 돌리다 物件에 맞아 强한 衝擊을 주는 感覺.
4) 切繩(절승) ; 팽팽한 줄이 끊어질 때 强하게 搏擊하는 感覺.
5) 紖(인) ; 絲貫箴, 바늘에 실꿰일인. 索也, 줄인
6) 箄(비) ; 捕魚具, 종다래끼비
7) 束(속) ; 縛也, 묶을속
8) 急(급) ; 急脈. 《中醫大辭典》에 "《內經》의 十二脈가운데 하나로 緊脈과 같다. 《診家正眼》에 急이란 緊脈의 別名이다." 하였다.
9) 神氣(신기) ; 神은 生命活動現象의 總稱이며, 氣는 臟腑組織의 活動能力이다.
10) 寥寥(료료) ; 空虛한 모양. 寥 ; 空虛廓也, 빌료
11) 寒邪(한사) ; '外寒'과 '內寒'이 있다. '外寒'은 外感의 寒邪로, 寒邪가 肌膚를 侵襲하여 陽氣가 宣通 透泄되지 못하여 惡寒 發熱 無汗 頭痛 脈浮緊 等을 나타낸다. '內寒'은 陽虛氣弱하여 臟腑機能이 衰退하므로 水液運化의 障碍와 濁陰貯留 等의 病症을 惹起함을 뜻한다.
12) 寇(구) ; 害也, 해칠구
13) 見(현) ; 在也, 있을현
14) 喘欬(천해) ; 喘息과 咳嗽.

沈은 溫散[19]하면 自然安이라 ○ 寸緊은 人迎[20]과 氣口[21]分이오 當關은 心腹痛沈沈[22]이라 尺中에 有緊하면 爲陰冷[23]이니 定是奔豚[24]與疝疼[25]이라

諸緊은 爲寒爲痛이니 人迎緊盛[26]은 傷于寒이오 氣口緊盛은 傷于食이오 尺緊하면 痛居其腹하고 沈은 乃疾在其腹이라 ○ 中惡[27]에 浮緊하고 咳嗽에 沈緊하면 皆主死라

다네. 浮緊하면 表寒이니 모름지기 發散하고, 沈緊에 溫散法 쓰면 저절로 安靜되지. ○ 寸緊은 人迎과 氣口로 나누어 보고, 關部에 當하면 心腹痛이 깊다네. 尺中의 緊은 陰冷한 까닭이니, 바로 그 病證은 奔豚과 疝疼일세.

모든 緊脈은 寒邪가 病因이 되어 痛症이 發生하니, 人迎이 緊盛하면 寒邪에 傷한 것이고, 氣口가 緊盛하면 飮食에 傷한 것이고, 尺部가 緊하면 痛症이 腹部에 있고, 緊沈하여도 疾患이 腹部에 있다. ○ 中惡에 浮緊脈이 보이고, 咳嗽에 沈緊脈이 보이면 모두 死證이다.

14. 緩 陰

緩脈은 去來가 小駛[1]于[2]遲라 脈經 一息[3]에 四至라 戴氏 如絲在經[4]하고 不卷[5]其軸[6]하야

緩脈은 脈氣가 오가는 것이 遲脈보다 조금 빠르다《脈經》. 一息에 네번 搏動한

---

15) 風癎(풍간) ; 癎證이 發作할 때에 項强 直視 人事不省 牙關緊急 等이 나타나는 病.
16) 冷痰(냉담) ; 寒痰. 痰質이 묽고 흰 것이 特徵이다. 風寒外感으로 因한 境遇 반드시 惡寒發熱 頭痛 喉痒 咳嗽 等症을 隨伴하고, 脾腎의 虛寒으로 惹起된 境遇 惡寒 肢冷 精神疲勞 胃弱 脈沈緩 等症이 나타난다.
17) 表寒(표한) ; 風寒邪에 感觸되어 發熱 惡寒 無汗 頭痛 項强 骨節煩疼 舌苔薄白 脈浮緊 等이 나타나는 病證.
18) 發越(발월) ; 香氣가 밖으로 發散한다는 뜻이나, 여기서는 發汗法을 써서 邪氣를 外部로 發散시킨다는 뜻이다.
19) 溫散(온산) ; 祛寒法이라 고도 하는데, 溫熱藥을 써서 回陽救逆하며 溫中散寒하는 方法.
20) 人迎(인영) ; 1) 頸動脈 搏動部. 2) 左手 寸口. 여기서는 後者이다.
21) 氣口(기구) ; 1) 寸口 脈口라고도 하는데, 兩手 橈骨頭 內側의 橈骨動脈 診脈部. 2) 右手 寸口脈. 여기서는 後者를 가리킨다.
22) 沈沈(침침) ; 물이 깊은 모양.
23) 陰冷(음랭) ; 1) 陰寒. 婦女의 陰戶에 寒冷感이 있음을 말하며, 甚하면 腹內에도 冷感이 있어서 往往 生殖에 影響을 미치기도 한다. 대개는 下元이 虛寒하기 때문이다. 2) 陰莖 또는 陰囊이 寒冷한 것을 말하며, 대개는 命門火가 衰弱하거나 寒氣가 腎에 凝滯된 까닭이다.
24) 奔豚(분돈) ; 腎積의 名稱. 그 症狀은 發作的으로 下腹部의 氣가 胸部로 上衝하여 咽喉에 까지 到達하고, 腹部絞痛 胸悶氣急 頭痛目眩 心悸易驚 煩燥不安 等이 나타나나, 發作이 지난 뒤에는 平常時와 같다.
25) 疝疼(산동) ; 疝痛. 腹部의 劇烈한 疼痛에 二便不通의 症候를 兼하는 것.
26) 緊盛(긴성) ; 脈이 緊하면서 힘이 있음.
27) 中惡(중악) ; 1) 不正한 惡氣에 感觸되어 갑자기 헛것이 보이며, 手足逆冷 顔色蒼白 精神恍惚 頭目昏暈 錯言妄語 口噤昏厥 等症을 發한다. 2) 小兒의 眞氣가 衰弱하여 惡氣에 損傷되는 것(《醫學綱目·小兒部》 "其狀卒然心腹刺痛 悶亂欲死")
1) 駛(사) ; 馬行疾, 말빨리걸을사
2) 于(우) ; 比也, 보다우
3) 一息(일식) ; 한번 呼吸하는 것.
4) 經(경) ; 織也, 날경

應指和緩[7]하야 往來甚勻이라 張太素[8] 如初春에 楊柳[9]가 舞[10]風之象이라 楊玄操[11] 如微風[12]에 輕颭[13]柳梢[14]라 滑伯仁

緩脈은 在卦에 爲坤[15]이오 在時에 爲四季[16]요 在人에 爲脾라 陽寸陰尺에 上下同等하고 浮大而耎하야 無有偏勝[17]者는 平脈[18]也나 若非其時[19]即 爲有病이라 緩而和均하며 不浮不沈하며 不疾不徐하며 不微不弱者는 即胃氣[20]라 故로 杜光庭[21]이云 欲知死期면 何以取오 古賢이 推定五般土[22]하야

다 戴氏. 실이 날줄에 걸려있고 바디집에 감겨있지 않은 것과 같아서, 손끝에 感觸되는 것이 和緩하고, 脈氣가 오가는 것이 매우 고르다 張太素. 초봄에 버들가지가 바람에 춤추는 形象이다 楊玄操. 微風에 버들가지가 가볍게 펄렁이는 것과 같다 滑伯仁.

緩脈은 卦에 있어서 坤卦가 되고, 四時에 있어서는 四季가 되며, 人體에 있어서는 脾가 된다. 陽인 寸部와 陰인 尺部에 있어서 上下가 同等하고 浮大하면서 軟하여 偏勝한 것이 없으면 平常脈이다. 만약 土旺한 時期가 아닌데 緩脈이 나타나면 病이 있는 것이다. 緩하면서 和均하며, 浮하거나 沈하지도, 빠르거나 느리지도, 微하거나 弱하지도 않은 것이 곧 胃氣이다. 그러므로 杜光庭이 말하기를 "죽는 時期를 어떻게 豫測하여 알 수 있는가? 옛 賢人들이 五般土를

---

5) 卷(권) ; 卷舒, 접을권
6) 軸(축) ; 織具, 바디축
7) 和緩(화완) ; 알맞게 緩脈으로 感觸됨.
8) 張太素(장태소) ; 明代 사람. 著書로 《太素脈秘訣》이 있으나, 撰年은 未詳이며, 《珍本醫書集成》中에 있다.
9) 楊柳(양유) ; 버드나무. 楊은 갯버들, 柳는 수양버들.
10) 舞(무) ; 所以節音樂手舞足蹈, 춤출무
11) 楊玄操(양현조) ; 唐初의 醫家. 著書로 《黃帝八十一難經注》, 《素問音釋》, 《鍼音經》, 《明堂音義》, 《本草注音》 等을 撰輯함.
12) 微風(미풍) ; 솔솔 부는 바람.
13) 颭(점) ; 風動物與物受風搖曳, 펄렁거릴점
14) 柳梢(유소) ; 버드나무의 가느다란 가지. 梢 ; 木無枝柯, 마들가리소
15) 坤(곤) ; 坤卦.
16) 四季(사계) ; 一年이나 一日中 土氣가 旺盛한 月日로, 三(辰) 六(未) 九(戌) 十二(丑)月과 辰 未 戌 丑時.
17) 偏勝(편승) ; 한쪽으로 치우침.
18) 平脈(평맥) ; 平常脈 即正常脈.
19) 其時(기시) ; 土氣가 旺盛한 時期인 四季.
20) 胃氣(위기) ; 胃氣는 消化機能으로, 胃氣가 있어야 抗病能力이 있는 것이다. 이 胃氣는 脈에서도 根本으로 삼으니, 不浮 不沈 不疾 不徐하며 從容和緩한 脈象이다.
21) 杜光庭(두광정) ; 唐末 五代時의 道士. 字는 聖賓, 賜號는 廣成先生, 括蒼人. 著書로 《玉函經》이 있다.
22) 五般土(오반토) ; 五臟의 各脈에 土氣가 衰盡된 眞臟脈이 나타나면 죽는 時期도 五臟에 따라 다섯 가지로 달라짐. 五臟의 脈은 肝弦 心洪 脾緩 肺濇 腎沈으로 本然의 脈象을 가지고 있으나, 반드시 從容和緩하며 힘이 있는 土氣 即胃氣를 兼하여야 正常脈이다. 胃氣가 없는 脈을 '眞臟脈'이라 하는데, 《素問·玉機眞臟論》에 "肝의 眞臟脈은 弦硬勁急하고 脈象의 緊張度가 매우 높아 脈을 짚으면 마치 銳利한 칼날에 닿는듯하고, 心의 眞臟脈은 堅硬하면서 指端을 搏擊하고, 肺의 眞臟脈은 大하면서 空虛하고, 腎의 眞臟脈은 손가락으로 돌을 튀기는 것처럼 搏擊하며 堅硬하고, 脾의 眞臟脈은 軟弱無力하다." 하였다. 이들 眞臟脈이 나타나면 그 臟을 勝剋하는 時期에 이르러서 죽게 되므로 "五般土"라 한다. 般 ; 數別名, 셈할반

陽土[23]면 須知不遇陰이오 陰土[24]면 遇[25]陰이니 當細數이라 하니 詳玉函經[26]이라

推究하여 陽土脈이 있으면 죽지 않고, 陰土脈이 나타나면 죽게 되니 바로 細數脈이 陰土脈이다." 하였으니, 詳細한 것은 《玉函經》에 있다.

[體狀詩]

緩脈은 阿阿[27]四至通하고 柳梢裊裊[28]颭輕風이라 欲從脈裏에 求神氣면 只[29]在從容[30]和緩中이라

緩脈은 하느작하느작 네번 이르고, 버들가지 간들간들 輕風에 나부끼듯, 脈가운데 神氣있나 알아 보려면, 從容和緩한가를 求하여 보게.

[相類詩]

見遲脈이라

遲脈條에 있다.

[主病詩]

緩脈은 營衰衛[31]有餘요 或風或濕或脾虛라 上爲項强[32]下痿[33]痺[34]니 分別浮沈大小區라 ○ 寸緩은 風邪로 項背[35]拘하고 關爲風眩[36]胃家虛[37]라 神門[38]은 濡泄[39]或

緩脈은 營氣不足 衛氣는 有餘, 밖으론 風邪 濕邪 안으론 脾虛, 下體엔 痺證 痿證 上體엔 項强. 浮沈 大小 上下로 區分된다네. ○ 寸緩은 風邪로 項背急되고,

---

23) 陽土(양토); 胃氣가 있는 和緩有力한 脈.
24) 陰土(음토); 胃氣가 없는 細數한 脈.
25) 遇(우); 遭也, 마주칠우
26) 玉函經(옥함경); 《廣成先生玉函經》. 唐代의 杜光庭의 撰으로 되어 있음.
27) 阿阿(아아); 가지가 축축 늘어진 모양. 阿; 阿然美貌, 가지축축번을아
28) 裊裊(뇨뇨); 바람에 나무가 간들거리는 모양. 裊; 裊娜軟美, 간들거릴뇨
29) 只(지); 但也, 다만지
30) 從容(종용); 自然스럽고 泰然한 모양.
31) 營衛(영위); 營과 衛는 水穀의 精氣가 脾胃의 消化運輸·心肺의 氣化輸布作用을 거쳐 生成되는데, 水穀精氣中 濁한 것은 衛氣가 되고 淸한 것은 營氣가 되어 人體의 各部를 營養한다. 營氣의 作用은 比較的 柔和하고, 衛氣의 作用은 慓悍하며 滑利하여 身體 各部分에 到達하지 않는 곳이 없다. 衛는 陽에, 營은 陰에 屬하고, 衛는 外를, 營은 內를 主宰하며, 衛는 脈外를, 營은 脈內를 走行한다.
32) 項强(항강); 頭部 後方 項의 肌肉과 筋脈이 당기는 症狀으로, 대개 風寒邪가 太陽經에 侵入하여 經氣가 舒暢하지 못하므로 發生한다.
33) 痿(위); 痿躄이라고도 함. 肢體가 萎弱하여 쓰지 못하는 病症으로, 처음에는 下肢가 無力하다가, 漸次 手足이 軟弱하여지고, 肌肉이 痲木不仁하며 皮膚가 乾枯하여 진다.
34) 痺(비); 痺證. 痺는 阻塞不通의 뜻으로, 風寒濕邪가 身體 또는 內臟의 經絡을 閉阻하여 關節이나 肌肉에 疼痛을 일으키거나 腫大重着을 惹起시키는 病證.
35) 項背(항배); 頭項과 背部의 肌肉과 筋脈을 가리킨다.
36) 風眩(풍현); 肝風으로 因한 眩暈. 躁急易怒 失眠多夢 口苦 等症을 兼한다.
37) 胃家虛(위가허); 消化器 全體의 虛證, 胃家는 胃와 大小腸의 略稱.
38) 神門(신문); 左右 尺部 前方 一分 部位로, 命脈이라고도 한다.

風秘[40]요 或是蹣跚[41]足力迂[43]라

浮緩은 爲風이오 沈緩은 爲濕이오 緩大는 風虛[43]요 緩細는 濕痺[44]요 緩濇은 脾薄요 緩弱은 氣虛[45]라 ○ 脈訣에 言 緩은 主脾熱하야 口臭[46] 反胃齒痛 夢鬼[47]諸病이라하야 出自杜撰하나 與緩으로 無關이라

關部는 風眩과 胃家虛되지. 尺部上端 神門에 緩脈 보이면 濡泄 或은 風秘로 苦生 많은데, 절름발이 다리에 갈길은 멀군.

浮緩은 風邪이고, 沈緩은 濕邪이고, 緩大는 風虛이고, 緩細는 濕痺이고, 緩濇은 脾虛이고, 緩弱은 氣虛이다. ○《脈訣》에 "緩脈은 脾熱로 因한 口臭 反胃 齒痛 夢鬼 等의 諸病을 主宰한다." 하여 高陽生의 杜撰으로 부터 나왔으나, 緩脈과는 無關한 內容이다.

15. 芤 陽中陰

芤脈은 浮大而耎하고 按之면 中央은 空하고 兩邊은 實이라 脈經 中空外實하야 狀如慈蔥이라

芤는 慈蔥也라 素問엔 無芤名이라 劉三點[1]이 云 芤脈을 何似 絕[2]類[3]慈蔥고 指下에 成窟[4]하야 有邊無中이라 하고 戴同父가 云 營行脈中하니 脈은 以血로 爲形이라 芤脈은 中空하니 脫血[5]之象也라 하니라 ○ 脈經에 云 三部脈의 芤는 長病에 得之면 生하고 卒病에 得之면 死라 하니라 ○ 脈訣에言

芤脈은 浮大하면서 耎하고 脈搏을 누르면 가운데는 비어 있고 兩邊은 實하다 《脈經》. 가운데는 空虛하고 밖은 實하여 慈蔥과 같은 形狀이다.

芤는 慈蔥이다. 《素問》에는 芤脈의 名稱이 없다. 劉三點이 말하기로 "芤를 어째서 慈蔥과 똑같다고 하는가? 指端에 感觸되는 것이 窟과 같아 가장자리는 있으나 가운데는 없기 때문이다."

---

39) 濡泄(유설); 濕瀉, 洞泄이라고도 함. 水濕이 腸胃에 阻碍되거나, 脾가 虛하여 水氣를 制壓하지 못하므로 發生하는데, 症狀은 身重 胸悶 口不渴 腹不痛或微痛 大便稀溏 尿小或赤黃 舌苔滑膩 脈濡緩 等이다.

40) 風秘(풍비); 風邪로 因한 便秘. 眩暈과 腹脹을 兼하는데, 風熱感冒 또는 中風患者의 腸胃積熱 等에서 볼 수 있다.

41) 蹣跚(반산); 비틀거리며 걷는것. 蹣; 跛行貌, 절뚝거릴반. 踰也, 넘을만. 跚; 跛行, 절름거릴산

42) 迂(우·오); 遠也, 멀오. 曲也, 굽을오

43) 風虛(풍허); 津液의 虧損, 水液의 減少, 血液의 乾枯 또는 失血로 筋을 營養하지 못하거나, 肝腎의 陰不足으로 因한 肝陽上亢 等으로 肝風을 惹起시키는 病理. 主症은 眩暈 筋攣 震顫 等이다.

44) 濕痺(습비); 着痺라고도 함. 風寒濕 三邪中에 濕邪가 偏勝하여, 濕邪의 性質이 粘膩하고 滯着하기 때문에 發生하는데, 그 症狀은 肌膚痲木 關節重着 腫痛處固定不移 等이다.

45) 氣虛(기허); 氣少, 元氣虛弱이라고도 한다. 대개 臟腑의 虛損 重病 久病으로 因한 元氣의 耗損이 原因이다. 一般的인 症狀은 面色蒼白 頭眩耳鳴 心悸短氣 動則汗出 語聲低微 倦怠乏力 等이다.

46) 口臭(구취); 입에서 惡臭가 나는 것으로, 대개는 胃熱로 因한다.

47) 夢鬼(몽귀); 꿈속에서 가위눌리는 것.

1) 劉三點(유삼점); 劉 開. 宋代의 醫家. 字는 立之이고, 號는 復眞先生이다. 崔嘉彥으로 부터 醫術을 배웠으며, 脈學에 精通하였음. 著書로는《復眞劉三點先生脈訣》,《方脈學要》等 書가 있음.

2) 絕(절); 超也, 뛰어날절

3) 類(류); 肖似, 같을류

4) 窟(굴); 孔穴, 굴굴

5) 脫血(탈혈); 血脫. 大出血로 惹起되는 虛脫을 말함.

兩頭有하고 中間無라 하니 是는 脈이 斷截[6]矣요 又言 主淋瀝[7]하니 氣入小腸[8]이라 하야 與失血之脈候[9]로 相反하니 誤世[10]가 不小라

하였고, 戴同父가 말하기를 "營血은 血脈가운데서 運行하니 脈搏은 血液의 運行으로 因하여 생기는 形狀이다. 芤脈은 가운데가 비었으니 脫血의 脈狀이다." 하였다. ○《脈經》에 말하기를 "寸·關·尺 三部에 芤脈이 나타나면 오래된 病에는 살 수 있고, 卒病에는 죽는다." 하였다. 《脈訣》에 말하기를 "芤脈은 양쪽 머리는 있으나 中間이 없다." 하였으니, 이는 脈搏이 斷截된 것이다. 또 "心의 熱氣가 小腸으로 들어가 主로 小便淋瀝이 된다." 하여서 芤脈이 失血의 脈候인 것과는 相反되어 後世를 잘못 引導함이 적지 않다.

[體狀詩]

芤形은 浮大耎如葱하야 邊實이나 須知內已空[11]이라 火犯[12]陽經하면 血上溢[13]하고 熱侵陰絡[14]하면 下流紅[15]이라

芤脈의 形狀은 浮大하고 耎한 것이 慈葱과 같아, 가장자리는 實하나 속이 빈 것을 알 것이네. 火邪가 陽經을 犯하면 血液이 上溢하고, 熱邪가 陰絡에 侵入하면 下血證이 된다네.

[相類詩]

中空旁實은 乃爲芤요 浮大而遲는 虛脈呼라 芤更帶弦을 名曰革이니 芤爲失血革血虛라

가운데는 비었고 가장자리가 實한 것이 芤脈의 形狀이고, 浮大하며 遲한 것을 虛脈이라 부르지. 芤脈에 弦脈띤 것을 革脈이라 부르니, 芤脈은 失血이오 革脈은 血虛일세.

[主病詩]

寸芤는 積血[16]이 在于胸이오 關裏에 逢[17]芤면 腸胃癰[18]이라 尺部에 見之면 多下血하

6) 截(절) ; 斷也, 끊을절
7) 淋瀝(임력) ; 小便이 시원히 나오지 않고 방울방울 떨어지는 病.
8) 氣入小腸(기입소장) ; 心移熱於小腸과 같음. 心의 火氣가 小腸에 影響을 미치는 病變으로, 心과 小腸은 表裏가 되기 때문에 心火가 旺盛하면 心煩 口舌生瘡 等의 病症이 나타나고, 더욱 進展하여 小腸의 分別淸濁 機能에 影響이 미치면 小便短赤 尿道刺痛 尿血 等症이 나타나는데 이를 '氣入小腸'이라 한다.
9) 候(후) ; 兆也, 징조후
10) 誤世(오세) ; 後世를 잘못 引導함.
11) 邊實須知內已空(변실수지내이공) ; 《啓新書局本》에는 '按之旁有中央空'으로 되어 있는데, 表現이 더 낳은것 같다.
12) 犯(범) ; 侵也, 침노할범
13) 溢(일) ; 器滿, 넘칠일
14) 陰絡(음락) ; 下行하거나 位置가 比較的 깊은 絡脈.
15) 紅(홍) ; 붉을홍. 血液을 뜻하며, 韻字이기도 함.
16) 積血(적혈) ; 瘀血.

니 赤淋紅痢漏崩中이라

寸芤는 積血이 胸中에 쌓인 것이고, 關裏에 芤 만나면 腸胃癰이 發生하지. 尺部에 보이면 大體로 下血證이니, 尿赤 尿淋 赤痢 崩中 그 病이 아니겠나.

16. 弦[1] 陽中陰

弦脈은 端直[2]以長이라 素問 如張弓[3]弦이라 脈經 按之不移[4]하고 綽綽[5]하야 如按琴瑟[6]絃이라 巢氏[7] 狀若箏[8]絃이라 脈訣 從中直過하야 挺然[9]指下라 刊誤[10]

弦脈은 在卦에 爲震이오 在時에 爲春이오 在人에 爲肝이라 輕虛以滑者는 平이오 實滑하야 如循[11]長竿[12]者는 病이오 勁急[13]하야 如新張弓弦者는 死라 池氏[14]曰 弦緊而數勁은 爲太過요 弦緊而細는 爲不及이라 하고 戴同父가 曰 弦而耎하면 其病輕하고 弦而硬하면 其病重이라 하니라 ○ 脈訣에 言 時時帶數이라 하고 又言 脈緊하야 狀繩牽[15]이라 하나 皆非弦象이니 今削[16]之라

弦脈은 端直하면서 長하다《素問》. 잡아당긴 활줄 같다《脈經》. 脈搏을 누르면 移動하지 않고, 거문고나 비파의 絃을 누르듯 차분하고 여유가 있다 巢氏. 脈狀이 箏의 絃과 같다《脈訣》. 脈搏의 가운데를 端直하게 通過하여 指端에 感觸되는 것이 뚜렷하다《刊誤》.

弦脈은 卦에 있어서 震卦가 되고, 四時에 있어서 봄이 되며, 人體에 있어서는 肝이 된다. 弦하면서 輕虛하고 滑하면 平常脈이고, 實滑을 兼하여 마치 긴 낚시대를 어루만지는 것 같으면 病脈이며, 强하면서 팽팽하여 방금 잡아당긴 활줄과 같으면 죽는다. 池氏가 말하기를 "脈狀이 弦緊하면서 數勁하면 太過가 되고, 弦緊하면서 細하면 不及이 된다." 하였고, 戴同父가 말하기를 "脈狀이 弦하며 耎하면 그 病이 輕微하고, 弦하며 堅硬하면 그 病이 深重하다." 하였다. ○《脈訣》에 말하기를 "弦은 때로 數을 띤다." 하였고, 또 "弦脈은 緊한 形狀이 줄을 당기는 것 같다." 하였으나, 모두 弦의 脈象이 아니므로 이제 削除한다.

---

17) 逢(봉); 遇也, 만날봉
18) 腸胃癰(장위옹); 腸癰과 胃癰. 腸癰은 急性蟲垂炎에 該當되고, 胃癰은 胃癌과 比較된다.《白話解》와《譯注》에는 '嘔吐紅'으로 되어 있다.
1) 弦(현); 絃字로 된 本도 있으나 同用한다.
2) 端直(단직); 단정하고 곧음.
3) 張弓(장궁); 활시위를 얹여 활줄을 잡아 당김. 張; 施弓弦, 활시위얹을장
4) 移(이); 遷也, 옮길이
5) 綽綽(작작); 침착하고 여유가 있는 모양.
6) 琴瑟(금슬); 거문고와 비파. 夫婦 사이의 和樂한 즐거움.
7) 巢氏(소씨); 巢元方. 隋代의 醫學家. 著書로《病源候論》이 있음.
8) 箏(쟁); 琴類, 쟁쟁
9) 挺然(정연); 남들 보다 뛰어난 모양. 挺; 拔出, 빼어날정
10) 刊誤(간오);《脈訣刊誤》. 戴同父가《脈訣》의 잘못 된 곳을 깎아내고 이 册을 다시 編纂함.
11) 循(순); 摩也, 어루만질순
12) 竿(간); 낚시대간
13) 勁急(경급); 强하면서 팽팽함.
14) 池氏(지씨); 考證諸書目에 高陽生의《脈訣》을 註解하였다 함.
15) 牽(견); 引也, 당길견
16) 削(삭); 刮也, 깎을삭

[體狀詩]

弦脈은 迢迢[17]히 端直長하니 肝經木旺하야 土應傷[18]이라 怒氣滿胸常欲叫[19]하고 翳[20]蒙[21]瞳子淚淋浪[22]이라

弦脈은 뚜렷하니 端直하며 長하니, 肝經의 木氣가 旺盛하여 土氣가 應當 傷하네. 怒氣逆上으로 胸脇이 脹滿하며 呼叫하려 하고, 瞳子에 翳障 생겨 눈물 줄줄 흐르네.

[相類詩]

弦來端直하야 似絲絃이오 緊則如繩左右彈이라 緊言其力弦言象이오 牢脈은 弦長沈伏間이라

又見長脈이라

弦脈은 端直하게 脈氣가 와서 마치 絲絃과 비슷하고, 緊脈은 노끈이 左右로 치는 것 같네. 緊은 그 힘을 말하고 弦은 그 形象을 말하며, 牢脈은 弦長沈伏을 兼하였다네.

또 長脈의 相類詩에도 있다.

[主病詩]

弦應東方肝膽經이오 飮痰[23]寒熱瘧[24]纏[25]身이라 浮沈遲數을 須分別하고 大小單雙[26]에 有輕重이라 ○ 寸弦은 頭痛膈[27]多痰이오 寒熱癥瘕는 察左關이라 關右는 胃

弦脈은 東方과 肝膽經에 相應하는데, 痰飮 寒熱 瘧疾이 동여매서 생기지. 浮沈遲數을 兼하였나 반드시 分別하고, 大小 單雙과 輕重도 있다네. ○ 寸弦하면 胸膈에 痰이 많아 頭痛症이 發生하고, 寒熱과 癥瘕는 左關에서 살펴 보게. 關右의

---

17) 迢迢(초초) ; 까마득한 모양. 迢 ; 遠也, 멀초
18) 木旺土應傷(목왕토응상) ; 大自然의 모든 現象은 木 火 土 金 水의 五行으로 나누어지는데, 人體 臟器의 五行은 肝木 心火 脾土 肺金 腎水이다. 이들 五行은 相互 協調하거나 또는 抑制하여 그 均衡을 維持한다. 相互協調를 相生이라 하고, 相互抑制를 相剋이라 한다. 그 相剋은 木이 土를, 土가 水를, 水가 火를, 火가 金을, 金이 木을 剋한다. 그러므로 肝木이 旺盛하면 應當 脾土가 損傷을 받게 된다. 이러한 現象을 '木旺土傷'이라 한다.
19) 叫(규) ; 呼也, 부르짖을규
20) 翳(예) ; 蔽也, 가릴예
21) 蒙(몽) ; 覆也, 덮을몽
22) 淋浪(림랑) ; 어지러운 모양. 淋 ; 山下水貌, 지적지적할림. 浪 ; 流貌, 물결절흐를랑
23) 飮痰(음담) ; 痰飮. 體內의 水液이 圓滑하게 轉輸되지 못하여 體腔 또는 四肢 等에 停滯 되는 疾病의 總稱.
24) 瘧(학) ; 瘧疾. 寒戰 壯熱 汗出 定期發作을 特徵으로 하는 病.
25) 纏(전) ; 繞也, 둘릴전
26) 單雙(단쌍) ; 單弦과 雙弦. 單弦은 어느 한 部位에서 弦脈이 나타나는 것이고, 雙弦은 兩手에서 弦脈이 나타나는 것이다.
27) 膈(격) ; 橫膈膜.

寒心腹痛이오 尺中은 陰疝[28]脚拘攣[29]이라

弦은 爲木盛之病이니 浮弦은 支飮[30]이 外溢[31]이오 沈弦은 懸飮[32]으로 內痛이라 瘧脈은 自弦이라 弦數은 多熱이오 弦遲는 多寒이라 弦大는 主虛요 弦細는 拘急이라 陽弦은 頭痛이오 陰弦은 腹痛이라 單弦은 飮癖[33]이오 雙弦은 寒痼[34]니 若不食者는 木來克土[35]로 必難治라

弦脈은 胃寒으로 心腹痛되고, 尺中에 弦脈이 보이면 陰疝과 脚拘攣이 發生하지.

弦脈은 木氣가 旺盛하여 病이 되니, 浮弦은 支飮이 進展하여 溢飮이 되고, 沈弦은 懸飮으로 脇肋內部에 痛症이 發生한다. 瘧疾脈은 自體가 弦하다. 弦數하면 흔히 熱로 因한 病이고, 弦遲하면 흔히 寒으로 因한 病이다. 弦大하면 主로 虛證이고, 弦細하면 拘急病이 發生한다. 寸弦하면 頭痛證이 發生하고, 尺弦하면 腹痛이 發生한다. 單弦은 癖飮病이고, 雙弦은 沈寒痼冷이니 飮食을 먹지 못하면 木剋土現狀이므로 반드시 治療하기 어렵다.

17. 革 陰

革脈은 弦而芤라 仲景 如按鼓[1]皮라 丹溪

仲景이 曰 弦則爲寒이오 芤則爲虛니 虛寒이 相搏하면 此를 名曰革이라 男子는 亡血[2]失精[3]이오 婦人은 半產[4]漏下[5]라 하니라 脈經에 曰 三部[6]脈의 革은 長病에 得之면 死하고 卒病에 得之면 生이라 하니라 時珍이 曰 此는 卽芤弦二脈이 相合 故로 均主失血之候라 諸家脈書에 皆以爲牢脈 故로 或

革脈은 弦하면서 芤하다 仲景. 마치 북가죽을 누르는 것 같다 丹溪.

仲景이 말하기를 "弦은 寒한 脈이고 芤는 虛한 脈이니, 虛寒이 相搏하면 이것을 '革脈'이라 한다. 男子에 있어서는 亡血이나 失精의 境遇에 나타나고, 女子에 있어서는 半產이나 漏下에서 나타난다." 하였다. 《脈經》에 말하기를 "寸·關·尺三部에 革脈이 나타나면 久病에는 죽고, 新

---

28) 陰疝(음산) ; 寒疝과 같음. 寒邪가 厥陰經에 侵入하여 發生하는 痛症으로 그 症狀은 陰囊이 冷痛 腫硬하고 睾丸이 당기고 아프며, 陰莖이 勃起하지 않고 喜暖畏寒하며 四肢가 寒冷하다.

29) 攣(련) ; 手足曲病, 손발이구부러질련

30) 支飮(지음) ; 痰飮과 水氣가 胸膈部와 胃脘部에 停滯되는 病症으로, 主症은 喘咳上逆 胸滿短氣 依息不臥하고, 甚하면 浮腫이 發生한다. 慢性肺氣腫이 이에 該當된다.

31) 溢(일) ; 溢飮을 略하여 말한 것이다. 水液이 體表 및 皮下組織에 滯留된 것을 말하는데, 一般的으로 水氣病과 같다. 主症狀은 身體疼痛 四肢浮腫沈重 咳喘 等인데 心臟病이나 腎臟炎으로 因한 水腫이 이에 該當된다.

32) 懸飮(현음) ; 水飮이 脇肋部에 停留되어 있는 것으로, 胸中과 腹中사이에 있기 때문에 懸飮이라 한다.

33) 飮癖(음벽) ; 癖飮과 같음. 停水로 因하여 癖이 形成된 것으로, 그 症狀은 兩脇下에 積塊가 潛伏하여 있으며 움직이면 소리가 난다.

34) 寒痼(한고) ; 沈寒痼冷.

35) 木來土克(목래토극) ; 肝木의 氣가 太過하여 脾土의 氣를 剋하는 現狀.

1) 鼓(고) ; 樂器革音, 북고

2) 亡血(망혈) ; 吐血 衄血 便血 尿血 等의 總稱.

3) 失精(실정) ; 遺精, 遺泄이라고도 함. 꿈에 失精하는 것을 夢遺라 하며 낮에 精液이 저절로 滑出하는 것을 滑精이라 하는데, 이는 主로 心腎不交 相火熾盛 腎氣不固 또는 濕熱下注로 起因한다.

4) 半產(반산) ; 墮胎라고도 함. 姙娠하여 달이 차기 前에 流產하는 것으로, 三個月 以內 胎兒가 形成되기 前에 墮下되는 것을 墮胎라 하고, 三個月 以上 지나서 胎兒가 形成된 境遇는 小產, 半產이라 한다.

5) 漏下(루하) ; 月經時期가 아닌데 出血하나 量이 적으면서 淋瀝이 繼續되는 病.

6) 三部(삼부) ; 寸口脈을 三部로 나눈 寸·關·尺의 部位.

有革無牢하고 有牢無革하야 混淆[7]不辨[8]하야 不知革浮牢沈하고 革虛牢實하야 形證이 皆異也라 ○ 又按컨대 甲乙經[9]에 曰 渾渾[10]革革[11]하야 至如涌泉[12]하면 病進而危요 弊弊[13]綽綽하야 其去如弦絕者는 死라하니 謂脈來에 渾濁[14]革變[15]하야 急如涌泉하야 出而不反[16]也라 王 貺[17]이 以爲溢脈[18]이라 하나 與此로 不同이라

病에는 살 수 있다." 하였다. 李時珍이 말하자면 革脈은 芤脈과 弦脈이 相合된 脈이므로 다같이 失血의 症候를 主宰한다. 諸家脈書에서 革脈을 모두 牢脈으로 보았기 때문에 或 革脈은 있으나 牢脈이 없고, 牢脈은 있으나 革脈이 없어서 革牢가 뒤섞여 分辨할 수 없을 뿐만 아니라, 革은 浮에 屬한 脈이고 牢는 沈에 屬한 脈이며, 革은 虛에 屬하고 牢는 實에 屬하여서 脈의 形狀과 主宰하는 病證이 모두 다른 것을 알지 못한다. ○ 또 詳考하건대《甲乙經》에 말하기를 "渾渾 革革하여 脈氣가 이르는 것이 샘물 솟듯하면 病이 進展하여 危急한 證이고, 빠르면서 힘이 있어서 脈氣 가는 것이 弦이 끊어지는 것 같으면 죽는다." 하였으니, 이는 脈氣가 오는 것이 渾濁하게 바꾸어져 그 急하기가 샘물 솟듯 하여서 나오기만 하고 되돌아가지 않는 것을 말한다. 王 貺이 이러한 脈을 溢脈이라 하였으나, 革脈과는 같지 않다.

[體狀·主病詩]

革脈은 形如按鼓皮하니 芤弦이 相合으로 脈寒虛라 女人은 半產幷崩漏요 男子는 營虛或夢遺[19]라

革脈은 形狀이 북가죽 누르는 것 같으니, 芤弦이 相合한 脈으로 虛寒한 證候다. 女人에겐 半產과 崩漏病이요, 男子에겐 營虛와 夢遺病 이라네.

[相類詩]

見芤牢라

芤脈과 牢脈條에 있다.

---

7) 混淆(혼효); 뒤섞음. 淆; 雜也, 잡될효
8) 辨(변); 別也, 분별할변
9) 甲乙經(갑을경);《黃帝三部鍼灸甲乙經》. 魏晉代의 皇甫謐이 259年 前後에 撰함.
10) 渾渾(혼혼); 물이 솟는 소리
11) 革革(혁혁);《大漢和辭典》에 "陝西 方言으로 給與한다는 뜻"이라 하였는데, 여기서는 表强의 뜻이 아닌가 생각된다.
12) 涌泉(용천); 솟아나는 샘. 涌; 水溢, 물넘칠용
13) 弊弊(폐폐); 부지런하여 心身이 疲勞한 模樣.
14) 渾濁(혼탁); 맑지 아니 함.
15) 革變(혁변); 變革. 바꾸어 고쳐짐.
16) 反(반); 還也, 돌아올반
17) 王貺(왕황); 宋代人. 字는 子亨, 著書로《濟世全生指迷方》이 있음. 貺; 與也, 줄황
18) 溢脈(일맥); 寸口에서 魚際로 넘쳐 올라가는 脈狀.
19) 夢遺(몽유); 3)의 失精條를 參照.

18. 牢 陰中陽

牢脈은 似沈似伏하고 實大而長하며 微弦이라 脈經

扁鵲[1]이 曰牢而長者는 肝也라하고 仲景이 曰 寒則牢堅하니 有牢固[2]之象이라 하며 沈氏[3]曰 似沈似伏이 牢之位也요 實大弦長이 牢之體也라 하니라 ○ 脈訣에 不言形狀하고 但云尋之則無하고 按之則有라 하며 云脈入皮膚하야 辨息[4]難이라 하며 又以牢는 爲死脈이라 하니 皆孟浪[5]謬誤라

牢脈은 沈脈이나 伏脈 비슷하고, 實하고 大하고 長하며 若干 弦하다 《脈經》.

秦越人이 말하기를 "牢하면서 長하면 肝에 病이 있는 것이다." 하였고, 仲景이 말하기를 "寒하면 牢堅하게 되니, 牢脈은 牢固한 形象을 가지고 있는 脈이다." 하였으며, 沈氏가 말하기를 "沈脈이나 伏脈비슷한 것이 牢脈의 位置이고, 實大弦長한 것이 牢脈의 體狀이다." 하였다. ○ 《脈訣》에 形狀은 말하지 않고, 다만 "尋法을 쓰면 形狀이 없고 按法을 쓰면 形狀이 있다." 하였으며, "脈搏이 皮膚속으로 들어가서 脈息을 分辨하기 어렵다." 하였고, 또 "牢脈은 死脈이라" 하였으니, 모두 孟浪한 잘못된 말이다.

[體狀・相類詩]

弦長實大하야 脈牢堅하고 牢位는 常居沈伏閒이라 革脈은 芤弦하야 自浮起하니 革虛와 牢實을 要詳看이라

弦長實大하여 牢堅한 것이 그 脈의 形狀이고, 位置는 늘 沈伏사이에 있다. 革脈은 芤弦한 것이 浮部分에서 일어나니, 革이 虛證인 것과 牢가 實證인 것을 要컨대 詳細히 보게나.

[主病詩]

寒則牢堅하니 裏有餘요 腹心[6]寒痛은 木乘脾[7]라 疝㿗癥瘕엔 何愁[8]也리오만은 失血陰虛엔 却[9]忌之라

寒하면 牢堅하니 裏部가 有餘한 것이고, 心腹이 寒痛한 것은 肝木이 脾土를 乘한 것이다. 㿗疝과 癥瘕에는 무엇을 근심할까 만은 失血과 陰虛에는 도리어 꺼린다.

---

1) 扁鵲(편작) ; 戰國時代의 秦越人. 著書로 《難經》이 있음.
2) 牢固(노고) ; 튼튼하고 굳셈.
3) 沈氏(심씨) ; 未詳
4) 息(식) ; 脈息. 脈搏과 같음.
5) 孟浪(맹랑) ; 정밀하지 못함.
6) 腹心(복심) ; 心腹. 명치끝 部分.
7) 木乘脾(목승비) ; 乘은 相乘이다. 乘에는 虛한 틈을 타서 侵襲한다는 뜻이 있는데, 相乘이란 相剋이 太過하여 正常的인 制約의 程度를 超過하는 것으로 事物間의 關係가 正常的인 協調를 벗어난 狀態이다. 例를 들면 肝의 木氣가 偏盛할 境遇 肺金이 肝木에 對하여 正常的인 剋制를 할 수 없게 될때 太過한 木氣가 脾土에 乘하여 肝木亢盛과 脾土衰弱의 病證을 일으키게 된다.
8) 愁(수) ; 慮也, 염려할수
9) 却(각) ; 反也, 도리어각

牢는 主寒實之病이니 木實則爲痛이라 扁鵲이 云 耎爲虛요 牢爲實이라 失血者는 脈宜沈細나 反浮大而牢者는 死하나니 虛病에 見實脈也라 하니라 ○ 脈訣에 言 骨間疼이니 痛氣居于表라 하고 池氏는 以爲腎傳于脾[10]라 하나 皆謬[11]妄不經[12]이라

牢脈은 寒邪가 實한 病을 主宰하니, 木氣가 實하면 痛症이 發生한다. 扁鵲이 말하기를 "耎脈은 虛證의 脈이고 牢脈은 實證의 脈이다. 失血證에는 沈細한 脈狀이 나타나야 하나 도리어 浮大脈이나 牢脈이 나타나면 죽게 되니 虛한 病에 實한 脈狀이 나타나기 때문이다." 하였다. ○《脈訣》에 말하기를 "牢脈이 보이면 骨間에 疼痛이 發生하는데 邪氣가 表部에 있기 때문이다." 하였고, 池氏가 말하기를 "牢脈은 腎이 邪氣를 脾에 傳한 것이다." 하였으나 모두가 主見이 一定하지 않은 잘못되고 망녕된 말이다.

19. 濡陰 即耎字 (濡는 곧 耎字이다.)

濡[1]脈은 極[2]耎[3]而浮하야 如帛[4]在水中하야 輕手[5]에 相得[6]하고 按[7]之면 無有라 脈經 如水上浮漚[8]라

帛浮水中하야 重手[9]로 按之면 隨手而沒[10]之象이라 ○ 脈訣에 言 按之似有하고 擧[11]還無라 하나 是는 微脈이오 非濡也라

濡脈은 매우 耎하고 浮하여서 비단이 물가운데 떠있는 것 같아 가볍게 누르면 感觸되나 깊이 누르면 感觸이 없어진다《脈經》. 마치 물위에 떠있는 거품같다.

비단이 물가운데 뜬 것 같아 指端으로 깊이 누르면 손끝을 따라 陷沒하는 形象이다. ○《脈訣》에 말하기를 "누르면 있는 것 같고 손끝을 들면 도리어 없어진다." 하였으나, 이는 微脈이지 濡脈은 아니다.

[體狀詩]

濡形은 浮細하니 按須輕이오 水面에 浮綿하야 力不禁이라 病後와 產中엔 猶[12]有藥이

濡脈의 形象은 浮細하니 반드시 가볍게 눌러서 보고, 水面에 솜뜬 것 같아 매우 힘이 없다네. 病後와 產中에는 藥쓸 수 있으나, 平常人에 濡脈이 보이면 根基

10) 腎傳于脾(신전우비) ; 腎이 邪氣를 脾로 傳移시킴.
11) 謬(류) ; 妄言, 망녕되게말할류
12) 經(경) ; 常也, 떳떳할경
1) 濡(유) ; 霑也, 적실유
2) 極(극) ; 至也, 지극할극
3) 耎(연) ; 罷弱, 연약할연. 軟과 같음.
4) 帛(백) ; 絹也, 비단백
5) 輕手(경수) ; 脈搏을 가볍게 눌러서 診脈하는 方法.
6) 相得(상득) ; 事物이 모두 時宜에 맞음.
7) 按(안) ; 脈搏을 깊히 눌러 沈取하는 診脈 方法.
8) 漚(구) ; 水泡, 물거품구
9) 重手(중수) ; 脈搏을 깊히 눌러 診脈하는 方法.
10) 沒(몰) ; 沈也, 잠길몰
11) 擧(거) ; 脈搏을 가볍게 눌러 診脈하는 方法.
12) 猶(유) ; 尙也, 오히려유

나 平人에 若見하면 是無根[13]이라

없는 脈이라네.

[相類詩]

浮而柔[14]細면 知爲濡요 沈細而柔는 作弱持[15]라 微則浮微하야 如欲絶하고 細來沈細하야 近于微라

浮細如綿을 曰濡요 沈細如綿를 曰弱이오 浮而極細하야 如絶을 曰微요 沈而極細나 不斷을 曰細라

浮하면서 柔細하면 濡脈으로 알 것이고, 沈細하며 柔하거든 弱脈으로 잡아보세. 微脈은 浮하고 가늘어서 끊어질듯 끊어질듯. 細脈은 沈細하게 脈氣가 와서 微脈에 가깝다네.

浮細하면서 솜처럼 힘이 없는 것을 濡脈이라 하고, 沈細하면서 솜처럼 힘이 없는 것을 弱脈이라 하고, 浮하면서 매우 가늘어서 끊어질듯 하는 것을 微脈이라 하고, 沈하면서 매우 가늘지만 끊어지지 않는 것을 細脈이라 한다.

[主病詩]

濡爲亡血陰虛[16]病이니 髓海[17]丹田[18]이 暗[19]已虧[20]라 汗雨夜來하야 蒸[21]入骨하고 血山이 崩[22]倒하니 濕[23]侵脾라 ○ 寸濡는 陽微하야 自汗[24]이 多요 關中은 其奈[25]氣虛何

濡脈은 亡血과 陰虛로 생긴 病이니, 髓海와 丹田이 暗暗裡에 虧損된 것. 땀비밤에 와서 熏蒸하여 骨에 들고, 血山이 무너져 이르니 濕熱이 脾를 侵襲했네. ○

---

13) 根(근) ; 脈의 根基로 두 가지를 意味한다. 하나는 沈取하여 應指되는 脈이고, 또 하나는 寸·關·尺 三部가 相應하는 脈으로, 健康한 脈象에는 이 根基가 있어야 한다.

14) 柔(유) ; 耎弱, 연약할유

15) 持(지) ; 執也, 잡을지

16) 陰虛(음허) ; 陰液不足을 말하는데, 그 症狀은 五心煩熱 午後潮熱 脣紅口乾 舌質嫩紅 或絳乾無苔 大便燥結 小便赤黃 等이다.

17) 髓海(수해) ; 腦의 別稱.

18) 丹田(단전) ; ① 道家에서는 臍下 3寸을 丹田이라 하는데, 이 部位는 男子의 精室과 女子의 胞宮이 있는 곳이다. ② 氣功療法에서는 意守 部位의 名稱이다. 그 部位가 3곳인데 臍下의 것을 下丹田, 心窩의 것을 中丹田, 兩眉間의 것을 上丹田이라 한다.

19) 暗(암) ; 秘也, 몰래할암

20) 虧(휴) ; 氣損少也, 덜릴휴

21) 蒸(증) ; 骨蒸. 骨은 深層이라는 뜻이고, 蒸은 熏蒸이라는 뜻이다. 陰虛潮熱의 熱氣가 裏部에서 透發해 나오므로 이렇게 부르는데, 盜汗을 兼하며 外部에서 만져 보면 熱이 없으나 뼈속으로 灼熱感을 느낀다. 肺勞病 主症의 하나이다.

22) 崩(붕) ; 崩中. 月經時期가 아닌데 多量의 出血이 있는 病症.

23) 濕(습) ; 濕熱. 濕과 熱이 結合된 病邪.

24) 自汗(자한) ; 晝間에 勞動을 하거나, 두터운 옷을 입거나, 氣溫이 높지 않은 데도 저절로 땀이 나는 症狀으로 대개 肺氣가 虛弱하고 衛陽이 不固하기 때문에 發生한다.

25) 奈(내) ; 那也, 어찌내. 柰何로 흔히 씀.

리오 尺은 傷精血하야 虛寒[26]甚이니 溫補[27]眞陰[28]하면 可起痾[29]니라

濡는 主血虛之病이오 又爲傷濕이라

寸濡하면 陽微하여 自汗이 흐르고, 關中에 濡脈이 보이면 그게 어찌 氣虛일까? 尺濡는 精血이 損傷되어 虛寒이 甚한 바니, 眞陰을 溫補하면 그 病은 날 수 있네.

濡脈은 主로 血虛한 病이고, 또한 傷濕도 된다.

20. 弱 陰

弱脈은 極耎而沈細하야 按之라야 乃得이나 擧手면 無有라 脈經

弱은 乃濡之沈者라 脈訣에 言 輕手라야 乃得이라 하고 黎氏[1]는 譬[2]如浮濡라 하나 皆是는 濡脈이오 非弱也라 ○ 素問에 曰 脈弱以滑하면 是有胃氣[3]요 脈弱以濇하면 是謂久病이오 病後와 老弱에 見之면 順[4]이나 平人과 少年에 見之면 逆[5]이라 하니라

弱脈은 매우 耎하고 沈細하여 脈搏을 누르면 感得되나 손가락을 들면 脈象이 없어진다 《脈經》.

弱脈은 濡하면서 沈한 脈이다. 《脈訣》에 말하기를 "가볍게 눌러야 感得된다." 하였고, 黎民壽는 "譬喩하자면 浮濡한 脈이다." 하였으나, 이것은 濡脈이지 弱脈은 아니다. ○ 《素問》에 말하기를 "脈이 弱하면서 滑하면 胃氣가 있는 것이고, 弱하면서 濇하면 久病이고, 病後와 老弱者에 弱脈이 보이면 順證이나, 平常人과 少年에 弱脈이 보이면 逆證이라" 하였다.

[體狀詩]

弱來無力하야 按之柔하고 柔細而沈이나 不見浮라 陽陷入陰[6]하야 精血弱이니 白

弱의 脈氣는 힘없이 와서 누르면 柔弱하고, 柔細하며 沈하나 浮에선 안보이네.

---

26) 虛寒(허한); 正氣가 虛한데다가 寒이 있는 症候로, 그 症狀은 不欲飮食 口啖 吐涎沫 氣短 大便稀薄 溏泄 等이다.

27) 溫補(온보); 溫熱藥을 써서 回陽救逆하여 溫中散寒하는 方法이다.

28) 眞陰(진음); 腎陰, 元陰, 腎水, 眞水라고도 한다. 腎陽에 相對되는 말로, 腎臟의 陰液이며, 이는 腎陽機能活動의 物質的 基礎이다.

29) 痾(아); 病也, 병아

1) 黎氏(여씨); 黎民壽

2) 譬(비); 喩也, 비유할비

3) 胃氣(위기); 脈勢가 和緩하고 흐름이 조용하며 拍動이 一定한 脈象으로, 正常脈에는 胃氣가 반드시 있어야 한다.

4) 順(순); 順證. 病勢가 一般的인 規則대로 進展하여 正氣가 衰하지 않고, 抗病能力이 아직 充足하여 病邪가 主要器官을 損傷시킬 수 없으며, 症狀이 重症에서 輕症으로 好轉되는 趨勢에 있는 것을 말한다.

5) 逆(역); 逆證. 病勢가 一般的인 規則대로 進展하지 않고, 突然 重症으로 變하여 惡化될 趨勢에 있는 것을 말한다.

6) 陽陷入陰(양함입음); 陰損及陽과 같음. 陰精의 虧損으로 因하여 陽氣의 化生不足을 惹起하는 것으로, 例를 들면 本來 咳嗽 盜汗 遺精 咯血 等의 陰이 虧損된 症候가 있는데, 病變이 進展되고 時日이 오래 經過된 뒤에 다시 氣喘 自汗 溏泄 等의 陽虛證候가 나타나는 것.

7) 白頭(백두); 희게 센 머리, 老人.

頭[7]는 猶可나 少年은 愁라

陽氣가 陰으로 陷入하여 精血 弱한 것이니, 老人엔 可커니와 少年은 근심일세.

[相類詩]

見濡脈이라

濡脈條에 있다.

[主病詩]

弱脈은 陰虛陽氣衰하야 惡寒發熱骨筋痿[8]하고 多驚多汗精神減하니 益氣[9]調營하야 急早醫[10]하라 ○ 寸弱은 陽虛니 病可知요 關爲胃弱與脾衰라 欲求陽陷陰虛[11]病이면 須把神門[12]兩部推하라

弱은 主氣虛之病이라 仲景이 曰 陽이 陷入陰 故로 惡寒發熱이라 하고 又云 弱主筋하고 沈主骨하니 陽浮陰弱하면 血虛筋急이라 하고 柳氏[13]曰 氣虛則脈弱하니 寸弱하면 陽虛요 尺弱하면 陰虛요 關弱하면 胃虛라 하니라

弱脈은 陰虛하고 陽氣 衰하여, 惡寒 發熱생기며 筋·骨痿 되지. 잘 놀라고 땀 많으며 精神흐리니 益氣 調營하여서 빨리 고치게. ○ 寸弱은 陽虛니 그 病을 알 수 있고, 關部에 弱脈이 보이면 胃弱과 脾衰일세. 陽陷陰虛를 알려고 하면 兩尺部上端의 神門에서 찾아 보게.

弱脈은 氣虛한 病을 主宰한다. 仲景이 말하기를 "陽이 陰으로 陷入하여 惡寒發熱이 發生한다." 하였고, 또 "弱脈은 筋病을 主管하고 沈脈은 骨病을 主管하므로 寸이 浮하고 尺이 弱하면 血虛로 筋急症이 된다." 하였으며, 柳氏가 말하기를 "氣虛하면 弱脈이 나타나니, 寸部가 弱하면 陽虛이고 尺部가 弱하면 陰虛이며 關部가 弱하면 胃虛라." 하였다.

21. 散 陰

散脈은 大而散하야 有表無裏라 脈經 渙[1]漫[2]不收라 崔氏 無統紀[3]하고 無拘束[4]하며 至

散脈은 大하고 散하여서 表部에서는 感觸되나 裏部에서는 感觸되지 않는다《脈經》.

---

8) 骨筋萎(골근위) ; 骨痿와 筋痿. 骨痿의 症狀은 腰背가 痠軟하여 直立하기 어렵고 下肢가 萎弱無力하며 顏色이 暗黑하고 齒牙가 乾枯하다. 筋痿의 症狀은 口苦 筋肉痙攣 陰莖弛緩 滑精 等이다.

9) 益氣(익기) ; 補氣와 같음. 氣虛證을 治療하는 方法.

10) 醫(의) ; 療也, 병고칠의

11) 陽陷陰虛(양함음허) ; 陽陷入陰과 같음.

12) 神門(신문) ; 尺部의 上端 部分.

13) 柳氏(유씨) ; 未詳.

1) 渙(환) ; 散釋, 풀어질환

2) 漫(만) ; 分散之形, 흩어질만

3) 統紀(통기) ; 脈이 搏動하는 一定한 줄기. 近來에는 '脈脊'이라고도 한다. 統 ; 紀也, 벼리통. 紀 ; 維也, 벼리기

4) 拘束(구속) ; 束縛함. 여기서는 脈搏이 搏動하는 範圍를 가리킨다. '脈暈'이라고도 한다.

數不齊[5]하야 或來[6]多去少하고 或去多來少하며 渙散不收하야 如楊花[7]가 散漫[8]之象이라 柳氏

戴同父가 曰 心脈의 浮大而散과 肺脈의 短澁而散은 平脈也요 心脈이 耎散하면 怔忡[9]이오 肺脈이 耎散하면 汗出이오 肝脈이 耎散하면 溢飮[10]이오 脾脈이 耎散하면 胻[11]腫이니 病脈也요 腎脈의 耎散과 諸病에 脈代散은 死脈也라 하니라 難經에 曰 散脈이 獨見則危라 하고 柳氏曰 散은 爲氣血이 俱虛하야 根本이 脫離[12]之脈이니 產婦에 得之면 生하나 孕婦에 得之면 墮[13]라 하니라

脈搏이 풀어지고 흩어져서 모여지지 않는다 崔氏. 統紀가 없고 拘束하는 것이 없으며 脈動이 回數가 一定하지 않아서, 脈氣가 오는 것은 많으나 가는 것이 적기도 하고, 脈氣가 가는 것이 많으나 오는 것이 적기도 하며, 脈搏이 흩어지고 모이지 않아서 마치 楊花가 흩어지는 形象과 같다 柳氏.

戴同父가 말하기를 "心脈이 浮大하며 散한 것과 肺脈이 短澁하며 散한 것은 正常脈이고, 心脈이 耎하며 散하면 怔忡症이, 肺脈이 耎散하면 汗出症이, 肝脈이 耎散하면 溢飮이, 脾脈이 耎散하면 胻腫이 發生하니 모두 病脈이다. 腎脈이 耎散하거나 또는 모든 病에 代脈과 散脈이 나타나면 死證脈이다." 하였다. 《難經》에 "散脈만이 홀로 나타나면 危殆한 症候라" 하였고, 柳氏가 말하기를 "散脈은 氣血이 모두 虛하여 根本이 離脫된 脈이므로 產後에 散脈이 나타나면 살 수 있으나, 姙娠中에 나타나면 墮胎가 된다." 하였다.

[體狀詩]

散似楊花하야 散漫飛하고 去來無定하야 至難齊라 產爲生兆[14]나 胎爲墮요 久病에 逢之면 不必醫라

散脈은 楊花처럼 흩어져 날고, 脈氣의 오고 감이 一定치 않아 搏動도 들쭉날쭉. 產後엔 살 微兆나 胎中이면 墮胎요, 久病에 散脈 보이면 고칠 수 없다네.

[相類詩]

散脈은 無拘하야 散漫然하고 濡來浮細하야 水中綿이라 浮而遲大는 爲虛脈이오 芤

散脈은 拘束없이 흩어져서 생긴 脈, 濡脈은 浮細하게 脈氣와서 물위에 솜뜬 듯.

---

5) 齊(제) ; 等也, 가지런할제
6) 來去(래거) ; 脈氣가 沈部에서 發生하여 皮膚로 上昇하여 指端을 迫擊하는 것을 '來'라 하고, 다시 沈部로 消滅되어 들어가는 것을 '去'라 한다.
7) 楊花(양화) ; 버들개지, 柳絮.
8) 散漫(산만) ; 흩어져서 어수선함.
9) 怔忡(정충) ; 心臟의 跳動이 劇烈한 症狀으로, '心悸'와 大體로 같은데 心悸는 發作性이고 '怔忡'은 持續性이며, 心悸에는 虛實의 區分이 있으나 怔忡은 대개 虛證이다.
10) 溢飮(일음) ; 水液이 體表 및 皮下組織에 滯留된 것으로 水氣病과 같다. 그 症狀은 身體疼痛 四肢浮腫 四肢沈重 喘息咳嗽 等으로 心臟病水腫 腎炎水腫 等에 屬한다.
11) 胻(행) ; 脛也, 종아리행
12) 脫離(탈리) ; 離脫. 떨어져 나감.
13) 墮(타) ; 墮胎.
14) 兆(조) ; 未作意, 조짐조

脈은 中空하고 有兩邊이라

浮한데에 遲大하면 虛脈되고, 芤脈은 가장자리 있으나 가운데는 비었네.

[主病詩]

左寸은 怔忡 右寸汗이오　溢飮은 左關이 應耎散이라　右關이 耎散하면 胻胕[15]腫요 散居兩尺하면 魂[16]應斷이라

左寸이 散하면 怔忡症인데 右寸은 汗出症이오, 溢飮은 左關이 應當 耎散하다. 右關이 耎散하면 종아리 발 모두 붓고, 散脈이 兩尺에 있으면 魂魄이 끊어져서 죽고 만다네.

22. 細 陰

細脈은 小于微而常有하고 細直而耎하야 若絲線之應指라 脈經

素問에 謂之小라 王啓玄[1]이 言 如莠蓬[2]이라 하니 狀其柔細也라 ○ 脈訣에 言 往來極微라 하나 是微는 反大于細矣니 與經으로 相背[3]라

細脈은 微脈보다 작으나 脈狀이 끊어지지 않고 恒常 感觸되고, 가늘며 곧고 軟하여서 실이 손끝에 感應되는 것과 같다《脈經》.

《素問》에서 말하는 '小脈'이다. 王氷이 註釋하기를 "莠蓬과 같다." 하였으니, 莠蓬은 脈狀이 柔軟하고 細한 것이다. ○《脈訣》에 "脈의 往來가 매우 微弱하다." 하였으나, 微脈은 도리어 細脈보다 크니《脈經》의 뜻과는 서로 違背된다.

[體狀詩]

細來纍纍[4]細如絲요 應指沈沈[5]無絶期[6]라 春夏와 少年은 俱不利나 秋冬과 老弱은 却相宜라

細脈은 脈氣가 오는 것이 가늘디 가늘어서 마치 실과 같고, 손끝에 고요히 感應되나 끊어질 때는 없다. 春夏節과 少年에겐 不利한 脈狀이나, 秋冬節과 老弱者엔 도리어 相宜한 脈狀일세.

---

15) 胕(부) ; 足也, 발부

16) 魂(혼) ; 精神意識活動의 一部分. 魂은 肝의 血과 關係가 있다.《類經》에 꿈속에서 "變幻하고 游行하는 것"이 魂의 作用이라고 하였다.

1) 王啓玄(왕계현) ; 王 氷. 唐代의 醫家. 自號를 啓玄子라함. 太僕令의 官職을 歷任하였다. A.D. 762年에 全元起에 이어 두번째로《素問》을 註釋하였는데 이를《次注黃帝素問》이라 한다.

2) 莠蓬(유봉) ; 未詳. 莠 ; 草名. 亦名拘尾草, 구미초유. 蓬 ; 索也, 쑥봉

3) 背(배) ; 孤負反面違也, 배반할배

4) 纍纍(류류) ; 피곤한 모양. 纍 ; 失志貌, 어릿어릿할류. 索也, 노류

5) 沈沈(침침) ; 그윽하고 고요한 모양, 밤이 깊어가는 모양.

6) 期(기) ; 時也, 때기

［相類詩］

見微濡라

微脈 濡脈條에 있다.

［主病詩］

細脈은 縈[7]縈血氣衰니 諸虛勞損[8]七情[9]乖[10]라 若非濕氣侵腰腎이면 即是傷精汗洩來라 ○ 寸細하면 應知嘔吐頻이오 入關하면 腹脹胃虛形이라 尺逢이면 定是丹田冷하야 洩痢遺精하니 號脫陰이라

脈經에 曰 細는 爲血少氣衰니 有此證則順이오 否則逆이라 故로 吐衄에 得沈細者는 生하고 憂勞過度者도 脈亦細라

細脈은 실얽히듯 가늘어 血氣가 衰弱하니, 虛損勞傷과 七情乖戾로 因한 것이네. 만약 濕氣가 腰部의 腎臟을 侵襲한 것이 아니면, 精을 傷하여 땀이 줄줄 흐른다네. ○ 寸細하면 嘔吐가 잦은 것 알 것이고, 關으로 들어가면 腹脹이나 胃虛의 形體일세. 尺部에 細脈을 만나면 丹田이 冷하여서, 洩痢 遺精하게 되니 이런 證들을 脫陰이라 부르지.

《脈經》에 말하기를 "細脈은 血少 氣衰한 現狀이니, 脈이 細할 때에 血少 氣衰한 證이 있으면 順證이고 그렇지 않으면 逆證이다." 하였으니, 그러므로 吐血 衄血에 細脈이 나타나면 살 수 있다. 또한 憂愁와 勞役이 過度하여도 細脈이 나타난다.

23. 伏 陰

伏脈은 重按하야 着骨이라야 指下에 裁[1]動이라 脈經 脈行筋下라 刊誤[2]

脈訣에 言 尋之似有나 定息하면 全無라 하야 殊[3]爲舛謬[4]라

伏脈은 손끝을 깊이 눌러서 뼈에 닿아야 脈이 搏動한다《脈經》. 脈搏이 筋의 아래에서 流行한다.《刊誤》.

《脈訣》에 "尋法을 쓰면 있는 것 같으나 定息을 하였을 때에 전혀 없다." 하여 매우 잘못 말하였다.

---

7) 縈(영) ; 繞也, 얽힐영

8) 虛勞損(허로손) ; 虛損勞傷. 虛勞, 勞怯이라고도 함. 五臟의 모든 不足으로 因하여 發生되는 各種疾病의 概括이다. 先天的인 不足, 後天的인 失調, 오랜 病으로 因한 營養失調, 正氣의 損傷 等에서 各種虛弱症候가 나타나는 것은 모두 虛勞의 範疇에 屬한다.

9) 七情(칠정) ; 喜·怒·憂·思·悲·恐·驚 等 精神 情志變化의 일곱가지 發現을 말한다. 이들 精神活動이 過度하면 臟腑 氣血의 機能에 影響을 주어서 病變을 發生시킨다.

10) 乖(괴) ; 戾也, 어그러질괴

1) 裁(재) ; 與才通, 겨우재

2) 刊誤(간오) ; 元代 戴起宗이 撰한《脈訣刊誤集解》.

3) 殊(수) ; 異也, 다를수

4) 舛謬(천류) ; 謬舛, 잘못. 舛 ; 어기어질천

[體狀詩]

伏脈은 推筋着骨[5]尋이라야 指間에 裁動하고 隱然[6]深이라 傷寒[7]엔 欲汗陽將解나 厥逆[8]臍疼은 證屬陰이라

伏脈은 나타나지 않고 깊이 숨어 있어서, 筋을 밀어 내고 骨에 닿아야 손끝에 겨우 搏動이 感觸된다. 傷寒엔 陽邪가 汗解하려는 것이나, 厥逆 腹痛 等은 陰證에 屬한다네.

[相類詩]

見沈脈이라

沈脈條에 있다.

[主病詩]

伏爲霍亂[9]吐頻頻이오 腹痛은 多緣宿食[10]停이라 畜飮[11]老痰[12]이 成積聚[13]하니 散寒溫裏를 莫因循[14]하라 ◯ 食鬱[15]胸中은 雙寸伏하니 欲吐不吐하야 常兀兀[16]이라 當關은 腹痛困[17]沈沈하고 關後는 疝疼還破腹이라

傷寒에 一手脈이 伏을 曰 單伏이오 兩手脈이 伏을 曰 雙伏이니 不可以陽證에 見陰으로 爲診이오

伏脈은 霍亂으로 吐瀉와 腹痛이 頻繁한데, 宿食의 停滯가 그 原因일세. 畜飮과 老痰이 積聚를 이루니 散寒 溫裏를 늦추지 말게. ◯ 胸中에 食鬱이 있으면 兩寸에 伏脈이 보이니 吐할듯 메스꺼워 늘 兀兀하다네. 關部에 當하면 腹痛이 甚하고 깊으며, 尺部에 當하면 疝症으로 찢어질듯 배 아프네.

傷寒에 있어서 한 손에만 伏脈이 나타나는 것을 '單伏'이라 하고, 양 손에 伏脈이 나타나는 것을 '雙伏'이라 한다. 이러한 境遇 陽證에 陰脈이 나타나는 것으로 診察하면 안되고, 火邪가

---

5) 推筋着骨(추근착골) ; 伏脈을 찾을 때에 指端을 上下左右로 移動시키며 筋肉을 밀어 내고 指端이 뼈에 닿게하여 脈搏을 찾는 方法.
6) 隱然(은연) ; 確實하게 겉으로 나타나지 않음.
7) 傷寒(상한) ; 外感發熱病의 總稱.
8) 厥逆(궐역) ; 肢體 或은 手足이 逆冷 逆熱하여지는 症狀.
9) 霍亂(곽란) ; 嘔吐와 泄瀉가 同時에 일어나는 病.
10) 宿食(숙식) ; 宿滯, 食積, 傷食이라고도 하는데, 脾胃의 運化機能에 異常을 招來하거나 脾胃에 寒邪가 있어서 飮食物이 하루밤을 消化되지 않고 腸胃에 停滯되어 있는 것.
11) 畜飮(축음) ; 蓄積된 飮.
12) 老痰(노담) ; 時日이 오래된 痰.
13) 積聚(적취) ; 腹內의 積塊로 積은 形體가 있으며 固定되어 移動하지 않고 痛處가 一定하며 病이 臟과 血分에 屬한다. 聚는 形體가 없고 聚散이 無常하고 痛處가 一定하지 않으며 病이 腑와 氣分에 屬한다.
14) 因循(인순) ; 옛 습관을 버리지 않음.
15) 食鬱(식울) ; 六鬱中의 하나로. 飮食失節로 氣血이 鬱結되어 發生하는 病證.
16) 兀兀(올올) ; 흔들리어 위태로운 모양. 兀 ; 위험할올
17) 困(곤) ; 苦心, 고심할곤

乃火邪內鬱하야 不得發越[18]하야 陽極似陰[19] 故로 脈伏이라 必有大汗而解하나니 正如久旱에 將雨하야 六合[20]이 陰晦[21]하고 雨後에 庶物[22]이 皆蘇[23]之義라 又有夾陰傷寒[24]에 先有伏陰[25]이 在內하고 外復感寒하면 陰盛陽衰하야 四肢[26]가 厥逆하고 六脈[27]이 沈伏하니 須投薑附及灸關元[28]하면 脈乃復出也라 若太谿[29]衝陽[30]에 皆無脈者는 必死라 ○ 脈訣에 言 徐徐發汗이라 하고 潔古는[31] 以麻黃附子細辛湯을 主之라 하니 皆非也라 劉元賓[32]이 曰 伏脈은 不可發汗이라 하니라

內部에 鬱滯된 것이 發散되지 못하여 陽極似陰證이 되었기 때문에 伏脈이 나타나는 것으로 診察하여야 한다. 이러한 證은 반드시 많은 땀을 내고 나면 解除되니, 마치 오랜 가뭄에 비가 洽足히 내려서 온 天下가 적셔지면 萬物이 모두 蘇生하는 것과 같은 뜻이다. 또한 夾陰傷寒에 있어서 먼저 內部에 陰邪가 潛伏되어 있는데 다시 寒邪에 感觸되면 陰은 盛하여지고 陽은 衰하여져서, 四肢가 厥冷하고 兩手 寸關尺 六脈이 모두 沈伏하게 되니, 이러할 때는 乾薑 附子를 投與하고 關元穴에 施灸하면 脈搏이 다시 原狀으로 恢復된다. 만약 이때에 太谿 衝陽 穴에 모두 脈搏이 斷絕되면 死證이다. ○《脈訣》에 "徐徐히 發汗시키라." 하고, 張潔古는 '麻黃附子細辛湯'을 主張하여 쓰라 하였으나 모두 잘못된 것이다. 劉元賓이 말하기를 "伏脈에는 發汗劑를 써서는 안된다." 하였다.

24. 動 陽

動은 乃數脈이 見于關하야 上下로 無頭尾하고 如豆大로 厥厥[1]動搖라

仲景이 曰 陰陽相搏[2]을 名曰動이니 陽動[3]則汗出하고 陰動[4]則發熱하며 形冷惡寒하면 此는 三焦가

動脈은 數한 脈象이 關部에 나타나 上下로 頭尾가 없고, 마치 콩 모양으로 둥근 것이 짧게짧게 動搖한다.

仲景이 말하기를 "陰虛와 陽虛가 相搏하여 나타나는 脈狀을 動脈이라 하니 寸部에 動脈이 나

18) 發越(발월) ; 發散과 같음.
19) 陽極似陰(양극사음) ; 陽性病이 極期에 이르러 陰證과 恰似한 假象을 나타내는 것.
20) 六合(육합) ; 天地와 四方, 天下.
21) 陰晦(음회) ; 흐리고 어두움. 晦 ; 霧也, 안개회
22) 庶物(서물) ; 온갖 물건, 萬物.
23) 蘇(소) ; 死而復生, 깨어날소
24) 夾陰傷寒(협음상한) ; 三陰經證이 있는데 다시 寒邪에 感觸된 病.
25) 伏陰(복음) ; 體內에 潛伏된 陰邪.
26) 四肢(사지) ; 四脈으로된 本도 있음.
27) 六脈(육맥) ; 兩手의 寸關尺을 合하여 六脈이라 함.
28) 關元(관원) ; 任脈 臍下 三寸의 穴名.
29) 太谿(태계) ; 足少陰腎經의 內踝뒤 跟骨上 陷中의 穴名.
30) 衝陽(충양) ; 足陽明胃經의 足跗上 五寸의 骨間 陷中에 있는 穴名.
31) 潔古(결고) ; 張元素. 12 世紀 頃 金代의 醫家.
32) 劉元賓(유원빈) ; 11 世紀 北宋의 醫家. 字는 子儀이고 自號를 通眞子라 함. 著書로《通眞子補註王叔和脈訣》,《通眞子續注脈賦》,《脈訣機要》,《脈要新括》,《診脈須知》,《通眞子傷寒訣》,《傷寒括要》,《新巧萬全方》等이 있다.

1) 厥厥(궐궐) ; '짧게 짧게'의 擬聲語같다. 厥 ; 短也, 짧을궐
2) 陰陽相搏(음양상박) ; 陰虛와 陽虛가 相合된 病理.
3) 陽動(양동) ; 寸部에 動脈이 나타나는 것.
4) 陰動(음동) ; 尺部에 動脈이 나타나는 것.

傷也라 하고 成無己[5]가 曰 陰陽相搏則虛者動 故로 陽虛則陽動하고 陰虛則陰動이라 하며 龐安常[6]이 曰 關前三分이 爲陽이오 後三分이 爲陰이며 關位는 半陰半陽이라 故로 動은 隨虛하야 見이라 하니라 ○ 脈訣에 言 尋之似有하고 擧之還無하며 不離其虛하고 不往不來하며 三關이 沈沈이라 하니 含糊[7]謬妄[8]하야 殊非動脈이라 詹氏[9]가 言 其形이 鼓動[10]하야 如鉤[11]如毛[12]者라 하니 尤[13]謬라

타나면 汗出하고, 尺部에 나타나면 發熱하며, 身體가 寒冷하면서 惡寒을 하게 되면 이는 三焦가 損傷된 것이라." 하였고, 成無已가 註解하기를 "陰陽이 相搏하면 虛한 것이 動하게되므로 陽虛하면 寸部에 動脈이 나타나고 陰虛하면 尺部에 動脈이 나타난다." 하였으며, 龐安時는 "關前 三分 部位가 陽이 되고 關後 三分 部位가 陰이 되며 關部位는 半陰半陽이므로 動脈은 虛를 따라 나타난다." 하였다. ○《脈訣》에 "尋法을 쓰면 있는 것같고 擧法을 쓰면 도리어 없어지며 한 곳을 떠나지 않고 脈氣가 往來하지 않으며 寸關尺이 고요하다." 하였으니, 모호하고 分明하지 않아 動脈과는 아주 다르게 말하였다. 詹氏는 "脈의 形狀이 鼓動하여 鉤脈이나 毛脈같다." 하였으니, 더욱 잘못 되었다.

[體狀詩]

動脈은 搖搖[14]數在關하고 無頭無尾하야 豆形團[15]이라 其原은 本是陰陽搏이니 虛者는 搖[16]兮나 勝[17]는 者安이라

動脈은 흔들흔들 數한 脈이 關部에 있고, 머리와 꼬리 없이 콩처럼 둥글지. 本是 陰陽相搏이 根源이니, 虛한데는 動搖하나 實한데는 靜安하지.

[主病詩]

動脈은 專司痛與驚하고 汗因陽動熱因陰이라 或爲洩痢[18]拘攣[19]病이오 男子亡精[20]

動脈은 疼痛과 驚悸를 專司하고, 寸動은 汗出하고, 尺動은 發熱하지. 或 洩痢

5) 成無已(성무이); 11世紀 金代의 醫學家. 1144年(皇統 4年)에《註解傷寒論》을 著述하였음.
6) 龐安常(방안상); 龐安時. 北宋(1042~1099年)의 著名한 醫學家. 字는 安常, 著書로《傷寒病總論》,《難經介義》,《本草補遺》,《驗方集》等이 있다.
7) 含糊(함호); 입 안에 풀칠한 것처럼 말을 모호하고 분명치 않게 함.
8) 謬妄(류망); 잘못됨.
9) 詹氏(첨씨); 未詳. 考證諸書目에《太素脈訣》을 著述하였다 함.
10) 鼓動(고동); 脈搏이 뛰는 것.
11) 鉤(구); 여름의 正常脈으로 洪脈의 異名.
12) 毛(모); 가을의 正常脈으로 濇脈의 異名.
13) 尤(우); 甚也, 더욱우
14) 搖搖(요요); 배 따위가 흔들리는 모양.
15) 團(단); 圓也, 둥글단.《白話解》에는 '圓'으로 되어 있다.
16) 搖(요); 動也, 흔들요
17) 勝(승); 實의 뜻.
18) 洩痢(설리); 鶩溏·鴨溏·鶩泄·溏泄이라고도 함. 瀉下하는 大便에 水와 糞이 相雜되고 色이 靑黑色으로 鴨糞과 같음. 鶩; 舒鳧, 따오기목
19) 拘攣(구련); 拘急과 같음. 四肢가 당기어 屈伸하기 어려운 症狀.
20) 亡精(망정); 失精과 같음.

女子崩이라

仲景이 曰 動則爲痛爲驚이라 하고 素問에 曰 陰虛陽搏을 謂之崩이라 하며 又曰婦人의 手少陰脈이 動甚者는 妊子[21]也라 하니라

와 拘攣이 되기도 하고, 男子의 亡精과 女子의 崩中이 되기도 한다네.

仲景은 "動脈이 나타나면 疼痛과 驚悸가 된다." 하였고, 《素問》에 "尺部에 虛脈이 나타나고 寸脈에 動脈이 나타나면 崩中의 脈이라" 하였고, 또 "婦人의 手少陰脈에 動脈이 甚하면 姙娠脈이라" 하였다.

25. 促 陽

促脈은 來去가 數하고 時一止라가 復來라 脈經 如蹶[1]之趣[2]하야 徐疾不常이라 黎氏

脈經엔 但言數而止를 爲促이라 하니라 脈訣에 乃云幷居寸口라 하고 不言時止者는 謬矣라 數止는 爲促이오 緩止는 爲結이니 何獨寸口哉리오

促脈은 脈氣가 오가는 것이 數하고, 때때로 한번씩 停止하였다가 다시 搏動한다 《脈經》. 뜀박질 하는 것 처럼 빠르게 搏動하기도 하고 느리게 搏動하기도 하는 것이 一定하지 않다 黎氏.

《脈經》에서는 但只 "脈이 數한 가운데 停止하는 것을 促脈이라" 하였다. 《脈訣》에 "寸口에 있다" 하였고, "때로 停止한다"는 말을 하지 않은 것은 잘못된 것이다. 數한 가운데 停止하는 것이 促脈이고, 緩한 가운데 停止하는 것이 結脈이니, 어찌 홀로 寸口에만 있게 되겠는가?

[體狀詩]

促脈은 數而時一止니 此爲陽極欲亡陰[3]이라 三焦[4]鬱火[5]炎炎[6]盛이니 進必無生이나 退可生이라

促脈은 數한 가운데에 때로 한번 그치니, 陽邪가 極하여 亡陰이 되려하네. 三焦鬱火의 炎盛으로 因하기도 하니, 停止回數가 漸次 많아지면 살 수 없고, 漸次 적어지면 살 수 있다네.

---

21) 妊子(임자); 姙娠과 같음.

1) 蹶(궐); 跳也, 뛸궐

2) 趣(취); 趣向疾也, 추창할취

3) 亡陰(망음); 高熱 汗出過多 大量吐瀉 等으로 陰液이 損傷되어 나타나는 病理反應으로, 그 症狀은 身熱汗多 煩躁不安 口渴喜冷 呼吸氣粗 四肢溫暖 脣舌乾紅 等이다.

4) 三焦(삼초); 六腑의 하나. 上焦·中焦·下焦로 나뉜다. 上焦는 一般的으로 胸膈 以上의 部位를 말하며, 心·肺를 內部에 包括하고, 中焦는 膈下 臍部以上의 部位를 말하며, 脾·胃 등의 臟腑를 包括하고, 下焦는 臍以上의 部位를 말하며, 腎·膀胱·小腸·大腸을 包括한다. 大略 上焦는 呼吸과 血液循環, 中焦는 消化, 下焦는 排泄과 生殖機能을 主宰한다.

5) 鬱火(울화); 陽氣가 鬱積되어 나타나는 臟腑內熱의 症狀.

6) 炎炎(염염); 불이 마구 타오르는 模樣.

[相類詩]

見代脈이라

代脈條에 있다.

[主病詩]

促脈은 惟將[7]火病醫나 其因이 有五하니 細推之하라 時時喘欬[8]는 皆痰積[9]이오 或發狂斑[10]與毒疽[11]라

促은 主陽盛之病이라 ○ 促結之因이 皆有氣血痰飮食五者之別하니 一有留滯 則脈必見止矣라

促脈은 오직 火病으로 잡아 治療할 것이나, 原因이 다섯이니 詳細히 推究하게. 때로 喘咳하는 것은 痰積이 原因이오, 或 發狂 發斑 毒疽도 된다네.

促脈은 陽盛한 病을 主宰한다. ○ 促脈 結脈의 原因이 모두 氣·血·痰·飮·食 다섯 가지로 區別되니, 이 가운데 한 가지라도 留滯가 되면 脈이 停止하여 促脈이나 結脈이 나타나게 된다.

26. 結 陰

結脈은 往來가 緩하고 時一止라가 復來라 脈經

脈訣에 言或來或去하고 聚而却還이라 하야 與結로 無關이라 仲景이 言纍纍[1]如循長竿을 曰陰結이오 藹藹[2]如車蓋[3]를 曰陽結이라 하고 脈經에 又有如麻子[4]動搖하야 旋[5]引旋收하야 聚散이 不常者

結脈은 脈氣가 오가는 것이 緩한 가운데 때로 한번씩 停止하였다가 다시 搏動한다《脈經》.

《脈訣》에 "或 脈氣가 오기도 하고 가기도 하며, 脈氣가 모였다가 문득 되돌아 간다" 하여 結脈과는 無關한 말을 하였다. 仲景이 말하기를 "거듭 이어지는 것이 긴 낚싯대를 어루만지는 것 같은 脈을 '陰結'이라 하고, 表盛하여 마치 車蓋와 같은 것을 '陽結'이라" 하였고, 《脈經》에는 또한 "마치 麻子처럼 動搖하여 빠르게 당겨지기도 하고 빠르게 모이기도 하여서 聚散이 一定하

---

7) 將(장); 持也, 가질장
8) 喘欬(천해); 喘息과 咳嗽.
9) 痰積(담적); 痰阻 氣滯로 因하여 濕濁이 胸膈間에 凝集된 것으로, 主要 症狀은 胸膈이 痞滿 隱痛하고, 痰涎이 喀出되지 않으며 콧물과 唾液이 粘稠하고 삼키면 걸리며 頭暈 目眩하고 腹中에 硬塊가 있는 것 等이다.
10) 狂斑(광반); 大蓋 邪熱이 陽明經에 鬱結되면 登高發狂하고 發斑하게 된다. 斑은 皮膚가 紅色이나 紫色을 띄며, 範圍가 커서 片을 이루고 손으로 문질러도 걸리지 않는다.
11) 毒疽(독저); 外邪가 肌肉 筋骨사이에 鬱結되거나, 氣血凝滯 情志內傷 炙煿厚味의 過食으로 因한 痰凝濕滯 等이 毒으로 變하여서 形成된 疽. 疽는 瘡瘍이 평평하고 넓게 腫起하며 皮膚色이 變하지 않고 不熱不痛하며 化膿하지 않는 동안 잘 消散되지 않고 化膿해도 잘 潰破되지 않으며 膿汁이 淸稀하고 潰破後에도 잘 아물지 않는 特徵을 가지고 있다.
1) 纍纍(류류); 겹쳐 쌓이는 모양.
2) 藹藹(애애); 旺盛하고 많은 模樣.
3) 車蓋(차개); 차의 지붕을 이루는 비단으로 만든 덮개.
4) 麻子(마자); 삼씨
5) 旋(선); 疾也, 빠를선

를 曰結이니 主死라 하나 此三脈은 名同이나 實異也라

지 않은 것을 結脈이라 하니 主로 死證이다" 하였으나, 仲景이 말한 '陰結' '陽結'과 《脈經》에서 말하는 '結'의 三脈은 名稱은 같으나 實際에 있어서 意味는 다른 것이다.

[體狀詩]

結脈은 緩而時一止요 獨陰偏盛하야 欲亡陽이라 浮爲氣滯요 沈爲積이니 汗下分明은 在主張이라

結脈은 緩한 가운데 때로 한번 停止하고, 惟獨 陰이 偏盛하여 亡陽 또한 되려하네. 浮結은 氣滯이고 沈結은 積滯니, 汗下의 分明함은 醫者의 主張에 달렸다네.

[相類詩]

見代脈이라

代脈條에 있다.

[主病詩]

結脈은 皆因氣血凝과 老痰結滯로 苦沈吟[6]이라 內生積聚外癰腫[7]이오 疝瘕[8]假爲殃[9]은 病屬陰이라

結은 主陰盛之病이라 越人[10]이 曰 結甚則積甚하고 結微則氣微하며 浮結은 外有痛積하고 伏結은 內有積聚라 하니라

結脈은 모두 氣血凝滯와 老痰結滯로 因하는데, 우물쭈물 낫지않고 사람만 괴롭히네. 안으론 積聚되고 밖으론 癰腫되며, 疝瘕(瘕字의 音은 假이다)의 病됨은 陰에 屬한 病이라네.

結脈은 陰이 盛한 病을 主宰한다. 秦越人이 말하기를 "結脈이 甚하면 積의 病勢도 甚하고 結脈이 적으면 積의 病勢가 微弱하며, 浮結하면 外部에 痛症이나 積滯가 있는 것이고 伏結하면 內部에 積聚가 있는 것이라" 하였다.

---

6) 沈吟(침음); 우물거리고 정하지를 못함.

7) 癰腫(옹종); 腫瘍의 症狀이 紅腫高起하고 焮熱疼痛하며 周圍 限界가 뚜렷하고 化膿前에는 瘡頭가 없고, 消散되기 쉬운데 化膿하면 쉽게 潰破되며 潰破後의 膿液이 粘稠하고 瘡口가 쉽게 아무는 것을 모두 癰이라 한다. 癰은 氣血이 毒邪에 感受되어 壅塞不通한다는 뜻이며 陽證에 屬한다. 처음에는 恒常 實熱의 症候를 隨伴하니 身熱口渴 便秘尿赤 舌紅苔黃 脈洪數有力 等의 症을 나타낸다. '外癰'과 '內癰'의 二種類로 大別된다.

8) 疝瘕(산하); 《素問·玉機眞臟論》 等篇에 있음. '瘕疝'이라고도 함. 이는 小腹部가 熱痛하며 尿孔에서 白色의 粘液이 流出되는 病症이다.

9) 殃(앙); 禍也, 재앙앙

10) 越人(월인); 秦越人 戰國時代의 醫實家로 《難經》의 著者.

27. 代 陰

代脈은 動而中止하야 不能自還하고 因[1]而復動이라 仲景 脈至還入尺하야 良久[2]에 方[3]來라 吳氏[4]

脈이 一息에 五至면 肺心脾肝腎의 五臟之氣가 皆足이니 五十動而一息하면 合大衍之數[5]하니 謂之平脈이라 反此則止乃見焉하니 腎氣가 不能至 則四十動에 一止하고 肝氣가 不能至 則三十動에 一止하니 蓋一臟之氣衰 而他臟之氣가 代至也라 經에曰 代則氣衰라 하고 滑伯仁[6]이曰 若無病羸[7]瘦[8]하고 脈代者는 危脈也요 有病而氣血乍損하야 氣不能續者는 衹[9]爲病脈이오 傷寒에 心悸하고 脈代者는 復脈湯을 主之라 하니라 姙娠에 脈代者는 其胎百日에 代之니 生死를 不可不辨이라

代脈은 搏動하다가 中止하여 스스로 脈氣가 되돌아 올 수 없고, 조금 있다가 이어서 다시 搏動한다 仲景. 脈氣가 이르렀다가 尺部로 되돌아가 한참 뒤에야 脈氣가 다시 온다 吳氏.

脈搏이 一呼吸에 五回 이르면 肺 心 脾 肝 腎 五臟의 氣가 모두 充足한 것이니, 脈이 五十回 搏動하고 한번 쉬면 이는 大衍數와 合致되므로 平常脈이라 한다. 이 數字에 어긋나면 停止하는 現狀이 나타나는 것이니, 腎氣가 이를 수 없으면 四十 搏動에 一回 停止하고, 肝氣가 이를 수 없으면 三十 搏動에 一回 停止하니, 大蓋 一臟의 氣가 衰盡하면 다른 臟의 氣가 代身이르는 것이다. 《內經》에 "代脈이 나타나면 氣가 衰盡된 것이다" 하였고, 滑伯仁이 말하기를 "아무 病없이 몸이 羸瘦하고 代脈이 나타나면 危殆로운 脈이고, 病이 있어서 氣血이 暫時 損傷되어 氣가 接續되지 않아 代脈이 나타나는 것은 다만 病脈일 뿐이고, 傷寒에 心悸症이 있고 代脈이 나타나는 境遇에는 '復脈湯'을 主治方으로 쓴다." 하였다. 姙娠中에 代脈이 나타나는 것은 入胎後 百日에 나타나니 生死를 分辨하지 않아서는 안된다.

[體狀詩]

動而中止하야 不能還하고 復動因而作代看이라 病者에 得之면 猶可療나 平人은 却與壽相關이라

搏動하다 中止하여 되돌아올 수 없고, 이어서 다시 搏動하는 것 代脈으로 보게나. 病者에 이 脈이 잡히면 오히려 治療할 수 있으련만, 平常人은 도리어 壽命과 關係되네.

---

1) 因(인); 襲也, 이을인
2) 良久(양구); 한참 있다가.
3) 方(방); 且也. 바야흐로방
4) 吳氏(오씨); 未詳.
5) 大衍之數(대연지수);《易》에 있어 天의 生數를 三, 地의 生數를 二로 잡아, 天地의 生數인 五를 各各 十까지 늘리어 이룬 數를 일컫는 말. 五十의 數(卜筮의 算대가 五十인데서 옴.)
6) 滑伯仁(활백인); 滑 壽. 元代(14世紀)의 著名한 醫學家. 字는 伯仁, 晩號는 攖寧生. 著書로《讀素問鈔·難經本義·診家樞要·十四經發揮》等이 있음.
7) 羸(이); 瘦也, 파리할리
8) 瘦(수); 臞瘠也, 파리할수
9) 衹(지); 祇字와 通用함. 但也, 다만지

[**相類詩**]

數而時止면 名爲促이요 緩止면 須將結脈呼라 止不能回라야 方是代요 結生代死하니 自殊塗[10]라

促結之止는 無常數하야 或二動三動에 一止라가 即來하며 代脈之止는 有常數하야 必依數而止하고 還入尺中이라가 良久에 方來也라

數한 中에 때로 그치면 促脈이라 부르고, 緩한 가운데 그치는 것을 結脈이라 부른다네. 그쳐서 돌아올 수 없어야 이것이 代脈인데, 結脈은 살고 代脈은 죽으니 가는 길이 다르다네.

促脈 結脈의 中止는 一定한 數가 없어서 或 二動 三動에 한번 그쳤다가 곧 搏動하며, 代脈의 中止는 一定한 數가 있어서 반드시 數字에 따라 그치고 尺中으로 되돌아 갔다가 한참 있다가 脈氣가 다시 온다.

[**主病詩**]

代脈의 元因은 臟氣衰니 腹疼洩痢下元虧[11]라 或爲吐瀉中宮[12]病이오 女子懷胎[13]三月兮여

脈經에 曰 代散者는 死로대 病洩及便膿血[14]엔 生이라 하니라

五十에 不止면 身無病이나 數內에 有止면 皆知定이라 四十에 一止면 一臟絕이니 四年之後에 多亡命이라 三十에 一止면 即三年이오 二十에 一止면 二年應이라 十動에 一止면 一年殂[15]니 更觀氣色[16]하고 兼形證[17]하라

兩動에 一止면 三四日이오 三四動止면 應六七이라 五六에 一止면 七八朝니 次

代脈의 原因은 臟氣의 衰盡이니, 腹痛 洩痢와 下元虧損이라네. 或 吐瀉 等의 中宮病이 되기도 하고, 姙娠 三個月에 보이기도 한다네.

《脈經》에 "代와 散脈은 死證脈이지만, 洩痢 便膿血 等의 病에는 살수 있다" 하였다.

五十動에 안그치면 身體에 病없으나, 五十 以內에 그친다면 病이라 決定하지. 四十動에 一止하면 한 臟氣 끊어져서, 四年後에는 흔히 生命을 잃게 되지. 三十에 一止하면 이는 곧 三年이오, 二十에 一止하면 二年만에 應할 걸세. 十動에 一止하면 一年만에 죽게 되니, 氣色과 形證을 다시 한번 觀察하게.

---

10) 殊塗(수도) ; '殊塗同歸'의 준말. 처음에 가는 길은 서로 달라도 끝에 가서는 한 곳에 다다름. 처음은 다르고 종말은 같음. 《易經》에 "天下同歸而殊塗"란 말이 있다. 塗 ; 路也, 길도

11) 下元虧(하원휴) ; 下元虧損, 腎陰虛와 같음. 그 症狀은 腰痠疲乏 頭暈耳鳴 遺精早漏 口乾咽痛 兩顴潮紅 五心煩熱 或午後潮熱 舌紅無苔 等인데, 原因은 腎精의 耗損이 過度하였기 때문이다.

12) 中宮(중궁) ; 中央의 脾土를 말함.

13) 懷胎(회태) ; 懷姙, 姙娠.

14) 便膿血(변농혈) ; 赤白痢. 赤白이 相兼하고 膿血이 相雜된 便을 下痢하며 裏急後重하고 排便回數가 잦은 病症.

15) 殂(조) ; 死也, 죽을조

16) 觀氣色(관기색) ; 精神·意識·表情·面部의 五色과 光澤·眼光神采 等을 觀察하여 診察하는 方法.

17) 形證(형증) ; 患者의 身體狀態와 病證을 比較하여 病의 善惡을 區別하는 方法.

18) 次第(차제) ; 次例와 같음. 第 ; 次也, 차례제

第[18]推之면 自無失이라

戴同父가 曰 脈必滿五十動은 出自難經 而脈訣의 五臟謌[19]에 皆四十五動으로 爲準하니 乖于經旨라 ○ 柳東楊[20]이 曰 古以動數候脈은 是喫緊[21]語니 須候五十動이라야 乃知五臟의 缺失이나 今人이 指到腕臂에 即云見了라 하니 夫五十動이라도 豈彈指間事耶리오 故로 學者는 當診脈 問證 聽聲 觀色하야 斯備四診이라야 而無失이니라

兩動에 一止하면 三四日에 죽게되고, 三四動에 一止하면 應當 이는 六七日을. 五六에 一止하면 七八日에 죽게 되니, 次例로 미루어 보면 自然히 失手없지.

戴同父가 말하기를 "代脈을 診脈할때 반드시 五十動을 채운다는 것은 《難經》으로 부터 나왔는데, 《脈訣·五臟謌》에 四十五動으로 基準을 삼았으니, 《難經》의 趣旨와는 어긋난다" 하였다. 柳東楊이 말하기를 "옛날에 脈의 搏動數로 脈을 살핀다는 것은 매우 要緊한 말이니, 반드시 五十動을 살펴 보아야 곧 五臟의 缺失을 알 수 있는데, 只今 사람들은 손가락을 팔목에 대어 보기만 하고 脈을 다 보았다 하니, 五十動을 살핀들 어찌 指端에 感應되는 脈狀의 全部를 알 수 있겠는가?" 하였다. 그러므로 學者는 宜當 診脈 問證 聽聲 觀色을 하여서, 이에 四診을 具備하여야만 失手가 없게 된다.

19) 謌(가) ; 歌와 같음.
20) 柳東楊(유동양) ; 未詳
21) 喫緊(끽긴) ; 要緊함. 喫 ; 먹을끽. (本音은 긱)

四言擧要

四言擧要譯序

《四言擧要》는 明代의 李月池·言聞 先生이 宋代 崔紫虛隱君·嘉彥先生이 撰한 《脈訣》을 根據로 하고 이를 刪補하여 지은 것으로, 脈學에 關한 諸般問題를 比較的 全面的으로 敍述하였다. 刪補한 內容을 살펴보면 《脈訣》은 總 2,728字인데, 이 가운데 對句가 맞지 않는 部分은 韻을 맞추어 補充하였고, 脈理上 不合理한 部分을 削除하여 總 2,640자로 縮小하였다.

本《四言擧要》는 《瀕湖脈學》과 함께 《本草綱目》의 附錄으로 실려 있다. 今年 봄에 圓光韓醫學研究所 研究課題로 《瀕湖脈學》을 飜譯한 바 있고, 그 後續으로 本書를 飜譯하여 研究所에서 약간의 後援을 받게 되었다.

本文이 4言 660句로 빈틈없이 編輯되어 있어 暗誦하기에는 便利하겠으나 讀解하는 데는 매우 不便하다. 이에 讀解하고 臨證에 便利하도록 章節條로 나누어 다시 編輯하였으니, 總 3章 26節 42條이다. 《瀕湖脈學》은 脈學의 準繩이라 할 수 있고 《四言擧要》는 要訣이라 할 수 있다. 讀者는 《瀕湖脈學》과 餘他 脈書를 熟讀하여 脈理를 攄得하고, 《四言擧要》로 要約하면 臨證 診斷에 捷徑이 될 수 있을 것이다. 잘못된 곳은 斯界 高賢들의 叱正을 바라는 바이다.

1990年 6月 23日

庸齋書室에서 譯者 謹序

四言擧要

四言擧要題辭

宋의 南康 紫虛隱君[1] 崔嘉彦[2] 希範著로 明의 蘄州 月池子[3] 李言聞[4] 子郁이 刪補[5]라

南宋의 南康 出身 紫虛隱君 · 崔嘉彦 · 希範 先生이 著述하고, 明代의 蘄州 出身 月池 · 李言聞 · 子郁 先生이 刪補하다.

1) 隱君(은군) ; 隱君子. 富貴功名을 구하지 않는 숨은 君子.
2) 崔嘉彦(최가언) ; 南宋(12 世紀末)의 醫家. 字는 希范 · 希範, 號는 紫虛道人 · 紫虛隱君. 南康(지금의 江西 南康)人. 醫術의 硏鑽에 精心함. 그는《難經》中의 浮 · 沈 · 遲 · 數의 論脈을 綱으로 하여, 各種 病證을 論述하여 歌括로《脈訣》一卷을 썼음. 아울러 杜光庭의《玉函經》一書에 註釋을 加함.
3) 子(자) ; 당신자
4) 李言聞(이언문) ; 明代의 醫學家. 字는 子郁, 號는 月池, 蘄州(지금의 湖北 蘄春)人. 名醫인 李時珍의 아버지로 醫藥을 精硏하여 李時珍에게 많은 影響을 주었다. 著書로는《四診發明》《痘疹證治》等이 있었으나 佚失되었고, 宋代 崔嘉彦의《脈訣》을 刪補하여《四言擧要》를 著述하였다. 蘄 ; 芹也, 미나리기
5) 刪補(산보) ; 깍아내고 보충함.

凡　　例

1. 原文은 錦章書局本 《增廣本草綱目附錄·四言擧要》에 準하였고, 文友書店本《圖解本草綱目附錄·四言擧要》, 上海啓新書局本 《四言擧要》, 欽定四庫全書子部五《四言擧要》等을 參照하였다.

2. 板本에 따라 相異한 글자는 前後 文章의 뜻과 符合되는 글자를 擇하였다.

3. 4言 660句로 빈틈 없이 짜여진 文章을 章節條로 나누고 題名을 달아 讀解하기에 便利하도록 하였다.

4. 本文의 理解를 돕기 爲하여 懸吐하였으며, 懸吐는 傳來의 方法을 따랐다.

5. 字解는 原文의 뜻에 合當하다고 認定되는 音과 訓을 擇하였다.

6. 醫學用語는 可能한 韓醫科大學 豫科生 水準에 맞도록 努力하였으며, 看過하기 쉬운 用語까지도 註解하여 初步者도 理解할 수 있도록 하였다.

6. 4言句이기 때문에 表現의 制約이 있는 文句는 敷衍解釋하였다.

目　　次

第一章　總　　論

第二章　各　　論

第三章　雜　　論

第一章 總　論

第一節 脈의 形成

脈[1]乃血派니 氣血之先[2]이오 血之隧道[3]로 氣息[4]이 應[5]焉이라 其象[6]法[7]地[8]하니 血之府[9]也요 心之合[10]也며 皮之部[11]也라 資[12]始于腎하고 資生于胃하야 陽中之陰[13]이나 本乎營衛[14]라 營者는 陰血이오 衛者는 陽氣[15]며 營은 行脈中[16]하고 衛는 行脈外라

脈은 血液의 波瀾이니 氣血이 먼저 運行되어야 形成되고, 血液이 通行하는 隧道로 脈搏이 여기에 相應한다. 그 形象은 地를 본받았으니 血의 府이고, 心에 配合되며 皮膚는 脈의 部가 된다. 腎을 資賴하여 始作하고 胃를 資賴해서 發生하여, 陽中의 陰이나 根本은 營衛에 두었다. 營은 陰血이고 衛는 陽氣이며, 營血은 脈가운데로 運行하고 衛氣는 脈밖으로 運行한다.

第二節 脈은 氣의 循環을 따른다

脈不自行하고 隨氣[1]而至[2]요 氣動脈應은 陰陽[3]之義[4]라 氣如槖籥[5]하고 血如波瀾[6]

脈은 스스로 運行하지 못하고 氣의 循環을 따라 搏動하며, 氣가 움직여 脈이

---

1) 脈(맥)；脈搏
2) 氣血之先(기혈지선)；脈搏이 形成되려면 氣와 血이 먼저 運行되어야 함.
3) 隧道(수도)；굴로된 길. 隧；굴수
4) 氣息(기식)；脈氣의 搏動과 停止. 息；休也, 쉴식
5) 應(응)；相應. 서로 맞아 어울림.
6) 象(상)；形也, 형상할상
7) 法(법)；效也, 본받을법
8) 地(지)；天에 相對되는 말로, 陰에 屬한다.
9) 血之府(혈지부)；脈管을 指稱한다. 《素問·脈要精微論》에 "夫脈者 血之府"라 하였다.
10) 心之合(심지합)；合은 從屬되어 配合된다는 뜻이니, 血脈은 心에 從屬配合된다는 말이다. 《素問·五臟生成篇》에 "心之合脈也"라 하였다.
11) 皮之部(피지부)；'皮部' 또는 '十二皮部'라 하는데, 十二經脈이 體表의 一定한 皮膚部位에서 反映되는 區域이다. 《素問·皮膚論篇》에 "皮者 脈之府也"라 하였다. 《素問》의 趣旨에 따른다면 "皮爲部也"라 함이 옳다고 본다.
12) 資(자)；賴也, 憑也, 자뢰할자
13) 陽中之陰(양중지음)；陽의 事物中에서 다시 나누어 陰의 方面에 屬하는 것을 말함.
14) 營衛(영위)；營과 衛는 人體의 生命活動 過程에서 必須的인 物質로 水穀의 精氣에서 來源하는데, 營은 血을 主宰하고 陰에 屬하며 衛는 氣를 主宰하고 陽에 屬한다. 營의 作用은 比較的 柔和하고, 衛의 作用은 慓悍 滑利하여 身體의 各部分에 이르지 않는 곳이 없다.
15) 陰血陽氣(음혈양기)；血과 氣를 陰陽의 對立的인 面에서 볼때, 血은 陰에 屬하고 氣는 陽에 屬한다.
16) 脈中(맥중)；血管 內部.
1) 氣(기)；臟腑組織의 活動能力.

하야 血脈氣息이 上下循環[7]이라

應하는 것은 陰陽의 意義와 같다. 呼吸하는 것은 풀무와 같고 血液循環은 波瀾과 같아서, 血脈의 循環과 呼吸의 出入이 身體의 上下로 循環한다.

第三節 手太陰에 모든 脈이 모인다

十二經[1]中에 皆有動脈[2]이나 惟手太陰[3]의 寸口[4]로 取決[5]이라 此經은 屬肺하고 上系[6] 吭嗌[7]하며 脈之大會[8]로 息[9]之出入이라

十二經脈가운데 모두 動脈이 있으나, 오직 手太陰肺經의 寸口에서 診脈하여 病證을 決斷한다. 이 經脈은 肺에 屬하고 위로 吭嗌에 이어지며, 脈의 大會로 呼吸이 出入한다.

第四節 呼吸과 脈의 度數

一呼一吸에 四至爲息하니 日夜一萬에 三千五百이오 一呼一吸에 脈行六寸하니 日夜八百에 十丈[1]爲準[2]이라

一呼吸에 脈이 네번 搏動하니 一晝夜에 一萬三千五百번 呼吸하고, 一呼吸에 脈이 六寸 走行하니 一晝夜에 脈이 八百十丈 走行하는 것이 基準이 된다.

---

2) 至(지) ; 脈이 搏動함.
3) 陰陽(음양) ; 事物을 代表하는 두 가지 對立面.
4) 義(의) ; 意味, 뜻의
5) 橐籥(탁약) ; 풀무. 橐 ; 冶器, 도가니탁. 籥 ; 管籥, 피리약
6) 波瀾(파란) ; 波濤.
7) 循環(순환) ; 쉬지 아니하고 연해 돎.
1) 十二經(십이경) ; 十二經脈, 正經이라고도 함. 體內 氣血이 運行되는 主要 通路로, 手太陰肺經·手陽明大腸經·足陽明胃經·足太陰脾經·手少陰心經·手太陽小腸經·足太陽膀胱經·足少陰腎經·手厥陰心包經·手少陽三焦經·足少陽膽經·足厥陰肝經 等이다. 每 經脈은 모두 體內의 一定한 臟腑와 直接 連繫되고, 各 經脈 相互間에는 表裏 相生 相剋 等의 關係가 있다.
2) 動脈(동맥) ; 十二經動脈. 十二經 循行過程에서 脈搏이 感觸되는 動脈部位.
3) 手太陰(수태음) ; 十二經脈의 하나. 胸部 外上方에서 上肢屈側前面을 沿하여 下行하여 拇指端에 이른다.
4) 寸口(촌구) ; 氣口, 脈口. 兩手 橈骨頭 內側의 橈骨動脈 診脈部.
5) 取決(취결) ; 取는 脈診, 決은 病證의 決斷이니, 診脈하여 病證을 決斷하는 것.
6) 系(계) ; 繼也, 이을계
7) 吭嗌(항액) ; 목구멍. 吭 ; 咽喉, 목구멍항. 嗌 ; 咽喉, 목구멍액
8) 脈之大會(맥지대회) ; 手太陰肺經은 肺에 屬하고, 肺는 氣를 主管하고 百脈이 모이는 곳이므로 手太陰肺經을 '脈之大會'라 한다.
9) 息(식) ; 一呼一吸을 一息이라 한다.
1) 丈(장) ; 十尺也, 길장, 열자장
2) 準(준) ; 度也, 법도준

第五節 診脈部位

初持脈[1]時에 令仰[2]其掌하면 掌後高骨[3]을 是謂關上이라 關前은 爲陽이오 關後는 爲陰이니 陽寸陰尺을 先後推尋[4]이라

처음 脈을 잡을 때에 손바닥을 위로 向하게 하면 손바닥 뒤의 高骨을 關上이라 한다. 關部의 앞쪽은 陽이 되고 關部의 뒤쪽은 陰이 되니, 陽인 寸部와 陰인 尺部를 先後로 排列하여 脈을 찾는다.

第六節 臟腑의 定位

心肝은 居左하고 肺脾는 居右하며 腎與命門은 居兩尺部라 魂魄[1]穀神[2]이 皆見寸口하야 左主司官[3]하고 右主司府[4]라 左大順[5]男하고 右大順女하니 本命[6]扶[7]命은 男左女右라

心臟과 肝臟은 左側에 있고, 腎臟과 命門은 兩 尺部에 있다. 魂魄과 穀神이 寸口에 모두 나타나서, 左側은 主로 官을 맡고 右側은 主로 府를 맡는다. 左側이 大하면 男性에게 順應하는 脈象이고, 右側이 大하면 女性에게 順應하는 것이니, 本命을 維持하고 生命을 扶養하는 것은 男子는 左側 女子는 右側에서 決斷한다.

第七節 人迎과 氣口

關前一分은 人命之主니 左爲人迎[1]이오 右爲氣口[2]라

兩 關部 앞의 一分部位는 人體의 生命을 主宰하는 곳이니, 左側은 人迎이 되고 右側은 氣口가 된다.

---

1) 持脈(지맥) ; 脈象을 診察하는 方法. 脈診, 按脈, 切脈이라고도 한다.
2) 仰(앙) ; 擧首望, 우러러볼앙
3) 掌後高骨(장후고골) ; 腕後의 橈骨莖狀突起.
4) 推尋(추심) ; 診脈時에 손가락의 位置를 上下左右로 移動시켜 脈을 찾는 方法.
1) 魂魄(혼백) ; 魂과 魄은 모두 精神活動의 一部分으로, 꿈꿀때 恍惚하고 變幻하며 游行하는 境地 等은 魂의 作用이고, 人體의 一部 知覺과 動作은 魄의 作用이다.
2) 穀神(곡신) ; 穀氣. 神은 飮食物에서 化生된 精氣인 穀氣가 있어야만 그 機能을 維持 發揮할 수 있다.
3) 官(관) ;《辭海》에 "天子를 官이라 한다." 하였다. 여기서는 君主의 官인 心을 말함.
4) 府(부) ;《辭海》에 "百官이 居處하는 곳을 府라 한다." 하였다. 여기서는 相傅의 官인 肺를 말함.
5) 順(순) ; 生理 病理에 順應함.
6) 本命(본명) ; 타고난 壽命.
7) 扶(부) ; 持也, 붙들부
1) 人迎(인영) ; 左手 寸口脈의 別稱.
2) 氣口(기구) ; 右手 寸口脈의 別稱.

第八節 神門脈

神門[1]決斷은 兩在關後하니 人無二脈이면 病死不愈라

生死를 決斷하는 神門脈은 兩關部뒤에 있으니, 이 두 脈이 없으면 死證이므로, 治療할 수 없다.

第九節 男女의 反脈

男女脈同이나 惟尺則異하야 陽弱陰盛[1]하니 反[2]此면 病至라

男女의 脈이 같으나 오직 尺脈은 달라서 男子는 寸脈이 强하고 尺脈이 弱하며 女子는 寸脈이 弱하고 尺脈이 强하니, 이와 相反되면 病이 發生한다.

第十節 七診과 三部九候

脈有七診하니 曰浮中沈과 上下左右에 消息[1]求尋이라 又有九候[2]하니 擧按輕重[3]을 三部浮沈에 各候[4]五動이라 寸候胸上하고 關候膈下하며 尺候于臍로 下至跟[5]

脈을 보는 데에 七診法이 있으니, 浮·中·沈과 上·下·左·右에서 消息을 求하여 찾아 본다. 또 三部九候가 있으니, 擧法 按法의 輕重을 三部의 浮中沈에서 各各 다섯 搏動을 살펴야 한다. 寸部에서는 胸部 以上의 病을 살피고, 關部에서

1) 神門(신문) ; 兩 尺部前 一分 部位.

1) 陽弱陰盛(양약음성) ; 寸脈은 弱하고 尺脈은 强한 脈象.

2) 反(반) ; 相反.

1) 消息(소식) ; 事情, 形便.

2) 九候(구후) ; 三部九候.

1. 寸口脈을 寸·關·尺 三部로 나누고, 每部를 各各 輕按·中按·重按하여 浮·中·沈의 三候로 나누면 모두 九候가 되므로 '三部九候'라 한다.

2. 全身遍診法의 하나. 《素門·三部九候論》에 있다. 人體를 頭部·上肢·下肢의 三部로 나누고, 每部에 各各 上·中·下 세 곳에 動脈이 있는데 이들 部位를 診脈하는 方法이다.

頭部 : 〔上〕; 兩額動脈(太陽穴)에서 頭部의 病變을 候한다. 〔中〕; 兩耳前動脈(耳門穴)에서 耳目의 病變을 候한다. 〔下〕; 兩頰動脈(地倉·大迎穴)에서 口齒의 病變을 候한다.

上肢 : 〔上〕; 手太陰肺經의 動脈(寸口)에서 肺를 候한다. 〔中〕; 手少陰心經의 動脈(神門穴)에서 心을 候한다. 〔下〕; 手陽明大腸經의 動脈(合谷穴)에서 胸中을 候한다.

下肢 : 〔上〕; 足厥陰肝經의 動脈(五里·婦女는 太衝穴)에서 肝을 候한다. 〔中〕; 足太陰脾經의 動脈(箕門穴)에서 脾를 候하고, 足陽明胃經의 動脈(衝陽穴)을 配合하여 胃氣를 候한다. 〔下〕; 足少陰腎經의 動脈(太谿穴)에서 腎을 候한다.

3. 張仲景의 《傷寒論》에서의 '三部'는 人迎(結喉 兩傍의 總頸動脈), 寸口(腕部의 橈骨動脈), 趺陽脈(足背部의 前脛骨動脈)이다.

3) 擧按輕重(거안경중) ; 診脈할 때 各其 다른 指力을 써서 脈象을 찾는 方法으로, 輕指力으로 가볍게 浮取하는 것을 '擧', 重指力으로 깊이 눌러 沈取하는 것을 '按'이라 한다.

踝[6]요 左脈으로 候左하고 右脈으로 候右하야 病隨所在하니 不病者否라

는 膈膜 以下의 病을 살피며, 尺部에서는 臍部로 부터 아래로 跟踝까지의 病을 살피고, 左側脈으로 左側의 病을 살피며, 右側脈에서 右側病을 살펴서 病이 있는 곳을 따라 上下 左右로 나타나니, 病이 없으면 그렇지 않다.

第十一節 六臟의 平脈

浮爲心肺요 沈爲腎肝이요 脾胃中州[1]니 浮沈之間이라 心脈之浮는 浮大而散하고 肺脈之浮는 浮濇而短이라 肝脈之沈은 沈而弦長하고 腎脈之沈은 沈實而濡라 脾胃屬土하니 脈宜和緩[2]하고 命爲相火[3]니 左寸으로 同斷[4]이라

浮脈은 心·肺의 脈이고, 沈脈은 肝·腎의 脈이며, 脾胃는 人體의 中央에 있으니 脈도 浮와 沈사이에 있다. 心脈의 浮는 浮大하면서 散하고, 肺脈의 浮는 浮濇하면서 短하다. 肝脈의 沈은 沈하면서 弦長하고, 腎脈의 沈은 沈實하면서 濡하다. 脾胃는 土에 屬하니 脈이 宜當 和緩하고, 命門은 相火이기 때문에 左寸에서 心脈과 같이 判斷한다.

第十二節 四時의 平脈

春弦夏洪하고 秋毛[1]冬石[2]하며 四季[3]和緩하면 是謂平脈[4]이라 太過하면 實强하니 病生於外[5]요 不及하면 虛微하니 病生於內[6]라 春得秋脈하면 死在金日[7]하니 五臟을

봄에 弦, 여름에 洪, 가을에 毛, 겨울에 石脈이 나타나고, 四季에 和緩한 脈이 나타나면 이를 平脈이라 한다. 病證이 太過하면 脈이 實强하니 外感으로 생긴 病

---

4) 候(후) ; 察也, 살필후
5) 跟(근) ; 足踵, 발꿈치근
6) 踝(과) ; 足骨跟也, 복사뼈과
1) 中州(중주) ; 中央.
2) 和緩(화완) ; 알맞고 부드러움. 和 ; 不過不及, 알맞을화
3) 命爲相火(명위상화) ;《白話解》에는 '命門元陽'으로 되어 있다.
4) 左寸同斷(좌촌동단) ;《白話解》에는 '兩尺同斷'으로 되어 있는데 六節의 臟腑定位로 볼때 이것이 옳다.
1) 毛(모) ; 濇脈의 異名.
2) 石(석) ; 沈脈의 異名.
3) 四季(사계) ; 陰曆 三 六 九 十二月.
4) 平脈(평맥) ; 平常脈, 正常脈.
5) 外(외) ; 外感. 六淫·疫癘氣 等 外邪에 感受되어 發生하는 病.
6) 內(내) ; 內傷. 七情과 飮食의 不調, 勞倦 性交過度 等으로 臟氣가 損傷된 病症.
7) 金日(금일) ; 干支의 庚日 辛日 申日 酉日
8) 準(준) ; 度也, 법도준

準[8]此하면 推[9]之不失이라 四時百病[10]에 胃氣[11]로 爲本이오 脈貴有神[12]하니 不可不審이라

이고, 病證이 不及하면 脈이 虛微하니 內傷으로 생긴 病이다. 봄에 가을 脈인 濇脈이 보이면 金日에 죽게 되니, 五臟의 죽는 時期를 이에 準하여 미루어 보면 失手가 없다. 四季節의 모든 病에 있어서 胃氣로 根本을 삼고, 脈에 있어서는 神이 있어야 貴하니 살피지 않으면 안된다.

---

9) 推(추) ; 尋繹, 궁구할추
10) 百病(백병) ; 모든병.
11) 胃氣(위기) ; 脈은 胃氣를 根本으로 삼는다. 正常人의 脈象은 不浮不沈하고 不急不徐하며 從容和緩하고 搏動이 고른데, 이를 胃氣가 있다고 한다.
12) 有神(유신) ; 脈象이 柔和하고 有力한 것으로 胃氣가 있는 脈이다.

第二章 各 論

第一節 四要脈

調停[1]自氣[2]하고 呼吸定息[3]에 四至五至하면 平和之則[4]이라 三至爲遲니 遲則爲冷[5]이오 六至爲數이니 數卽熱證[6]이라 轉[7]遲轉冷하고 轉數轉熱하니 遲數이 旣明하면 浮沈을 當別이라 浮沈遲數에 辨[8]內外因[9]하니 外因于天[10]이오 內因于人[11]이라 天[12]有陰陽하니 風雨晦冥[13]이오 人喜怒憂와 思悲恐驚이라 外因之浮는 則爲表

自身의 氣運을 調停하고, 一回 呼吸하고 暫時 呼吸이 停止하는 時間에 脈이 四乃至 五回 搏動하고, 脈狀이 和平하면 正常脈이다. 一呼吸 사이에 三回 搏動하면 遲脈인데 遲脈은 冷證이 되며, 六回 搏動하면 數脈인데 數脈은 熱證이 된다. 脈이 遲脈으로 變化하면 病이 冷證으로 變하고, 數脈으로 變化하면 熱證으로 變하니, 遲·數의 脈狀이 分明해 졌으면 浮·沈脈을 宜當 分別하여야 한다. 浮·沈·遲·數에서 外因과 內因을 辨別하여야 하니, 外因은 人體 外部의 自然으로 부터 感受된 것이고, 內因은 人體 內部의 飮食 勞倦으로 부터 發生한 것이다. 自然界에 陰陽이 있으니 風雨와 晦冥이고, 人體에도 陰陽이 있으니 喜·怒·憂·思·悲·恐·驚이다.

外因에 있어서 浮脈은 表證이 되고, 沈脈은 裏證이며 遲脈은 陰證이나, 沈數하면 陽이 盛한 病證이다. 內因에 있어서 浮脈은 虛風內動으로 發生한 것이고, 沈

---

1) 調停(조정); 紛爭의 中間에 서서 和解시킴. 이 句節에서는 調整(골라서 알맞게 整頓함)으로 解釋함이 좋을듯 하다.
2) 自氣(자기); 自身의 氣運.
3) 定息(정식); 呼吸을 停止함. 定; 止也, 그칠정
4) 則(칙); 常法, 법칙칙
5) 冷(랭); 冷證, 寒證. 寒邪로 因하여 惹起되거나 陽氣의 衰弱 또는 陰氣의 過盛으로 身體의 機能과 代謝活動이 衰退하고 抵抗力이 減弱되므로써 나타나는 寒冷한 證候.
6) 熱證(열증); 熱邪로 因하여 陽氣가 亢盛해 지므로써 나타나는 熱의 證候.
7) 轉(전); 變遷, 변할전
8) 辨(변); 別也, 분별할변
9) 內外因(내외인); 外因과 內因으로, 外感과 內傷이다.
10) 外因于天(외인우천); 外感은 人體 外部의 自然界로 부터 感受됨을 말함.
11) 內因于人(내인우인); 內傷은 人體 內部의 飮食失節 七情過度 勞倦 房勞 等으로 因하여 發生함을 말함. '飮食勞倦'으로 略稱함.
12) 天(천); 自然界.
13) 晦冥(회명); 어두컴컴함. 해나 달의 빛이 가려져서 컴컴함.
14) 表證(표증); 表淺部에 있는 病證. 六淫의 邪氣가 人體에 侵犯할 때 먼저 皮膚經絡으로 들어오기도 하며, 입과 코를 通하여 肺胃로 들어와서 惡寒 發熱 頭痛 身痛 四肢酸痛 鼻塞 咳嗽 脈浮 舌苔薄白 等의 症狀을 나타내는데, 惡寒과 脈浮가 表證의 特徵이다.

證[14]이오 沈裏[15]遲陰[16]이나 數則陽盛[17]이라 內因之浮는 虛風[18]所爲요 沈氣[19]遲冷과 數熱何疑리오 浮數表熱[20]이오 沈數裏熱[21]이며 浮遲表虛[22]요 沈遲冷結[23]이라 表裏陰陽[24]과 風氣冷熱에 辨內外因은 脈證을 參[25]別하라 脈理浩繁[26]하나 總括[27]于四니 旣得提綱[28]하면 引伸[29]觸[30]類[31]라

脈은 氣鬱이고 遲脈은 冷證이며 數脈은 熱證인 것을 어찌 疑心하겠는가? 浮數脈은 表熱證이고 沈數脈은 裏熱證이며, 浮遲脈은 表虛證이고 沈遲脈은 冷結證이다. 表裏陰陽과 風氣 熱冷에 있어서 內因인가 外因인가를 分辨하는 것은 脈狀과 病證을 參考하여 分別하여야 한다. 脈의 理致가 매우 浩繁하지만 浮·沈·遲·數 四脈으로 總括되니, 이미 이 提綱을 攄得하게 되면 나머지 脈類는 四脈에 依據하여 늘려 나갈 수 있다.

---

15) 裏(이); 裏證. 1. 外感에 相對되는 말로 內臟의 病變이다. 例를 들면 肝病의 眩暈 脇痛, 心病의 心悸 氣促, 脾病의 腹脹 泄瀉, 肺病의 咳嗽 氣喘 等이다.
  2. 表邪가 裏部로 傳入하여 高熱 神昏 煩躁 口渴 便秘 等을 나타내는 病證.

16) 陰(음); 陰證. 病의 屬性이 慢性的이고 虛弱하며 靜的, 抑制性, 機能低下性, 代謝減退性, 退行性, 內向性인 證候에 屬하는 病證.

17) 陽盛(양성); 陽氣의 偏盛으로 惹起되는 病理.

18) 虛風(허풍); 虛風內動. 肝腎의 陰이 不足하고 肝陽이 上亢하여 肝風이 發生하므로 因하여 眩暈 抽搐 震顫 等이 나타나는 病證. 肝腎의 虧損은 대개 大汗 大吐 大泄 大出血 久病으로 津液의 虧損, 水液의 減少, 血의 乾枯 等이 原因이 된다.

19) 氣(기); 氣鬱. 氣機의 鬱結로 대개 情志의 刺戟 및 氣血失調와 有關하다.

20) 表熱(표열); 表證의 一種 類型. 風熱에 感觸된 뒤에 發熱 惡風 頭痛 有汗 或 無汗 口渴 舌苔薄白 或 微黃 舌尖紅 脈浮數 等症을 나타낸다.

21) 裏熱(이열); 一般的으로 腸·胃·肺의 實熱 或은 肝膽의 鬱熱을 말한다. 主要 症狀은 高熱이 있고 不惡寒 反惡熱하며, 口渴引飮 煩躁 心煩口苦 小便短赤 舌質紅 苔黃 脈洪數 或弦數有力 等이다.

22) 表虛(표허); 表證의 一種 類型. 外部를 護衛하는 陽氣가 不足하여 腠理가 固密하지 못하여 나타나는 證候로, 表證의 症狀이 있는 外에 自汗 惡風 脈浮緩無力한 것이 特徵이다.

23) 冷結(냉결); 裏寒과 같음. 臟腑의 寒證으로, 대개 陽氣의 不足으로 起因하며, 外寒이 裏部로 轉入되어서도 發生한다. 主要症狀은 畏寒肢冷 顏色蒼白 腰膝痠冷 大便溏泄 小便淸長 脈沈遲 或微細 舌質淡 苔白潤 等이다.

24) 表裏陰陽(표리음양); 寒·熱·虛·實을 合하여 '八綱'이라 한다. 八綱은 疾病을 辨證하는 基準으로, 陰陽은 疾病의 類別을, 表裏는 病變部位의 深淺을, 寒熱은 疾病의 性質을, 虛實은 邪氣와 正氣의 消長盛衰를 말한다.

25) 參(참); 謀度, 참작할참

26) 浩繁(호번); 煩雜한 것.

27) 總括(총괄); 여러 가지를 한데로 모아서 뭉침.

28) 提綱(제강); 事物의 主要한 點을 提示함.

29) 引伸(인신); 잡아 당기어 늘임.

30) 觸(촉); 據也, 의거할촉

31) 類(류); 等也, 무리류

第二節　浮脈類

浮脈은 法天[1]하니 輕手[2]에 可得이오　汎汎[3]在上하야 如水漂[4]木이라　有力은 洪大니 來盛去悠[5]하고　無力은 虛大니 遲而且柔[6]라　虛甚[7]則散이니 渙漫[8]不收하고　有邊無中은 其名曰芤[9]라　浮小[10]爲濡니 綿浮水面하고　濡甚則微니 不任尋按[11]이라

浮脈은 天을 形象하였으니 輕手로 浮取하여야 感得되고, 위로 떠올라 있어서 물위에 나무가 떠 있는 것 같다. 浮하면서 힘이 있으면 洪大脈이니 脈氣가 빠르고 强하게 來하나 느리게 去하고, 浮하면서 힘이 없으면 虛大脈이니 脈氣가 오는 것이 遲하고 柔弱하다. 虛甚하면 散脈이니 脈象이 흩어져 收斂되지 않고, 가장자리는 있으나 中央이 없는 것은 脈名을 芤라 한다. 浮小한 脈은 濡脈이 되니 솜이 水面에 뜬 것 같고, 濡甚하면 微脈이니 尋按할 수 없이 힘이 없다.

第三節　沈脈類

沈脈은 法地[1]하니 近于筋骨이오　深深[2]在下하야 沈極[3]爲伏이라　有力爲牢니 實大弦長하고　牢甚則實이니 愊愊[4]而强이라　無力爲弱이니 柔小如綿이오　弱甚則細니 如蛛絲[5]然이라

沈脈은 地를 形象하였으니 筋骨 가까이에 있고, 매우 깊이 아래에 있어서 至極히 沈하면 伏脈이 된다. 沈하면서 힘이 있으면 牢脈이 되니 實·大·弦·長하고, 牢가 甚하면 實脈이 되니 堅實하면서 强하다. 沈하면서 힘이 없으면 弱脈이 되니 柔弱하기가 솜과 같고, 弱이 甚하면 細脈이니 마치 거미줄 같다.

---

1) 法天(법천) ; 하늘을 形象함. 法 ; 象也, 형상법
2) 輕手(경수) ; 손가락의 힘을 가볍게 하여 脈을 浮取하는 方法.
3) 汎汎(범범) ; 물 위에 뜨는 모양. 汎 ; 漂也, 둥둥뜰범
4) 漂(표) ; 浮也, 뜰표
5) 來盛去悠(래성거유) ; 脈氣가 骨肉部分으로부터 皮膚 가장자리로 나오는 것을 '來'라 하고, 皮膚 가장자리에서 骨肉部分으로 되돌아 가는 것을 '去'라 하니, 脈搏이 빠르고 强하게 來하고 느리게 去하는 것을 '來盛去衰'라 한다. 悠 ; 閒暇貌, 한가할유
6) 柔(유) ; 剛之反, 부드러울유
7) 甚(심) ; 微甚. 微는 微薄 혹은 僅少를, 甚은 顯著를 뜻한다. 微는 浮取하였을 때는 그러한 脈象이나 沈取하면 그렇지 않은 것이고, 甚은 浮沈이 모두 같은 脈象을 말한다.
8) 渙漫(환만) ; 물이 四方으로 흩어짐. 渙 ; 散釋, 풀어질환. 漫 ; 分散之形, 흩어질만
9) 芤(규) ; 慈蔥, 파규. 脈名.
10) 小(소) ; 細脈. 《瀕湖脈學》에는 '微脈'이라 하였다.
11) 按(안) ; 손가락을 깊이 눌러 沈取하여서 脈을 찾는 方法.

1) 法地(법지) ; 땅을 形象함.
2) 深深(심심) ; 매우 깊음.
3) 極(극) ; 至也, 지극할극
4) 愊愊(픽픽) ; 堅實한 모양. 愊 ; 鬱也, 답답할픽
5) 蛛絲(주사) ; 거미줄. 蛛 ; 蜘蛛, 거미주

第四節 遲脈類

遲脈屬陰하니 一息三至하고 小駛[1]于遲면 緩不及四라 二損一敗니 病不可治요 兩息奪精[2]이니 脈已無氣[3]라

遲脈은 陰에 屬하니 一回 呼吸에 三回 搏動하고, 遲脈보다 조금 빠르면 緩脈인데 四回 搏動에는 미치지 못한다. 一呼吸에 二回 搏動하면 損脈이고 一回 搏動하면 敗脈이니 이러한 病은 治療할 수 없고, 二回 呼吸할 때 一回 搏動하면 奪精脈이니 脈에 이미 胃氣가 끊어진 것이다.

第五節 諸脈의 相類

浮大虛하면 散이오 或見芤면 革이오 浮小濡면 微요 沈小細면 弱이라 遲細爲濇이니 往來極難[1]하고 易散一止라가 止而復還[2]이라 結則來緩하야 止而復來하고 代則來緩하야 止不能回라 數脈은 屬陽하니 六至一息하고 七疾八極이오 九至爲脫이라 浮大者는 洪이오 沈大牢는 實이오 往來流利[3]하면 是爲之滑이라 有力爲緊이니 彈[4]如轉索[5]하고 數見寸口에 有止爲促이라 數見關中하면 動脈을 可候[6]니 厥厥[7]動

浮大虛하면 散脈이고, 浮脈에 或 芤脈이 보이면 革脈이며, 浮小濡하면 微脈이고, 沈小細하면 弱脈이다. 遲細하면 濇脈이니 脈氣의 往來가 至極히 艱難하고 쉽게 흩어지고 가끔 停止하였다가 다시 搏動한다. 結脈은 緩脈으로 搏動하는 가운데 停止하였다가 다시 搏動하고, 代脈은 緩脈으로 搏動하는 가운데 停止하여 되돌아 올 수 없다. 數脈은 陽에 屬하여 一息에 六回 搏動하고, 七回는 疾脈 八回는 極脈이며 九回 搏動하면 脫脈이 된다. 浮大하면 洪脈이고 沈大牢하면 實脈이며, 脈氣의 往來가 流利하면 이는 滑脈이다. 有力하면 緊脈이 되니 튕기는 것

---

1) 駛(사) ; 馬行疾, 말빨리걸을사
2) 奪精(탈정) ; 1) 奪은 耗損을 뜻하니, 精氣가 甚히 耗損된 것이다. 主症은 精神萎靡 耳聾 視力弱化 等이다. 2) 脈이 一呼에 四回 或은 二呼에 一回 搏動하는 것《難經·十四難》.
3) 脈已無氣(맥이무기) ; 脈에 이미 胃氣가 喪失됨. 脈에는 胃氣가 있어야 正常脈이나, 胃氣가 喪失되면 眞臟脈으로 死證이 된다.

1) 難(난) ; 艱難不易, 어려울난
2) 還(환) ; 反也, 돌아올환
3) 流利(유리) ; 流暢하여 조금도 거침이 없음.
4) 彈(탄) ; 行丸, 퉁길탄
5) 轉索(전색) ; 새끼를 돌림. 轉 ; 旋也, 돌릴전
6) 候(후) ; 伺也, 살필후
7) 厥厥(궐궐) ;《脈經校釋》에 "厥은 蹶과 같다. 蹶을《說文》에 '僵'의 뜻이라 하였고, 또 '跳'의 뜻이 있다 하였다. 이 文句에서는 跳動하는 모양이다." 하였다.
8) 動搖(동요) ; 움직이고 흔들림.

搖[8]하야 狀如小豆[9]라　長則氣治[10]니 過于本位[11]하고　長而端直[12]하면 弦脈이 應指라　短則氣病[13]이니 不能滿部[14]요　不見于關하고 惟尺寸候라

이 마치 새끼줄 돌리듯 하고, 數脈이 寸口에 나타나면서 停止하면 促脈이 된다. 數脈이 關部中에 보이면 動脈으로 볼 수 있으니 厥厥하게 動搖하여 形狀이 小豆와 같다. 長脈은 氣가 充足한 現象이니 本然의 位置를 지나가고, 長하면서 端直하면 弦脈이 指端에 感應되는 것이다. 短脈은 氣가 不足한 現象이니 本來의 部位를 채우지 못하고, 關部에는 나타나지 않고 오직 尺寸에만 나타난다.

第六節　諸脈의 相兼主病

一脈一形하야 各有主病하니　數[1]脈이 相兼[2]하면 則見諸證이라

하나의 脈에 하나의 形狀이 있어서 各各 病을 主宰하니, 여러 脈이 서로 兼하면 여러 病證이 모두 나타난다.

1. 浮脈

浮脈은 主表하고 裏[1]必不足하니　有力은 風熱[2]이오 無力은 血弱[3]이라　浮遲는 風虛[4]요 浮數은 風熱이오　浮緊은 風寒[5]이오 浮緩은 風濕[6]이라　浮虛는 傷暑[7]요 浮芤는

浮脈은 表證을 主宰하고 裏部는 반드시 不足한 脈이니, 浮하면서 有力한 것은 風熱證이고 無力한 것은 血弱證이다. 浮遲는 風虛證이고 浮數은 風熱證이며, 浮

9) 小豆(소두) ; 팥
10) 氣治(기치) ; 氣가 充足한 現象.
11) 本位(본위) ; 寸 關 尺의 限定된 本然의 位置.
12) 端直(단직) ; 端正하고 곧음.
13) 短則氣病(단즉기병) ; 短脈은 氣가 不足한 現象임.
14) 部(부) ; 寸 關 尺의 部位.
1) 數(수) ; 幾也, 두어수
2) 相兼(상겸) ; 이 脈과 저 脈이 서로 兼함.
1) 表裏(표리) ; 疾病의 內外, 病勢의 深淺, 病情의 輕重 等을 辨別하는 두개의 綱領.
2) 風熱(풍열) ; 風邪에 熱을 兼挾한 것. 症狀은 發熱이 重하고 惡寒이 輕하며, 口渴 舌邊尖紅 苔微黃 脈浮數 等이며, 甚하면 口燥 舌乾 目赤 咽痛 衄血 等症이 發生한다.
3) 血弱(혈약) ; 血虛. 營血의 不足으로 虛弱이 나타나는 病理.
4) 風虛(풍허) ; 津液의 虧損, 水液의 減少, 血液의 乾枯 또는 失血로 筋을 營養하지 못하거나, 肝腎의 陰不足으로 因한 肝陽上亢 等으로 肝風을 惹起시키는 病理. 主症은 眩暈 筋攣 震顫 等이다.
5) 風寒(풍한) ; 風과 寒이 結合된 病邪로, 그 症狀은 惡寒이 重하고 發熱이 輕하며 頭痛 全身痠痛 鼻塞 流涕 舌苔薄白 脈浮緊 等이다.
6) 風濕(풍습) ; 風과 濕이 結合된 病邪.
7) 傷暑(상서) ; 暑感. 여름에 暑邪에 傷하여 多汗身熱 心煩口渴 氣粗 四肢疲乏 小便赤澁 等을 나타내는 病.
8) 失血(실혈) ; 外傷 飮食 情志 內傷虛損 等으로 血液이 經脈밖으로 溢出되어 咳血 嘔血 衄血 便血 尿血 皮下出血 皮外出血 等이 됨을 말함.

失血[8]이오 浮洪은 虛火[9]요 浮微는 勞極[10]이라 浮濡는 陰虛[11]요 浮散은 虛劇[12]이오 浮弦은 痰飮[13]이오 浮滑은 痰熱[14]이라

緊은 風寒證이고 浮緩은 風濕證이다. 浮虛는 傷暑證이고 浮芤는 失血證이며, 浮洪은 虛火證이고 浮微는 勞極이다. 浮濡는 陰虛證이고 浮散은 虛弱이 極甚한 것이며, 浮弦은 痰食證이고 浮滑은 痰熱證이다.

2. 沈脈

沈脈은 主裏하고 主寒主積[1]하니 有力은 痰食이오 無力은 氣鬱[2]이라 沈遲는 虛寒[3]이오 沈數은 熱伏[4]이오 沈緊은 冷痛[5]이오 沈緩은 水畜[6]이라 沈牢는 痼冷[7]이오 沈實은 熱極[8]이오 沈弱은 陰虛요 沈細는 痺濕[9]이라 沈弦은 飮痛[10]이오 沈滑은 宿食[11]이오

沈脈은 裏部와 寒邪와 積滯를 主宰하니, 沈하면서 有力한 것은 痰食證이고 無力한 것은 氣鬱證이다. 沈遲는 虛寒證이고 沈數은 伏熱在裏證이며, 沈緊은 冷痛證이고 沈緩은 蓄水證이다. 沈牢는 沈寒痼冷이고 沈實은 熱이 極甚한 證候며, 沈

9) 虛火(허화) ; 眞陰의 虧損으로 因하여 惹起되는 熱性病症이다. 그 症狀은 微熱 午後潮熱 手足心灼熱 口乾 盜汗 脣舌嫩紅 脈虛數 等이다.

10) 勞極(노극) ; 五勞와 六極. 五勞는 心·肝·脾·肺·腎勞 等 五臟勞損의 病症이고, 六極은 6種의 勞傷虛損의 病症으로, 血極하면 毛髮이 빠지고 善忘하며, 筋極하면 拘攣 轉筋하고, 肉極하면 肌削 萎黃하며, 氣極하면 短氣 喘息하며, 骨極하면 足萎 齒浮하고, 精極하면 目暗 耳聾한다.

11) 陰虛(음허) ; 陰液不足을 말하는데, 그 症狀은 五心煩熱 午後潮熱 脣紅口乾 舌質嫩紅 或絳乾無苔 大便燥結 小便赤黃 等이다.

12) 劇(극) ; 甚也, 심할극

13) 痰食(담식) ; 飮食傷으로 因하여 發生한 痰證.

14) 痰熱(담열) ; 痰으로 因하여 發生한 熱.

1) 積(적) ; 氣·血·痰·食·濕·熱의 積滯.

2) 氣鬱(기울) ; 六鬱의 一種으로, 氣滯로 因한 鬱證.

3) 虛寒(허한) ; 正氣가 虛한 데에 寒이 있는 證候를 말함. 그 症狀은 不欲飮食 口淡吐涎沫 氣短 大便稀薄 或은 未消化物의 瀉下 舌淡白 脈微細 等이다.

4) 熱伏(열복) ; 伏熱在裏. 體內에 먼저 熱邪가 內伏해 있거나 其他의 邪氣가 鬱結한 뒤에 熱로 化하여 腸胃에 集積됨을 말한다. 發病時에는 咽乾 口臭 舌紅苔黃乾 腹脹壓痛 大便秘結 小便短黃 等의 內熱症狀이 나타난다.

5) 冷痛(냉통) ; 寒冷邪로 因한 腹痛 心痛 等의 諸般 痛症.

6) 水畜(수축) ; 蓄水證. 足太陽膀胱腑證이다. 主症은 小便不利 小腹滿 夜眠不安 心煩 飮水口渴 微惡熱 頭痛 脈浮 等이다.

7) 痼冷(고랭) ; 沈寒痼冷. 寒氣가 어느 經絡이나 臟腑에 오래도록 潛伏하여 寒證을 形成하여 治癒되지 않는 病證.

8) 熱極(열극) ; 熱邪가 太甚한 狀態.

9) 痺濕(비습) ; 濕痺, 著痺라고도함. 痺證 類型의 하나이다. 風 寒 濕邪 가운데 濕邪가 偏勝하고 濕邪의 性質이 滯着하기 때문에 그 症狀은 肌膚痲木 關節重着 痛處不移 等이다.

10) 飮痛(음통) ; 水飮으로 因한 痛症. 臟腑 病理變化過程中의 滲出液을 水飮이라 하는데, 稀薄하고 맑은 것이 水이고, 稀薄하고 粘稠한 것이 飮이다.

11) 宿食(숙식) ; 飮食物이 하루밤을 지나도록 消化되지 않고 胃에 停滯되어 있는 症.

沈伏은 吐利[12]와 陰毒[13]聚積[14]이라

弱은 陰虛證이고 沈細는 濕痺이다. 沈弦은 飮痛이고 沈滑은 宿食이며, 沈伏은 吐利와 陰毒과 積聚이다.

3. 遲脈

遲脈은 主臟하고 陽氣[1]伏潛이니 有力은 爲痛이오 無力은 虛寒이라

遲脈은 臟病을 主宰하고 陽氣가 潛伏된 것이니, 遲하면서 有力한 것은 痛症이 되고 無力한 것은 虛寒證이다.

4. 數脈

數脈은 主腑하고 主吐主狂[1]하며 有力은 爲熱이오 無力은 爲瘡[2]이라

數脈은 腑病을 主宰하고 嘔吐와 狂症을 主宰하며, 數하면서 有力한 것은 熱證이고 無力한 것은 瘡瘍이 發生한다.

5. 滑脈

滑脈은 主痰[1]하고 或傷于食하니 下爲畜血[2]이오 上爲吐逆[3]이라

滑脈은 痰과 或은 飮食傷을 主宰하니, 아래로는 畜血이 되고 위로는 吐逆이 된다.

---

12) 吐利(토리) ; 嘔吐와 泄瀉. 利 ; 滑密, 미끄러울이
13) 陰毒(음독) ; 陰邪, 陰陽毒. 이 文句에서는 陰邪로 釋함이 옳을 것 같다.
   1. 陰邪 ; 陰經에 侵犯한 邪氣.
   2. 陰陽毒 ; 疫毒이 咽喉에 內蘊하여 血分으로 侵入하는 病症. 陽毒과 陰毒으로 나누어 지는데, 陽毒은 熱이 上部에서 壅塞되므로 顔面에 錦文과 같은 赤斑點이 생기고 咽喉가 疼痛하며 膿血을 吐하는 것이 主要症狀이다. 陰毒은 邪氣가 經脈을 阻碍하므로 面目이 靑色이 되고 몸이 打撲傷을 입은 것처럼 아프며 咽喉가 아픈 것이 主症이다.
14) 聚積(취적) ; 積聚. 積과 聚는 腹中의 積塊로, 積은 有形이며 固定되어 移動하지 않고 痛處가 一定하며 病이 臟에 있고 血分에 屬한다. 聚는 無形이며 聚散이 無常하고 痛處가 一定하지 않으며 病이 腑에 있고 氣分에 屬한다.
1) 陽氣(양기) ; 衛氣를 말한다.
1) 狂(광) ; 癲狂. 癲과 狂은 모두 精神錯亂의 疾病이다. 癲은 抑鬱狀態로 發現되어 情感冷淡·沈默痴呆·言語錯亂·飢飽不知하고 甚하면 僵仆(卒倒)直視하며 虛證에 屬한다. 狂證은 興奮狀態로 發現되어 喧擾不寧·衣服과 寢具의 不斂·打人罵人·歌笑不休·多怒하고 甚하면 踰墻上屋하며 實證에 屬한다.
2) 瘡(창) ; 瘡瘍.
1) 痰(담) ; 어떤 器官이나 組織內에 津液이 變化되어 生成된 粘液物質.
2) 畜血(축혈) ; 血液의 運行이 阻害되어 經脈管內 或은 器官內에 瘀蓄된 것.
3) 吐逆(토역) ; 嘔吐와 같음.

6. 澁脈

澁脈은 少血과 或中寒濕[1]이니 反胃[2]結腸[3]과 自汗[4]厥逆[5]이라

澁脈은 血不足과 寒濕邪가 侵襲한 것을 主宰하니, 反胃·腸結·自汗·厥逆 等症이 發生한다.

7. 弦脈

弦脈은 主飮[1]하고 病屬膽肝하니 弦數은多熱이오 弦遲는多寒이라 浮弦은支飮[2]이오 沈弦은 懸痛[3]이오 陽弦[4]은 頭痛이오 陰弦[5]은 腹痛이라

弦脈은 痰飮을 主宰하고 病證은 肝膽에 屬하니, 弦數한 것은 熱證이 많고 弦遲한 것은 寒證이 많다. 浮弦은 支飮이고 沈弦은 懸飮으로 因한 脇痛이며, 寸弦은 頭痛이고 尺弦은 腹痛이다.

8. 緊脈

緊脈은主寒하고 又主諸痛하니 浮緊은 表寒[1]이오 沈緊은 裏痛[2]이라

緊脈은 寒邪와 모든 痛症을 主宰하니, 浮緊은 表寒證이고 沈緊은 裏部 寒冷으로 因한 痛症이다.

---

1) 寒濕(한습); 寒과 濕이 結合된 病邪. 發病하면 外部에서 護衛하는 陽氣가 運行하지 않고, 血의 循環이 通暢하지 못하여 肌膚疼痛 關節攣痺 等症이 나타난다.

2) 反胃(반위); 食後에 脘腹이 脹滿하며 朝食暮吐 暮食朝吐하는 病.

3) 結腸(결장); 腸結, 臟結과 같음. 平素 脇下에 痞塊가 있어서 그것이 臍傍까지 이어져 당기고 아픈 病症.

4) 自汗(자한); 晝間에 運動을 하거나, 두터운 옷을 입거나, 氣溫이 높지 않은 데도 저절로 땀이 나는 症狀으로, 대개 肺氣가 虛弱하고 衛陽이 不固하기 때문에 發生한다.

5) 厥逆(궐역); 肢體 或은 手足이 逆冷하며 同時에 昏厥하는 것.

1) 飮(음); 痰飮. 體內의 水液이 圓滑하게 轉輪되지 못하여 體腔 또는 四肢 等에 停滯되는 疾病의 總稱.

2) 支飮(지음); 痰飮과 水氣가 胸膈部와 胃脘部에 停滯되는 病症으로, 主症은 喘咳上逆 胸滿短氣 依息不臥하고, 甚하면 浮腫이 發生한다. 慢性肺氣腫이 이에 該當된다.

3) 懸痛(현통); 懸飮으로 因한 脇痛. 水飮이 脇肋部에 停留된 것을 懸飮이라 하는데, 主症은 脇下脹滿 或微腫, 咳嗽나 唾涎을 할 때에 兩脇部가 引痛하고, 脈이 沈弦하다. 滲出性肋膜炎이 이에 該當된다.

4) 陽弦(양현); 寸弦.

5) 陰弦(음현); 尺弦.

1) 表寒(표한); 風寒邪에 感觸되어 發熱 惡寒 無汗 頭痛 項强 骨節煩疼 舌苔薄白 脈浮緊 等이 나타나는 病證.

2) 裏痛(이통); 裏部에 寒邪가 轉入되어 發生한 腹痛.

9. 長·短·細·大·虛·實·洪脈

長脈은 氣平[1]이오 短脈은 氣病이오 細則氣少요 大則病進[2]이라 浮長은 風癎[3]이오 沈短은 宿食이오 血虛[4]하면 脈虛하고 氣實[5]하면 脈實이라 洪脈은 爲熱이나 其陰則虛하고 細脈은 爲濕이나 其血則虛라

長脈은 氣가 充足하여 平衡을 이룬 脈이고, 短脈은 氣가 不足한 脈이며, 細脈은 氣가 적은 脈이고, 大脈은 病이 進展하는 脈이다. 浮長은 風癎이고 沈短은 宿食證이며, 血虛하면 脈도 虛脈이 나타나며 氣實하면 脈도 實脈이 나타난다. 洪脈은 中熱證이나 陰은 虛하고, 細脈은 中濕證이나 血은 虛하다.

10. 緩脈

緩大者는 風이오 緩細者는 濕이오 緩澁은 血少요 緩滑은 內熱[1]이라

緩大하면 風邪이고 緩細하면 濕邪며, 緩澁은 血少하고 緩滑은 內熱證이다.

11. 濡·弱脈

濡小[1]는 陰虛요 弱小는 陽竭[2]이니 陽竭하면 惡寒하고 陰虛하면 發熱이라

濡小는 陰虛證이고 弱小는 陽氣가 竭盡된 證候니, 陽이 竭盡되면 惡寒하고 陰이 虛하면 發熱한다.

12. 微脈

陽微[1]하면 惡寒하고 陰微[2]하면 發熱하며 男微는 虛損[3]이오 女微는 瀉血[4]이라

寸部가 微하면 惡寒하고 尺部가 微하면 發熱하며, 男性에게 微脈이 나타나는 것은 虛損證이고 女性은 瀉血證이다.

---

1) 氣平(기평) ; 氣가 充足하여 平衡을 이룬 現象.
2) 病進(병진) ; 病이 惡化되는 方向으로 進展함.
3) 風癎(풍간) ; 癎證이 發作할 때 項强 直視 人事不省 牙關緊急 等이 나타나는 病.
4) 血虛(혈허) ; 營血의 不足으로 虛弱이 나타나는 病理.
5) 氣實(기실) ; 邪氣가 實한 것.
1) 內熱(내열) ; 裏熱. 胃腸·肺胃의 實熱, 或은 肝膽의 鬱熱로 主症은 不惡寒 反惡熱 口渴引飮 煩躁 小便短赤 等이다.
1) 小(소) ; 小脈. 細脈의 別稱.
2) 竭(갈) ; 盡也, 다할갈
1) 陽微(양미) ; 寸微.
2) 陰微(음미) ; 尺微.
3) 虛損(허손) ; 虛損努傷. 五臟의 모든 不足으로 生成되는 여러 疾病의 槪括.
4) 瀉血(사혈) ; 下血을 뜻한다.

13. 動脈

陽動[1]은 汗出하고 陰動[2]은 發熱하며 爲痛與驚[3]과 崩中[4]失血이라

寸部의 動脈은 汗出證이고 尺部의 動脈은 發熱證이며, 그 밖에도 動脈은 痛症 驚悸 崩中 失血證도 主宰한다.

14. 革脈

虛寒이 相搏[1]하면 其名이 爲革이니 男子는 失精[2]이오 女子는 失血이라

虛와 寒이 相搏하면 그것을 革脈이라 하니, 男子에 있어서는 失精證이고 女子에 있어서는 失血證이다.

15. 促・結脈

陽盛[1]則促하니 肺癰[2]과 陽毒[3]이오 陰盛[4]則結하니 疝瘕[5]와 積鬱[6]이라

陽이 偏盛하면 促脈이 나타나니 肺癰과 熱毒의 病이 되고, 陰이 偏盛하면 結脈이 나타나니 疝瘕와 積滯와 鬱結의 病이 된다.

16. 代脈

代則氣衰[1]니 或泄膿血[2]이오 傷寒心悸[3]와 女胎[4]三月이라

代脈은 臟氣가 衰殘한 脈象이니 或 痢疾로 膿血을 排泄하기도 하고, 傷寒의 心悸症과 姙娠三個月에도 代脈이 나타날 수 있다.

---

1) 陽動(양동) ; 寸動.
2) 陰動(음동) ; 尺動.
3) 驚(경) ; 驚悸. 心臟의 動悸가 甚하여 不安을 느끼는 病症.
4) 崩中(붕중) ; 月經時期가 아닌데 多量의 出血이 있는 病症.
1) 虛寒相搏(허한상박) ; 虛와 寒이 相兼함.
2) 失精(실정) ; 遺精, 遺泄이라고도 함. 꿈에 失精하는 것을 夢遺라 하며 낮에 精液이 저절로 滑出하는 것을 滑精이라 하는데, 이는 主로 心腎不交 相火熾盛 腎氣不固 또는 濕熱下注로 起因한다.
1) 陽盛(양성) ; 陽이 陰에 比하여 偏盛한 病理.
2) 肺癰(폐옹) ; 肺에 癰瘍이 생겨 膿血을 咳出하는 病.
3) 陽毒(양독) ; 火熱의 病邪가 鬱結되어 毒을 形成한 것으로, 瘡瘍 腫毒의 形成과 關係가 있다.
4) 陰盛(음성) ; 陰이 陽에 比하여 偏盛한 病理.
5) 疝瘕(산하) ; 小腹部가 熱痛하며 尿孔에서 白色의 粘液이 流出되는 病症.
6) 積鬱(적울) ; 積滯와 鬱結.
1) 氣衰(기쇠) ; 臟氣의 衰弱.
2) 泄膿血(설농혈) ; 痢疾. 腹痛이 있고 粘液과 膿血이 섞인 大便을 少量으로 자주 보나 시원하지 않으며 裏急後重한 것이 主症이다.
3) 心悸(심계) ; 心臟의 動悸가 甚하여 不安을 느끼는 病症.
4) 胎(태) ; 孕胎, 姙娠.

第七節 脈의 順逆

脈之主病에 有宜不宜하니 陰陽順逆[1]으로 凶吉을 可推[2]라

脈이 病을 主宰하는 데에는 宜當한 脈과 不當한 脈이 있으니, 陰陽의 順證과 逆證으로 吉凶을 推測할 수 있다.

第八節 諸病脈法

1. 中風

中風[1]은 浮緩하니 急[2]實則忌하고 浮滑은 中痰[3]이오 沈遲는 中氣[4]라

中風의 脈象은 浮緩하니 急實하면 忌避하는 脈象이고, 浮滑하면 中痰證이며 沈遲하면 中氣證이다.

2. 尸厥

尸厥[1]은 沈滑하고 卒不知人[2]하며 入臟[3]하면 身冷하고 入腑[4]하면 身溫이라

尺厥은 脈象이 沈滑하고 卒然히 人事不省이 되며, 病邪가 臟으로 들어가면 몸이 寒冷하고 腑로 들어가면 몸이 溫暖하다.

---

1) 陰陽順逆(음양순역) ; 病이 重症에서 輕症으로 好轉되는 것을 順證이라 하고, 輕症에서 重症으로 惡化되는 것을 逆證이라 한다. 陰證에 浮 大 滑 數 動의 陽脈이 보이면 順證이고, 陽證에 沈 濇 弦 微 弱의 陰脈이 보이면 逆證이다. 沈滑한 脈은 腎의 平脈이므로 左尺 腎脈에 보이면 順證이고, 左寸 心脈에 보이면 逆證이다.

2) 推(추) ; 順遷, 옮길추

1) 中風(중풍) ; 갑자기 昏仆하여 人事不省이 되고, 言語가 蹇澁하고 痰涎이 壅盛하며 四肢不隨 或은 半身不隨가 되는 病症.

2) 急(급) ; 緊脈의 異名.

3) 中痰(중담) ; 痰으로 因하여 卒倒昏迷 半身不隨 口眼歪斜 言語障碍 等이 나타나는 類中風.

4) 中氣(중기) ; 七情過度로 因하여 發生한 類中風.

1) 尸厥(시궐) ; 突然 昏倒하여 人事不省이 되므로써 昏死의 狀態가 되고, 呼吸이 微弱하고 脈象이 매우 微弱하여 거의 反應이 없는 것같아 언뜻 보기에는 死者와 같은 症狀. 一酸化炭素의 中毒, 腦震蕩 等에서 볼 수 있다.

2) 卒不知人(졸부지인) ; 人事不省과 같음.

3) 入臟(입장) ; 中臟. 病症의 輕重에 따라 中絡·中經·中腑·中臟으로 區別하는데, 中絡이 가장 輕하고 中臟이 가장 重하다.

4) 入腑(입부) ; 3)의 入臟條 參照.

3. 傷風・中寒

風은 傷于衛[1]하니 浮緩하며 有汗하고 寒은 傷于營[2]하니 浮緊하며 無汗이라

風邪는 衛氣를 傷하게 하니 脈象은 浮緩하고 땀이 나며, 寒邪는 營氣를 傷하게 하니 脈象은 浮緊하고 땀이 나지 않는다.

4. 傷暑・濕

暑[1]傷于氣하니 脈虛身熱하고 濕[2]傷于血하니 脈緩細濇이라

暑邪는 氣를 傷하게 하니 脈象은 虛하고 身熱이 나며, 濕邪는 血을 傷하게 하니 脈象이 緩細濇하다.

5. 傷寒

傷寒[1]熱病은 脈喜浮洪하니 沈微濇小하면 證反必凶이라 汗後에 脈靜[2]하고 身冷則安이오 汗後에 脈躁[3]하고 熱甚하면 必難이라 陽病에 見陰[4]하면 病必危殆하고 陰病에 見陽[5]하면 雖困[6]이나 無害라 上不至關하면 陰氣已絕이오 下不至關하면 陽

傷寒熱病에는 脈이 浮洪한 것이 좋은 現象이니, 萬若 脈이 沈・微・濇・小하면 이러한 證候는 도리어 반드시 兇證이다. 發汗한 뒤에 脈이 和緩하고 平靜하며 몸이 차면 安心할 수 있고, 發汗한 뒤에 脈이 急數 躁動하며 熱이 甚하면 반드시 治療하기 어렵다. 陽證病에 沈・濇・微・弱 等의 陰脈이 나타나면 그 病은 반드시 危殆롭고, 陰證病에 浮・大・滑・數・動 等의 陽脈이 나타나면 病勢가 비록 困急하나 해롭지 않다.

---

1) 衛(위) ; 衛氣. 人體 陽氣의 一部分이다. 이는 水穀에서 생기고 脾胃에서 來源하며, 上焦로 나가 脈道밖을 運行한다. 衛氣는 性質이 剛悍하여 經脈의 制約을 받지 않으며, 運行이 迅速하고 滑利하며, 안으로는 臟腑에, 밖으로는 肌表腠理로 이르지 않는 곳이 없다. 衛氣는 臟腑의 溫養, 肌膚의 溫潤, 腠理의 滋養, 汗孔의 開閉 等 重要한 機能을 가지며, 肌表를 保衛하고 外邪에 抗御하는 作用을 特徵으로 하기 때문에 '衛氣'라 한다.

2) 營(영) ; 營氣. 脈管中에서 運行되는 精氣로서 水穀에서 생기며, 脾胃에서 來源하여 中焦로 나가며, 그 性質이 柔順하고 血液을 化生하여 全身을 營養하는 作用을 한다. 營氣의 運行은 中焦에서 手太陰肺經으로 上注된 뒤에 全身의 經脈을 通하여 끊임없이 運轉해서 人體의 上下 內外 各 部分을 營養한다. 그러므로 生理的인 觀點에서 말한다면 營氣는 곧 血液의 作用을 뜻한다.

1) 暑(서) ; 여름의 暑邪.

2) 濕(습) ; 濕邪.

1) 傷寒(상한) ; 外感發熱病의 總稱.

2) 脈靜(맥정) ; 脈搏이 和緩 平靜함을 말하며, 疾病이 好轉되거나 惡化되지 않음을 表示한다.

3) 脈躁(맥조) ; 疾病의 進行過程에서 脈象이 本來의 脈에 比하여 急數 躁動해지는 것.

4) 陽病見陰(양병현음) ; 傷寒陽證에 沈・濇・弦・微・弱 等의 陰脈이 나타나는 것.

5) 陰病見陽(음병현양) ; 傷寒陰證에 浮・大・滑・數・動 等의 陽脈이 나타나는 것.

6) 困(곤) ; 窮苦, 곤할곤

氣已竭이라　代脈止歇은 臟絕[7]傾危[8]이오　散脈無根하고 形損[9]은 難醫[10]라

脈搏이 尺部에서 위로 關部에 이르지 못하면 陰氣가 이미 斷絕된 것이고, 寸部에서 아래로 關部에 이르지 못하면 陽氣가 이미 竭盡된 것이다. 代脈으로 脈이 쉬게 되면 臟氣가 斷絕된 것이니 매우 危殆롭고, 散脈으로 脈에 根氣가 없고 形體가 이미 損傷된 境遇는 治療하기 어렵다.

6. 內傷飮食勞倦

飮食內傷[1]은 氣口[2]가 急滑하고　勞倦內傷[3]은 脾脈[4]이 大弱이라

飮食內傷은 氣口脈이 急滑하고, 勞倦內傷은 脾脈이 大弱하다.

7. 七氣

欲知是氣[1]면 下手[2]脈沈이오　沈極則伏하고 濇弱하면 久深이라

七氣病인가를 알려면 沈脈이 나타나는가를 살펴보고, 病이 甚하면 沈脈이 伏脈으로 變하며, 濇脈 弱脈이 보이면 病이 오래 되고 深重한 것이다.

8. 六鬱

六鬱[1]은 多沈하니 滑痰緊食이오　氣濇血芤요 數火細濕이라

六鬱은 흔히 沈脈이 나타나니, 沈滑하면 痰鬱이고 沈緊하면 食鬱이며, 氣鬱은 沈濇하고 血鬱은 沈芤하며, 沈數하면 火鬱이고 沈細하면 濕鬱이다.

---

7) 臟絕(장절) ; 臟氣의 斷絕.
8) 傾危(경위) ; 危殆로움.
9) 形損(형손) ; 中氣가 虛하므로 因하여 생기는 形體의 虛弱 또는 損傷.
10) 醫(의) ; 療也, 병고칠의
1) 飮食內傷(음식내상) ; 內傷의 原因으로는 飮食失節과 肉體·精神的인 勞倦, 房勞 等이 있는데, 飮食失節로 생긴 內傷을 '飮食內傷·內傷飮食'이라 하고, 肉體·精神的인 勞倦과 房勞로 생긴 內傷을 '勞倦內傷·內傷勞倦'이라 한다.
2) 氣口(기구) ; 右側 寸部를 '氣口', 左側 寸部를 '人迎'이라 하는데, 氣口에서 內傷을 診脈하고 人迎에서 外感을 診脈한다.
3) 勞倦內傷(노권내상) ; 1)의 飮食內傷條를 參照.
4) 脾脈(비맥) ; 右側 關部.
1) 氣(기) ; 七氣. 喜·怒·憂·思·悲·恐·驚의 七情過度로 因하여 發生한 病.
2) 下手(하수) ; 診脈을 하기 爲하여 指端을 脈搏위에 올려 놓음.
1) 六鬱(육울) ; 氣·血·濕·火·痰·食 等 六種鬱證의 合稱. '鬱'은 壅遏하여 通暢하지 않거나 鬱結不舒한 것이다. 錦章書局本과 文友書店本에는 '火鬱'로 되어있고, 啓新書局本과 四庫全書本에는 '大鬱'로 되어 있으나 뒤에 '數火'라하여 火鬱을 말하였으므로 '六鬱'로 고친다.

9. 痰飮

滑主多痰[1]하고 弦主留飮[2]하니 熱[3]則滑數하고 寒[4]則弦緊이라 浮滑은 兼風이오 沈滑은 兼氣[5]요 食傷[6]은 短疾[7]하고 濕留는 濡細라

滑脈은 痰이 많은 證을 主宰하고 弦脈은 留飮을 主宰하니, 熱痰은 滑數하고 寒痰은 弦緊하다. 浮滑은 風邪를 兼한 것이고 沈滑은 氣滯를 兼한 것이며, 食傷을 兼하면 短疾하고 濕邪가 留滯하면 濡細하다.

10. 瘧疾

瘧[1]脈은 自[2]弦하니 弦數者는 熱[3]이오 弦遲者는 寒[4]이오 代散者는 折[5]이라

瘧疾脈은 自體가 弦하니 弦數하면 熱多寒少하고, 弦遲하면 寒多熱少하며 散大하면 죽는다.

11. 洩痢

洩瀉[1]下痢[2]는 沈小滑弱하니 實大浮洪하고 發熱則惡[3]라

洩瀉와 痢疾脈은 沈小하거나 滑弱하니, 實大하거나 浮洪하며 發熱하면 惡症이다.

---

1) 痰(담); 器官이나 組織內에 津液이 變化되어 生成된 粘液物質.
2) 留飮(유음); 長期間 停留하여 運行되지 않는 水飮으로, 이는 脾胃의 陽虛로 運化機能이 喪失되고 그 結果 津液이 凝滯되므로 생긴다. 主症은 口渴 四肢關節痠痛 背部寒冷 短氣 脈沈 等이다.
3) 熱(열); 熱痰. 熱邪가 體內에 오래 停滯되어 생기는 痰.
4) 寒(한); 寒痰. 痰質이 묽고 흰 것이 特徵이다. 外感으로 發病한 境遇 반드시 惡寒 發熱 頭痛 喉痒 咳嗽 等症을 隨伴하고, 脾腎虛寒으로 惹起된 境遇 惡寒 肢冷 精神疲勞 胃弱 脈沈 等을 나타낸다.
5) 氣(기); 氣滯.
6) 食傷(식상); 傷食. 飮食으로 因하여 損傷된 發病原因.
7) 疾(질); 疾脈. 一息에 7~8回 搏動하는 脈象.
1) 瘧(학); 瘧疾. 寒戰 壯熱 汗出 定期發作을 特徵으로 하는 病證.
2) 自(자); 己也, 몸소자
3) 熱(열); 溫瘧. 여름에 暑熱에 感觸되어 發生하는 疾瘧. 主症은 先熱後寒하고 熱重寒輕하며 口渴喜凉飮한다.
4) 寒(한); 寒瘧. 寒氣가 內伏한 뒤에 風邪에 感觸되어 誘發되는 瘧疾. 主症은 寒多熱少하고 發作時에는 頭痛 無汗 脈緊有力 等이다.
5) 折(절); 夭也, 일찍죽을절
1) 洩瀉(설사); 大便이 稀薄하고 나오다가 말다가 하는 것을 '洩'或은 '泄'이라 하고, 물을 쏟는 것처럼 直下하는 것을 '瀉'라 하는데, 普通 '洩瀉'로 合稱한다.
2) 下痢(하리); 痢疾.
3) 惡(악); 不善, 모질악

12. 嘔吐

嘔吐[1]反胃[2]에 浮滑者는 昌[3]하고 弦數緊澁하고 結腸[4]者는 亡[5]이라

嘔吐와 反胃에 있어서 脈이 浮滑하면 쉽게 낫고, 弦數하거나 緊澁하며 結腸이 되면 죽는다.

13. 霍亂

霍亂[1]之候에 脈代를 勿訝[2]하고 厥逆[3]하고 遲微하면 是則可怕[4]라

霍亂症候에 있어서 代脈이 보인다고 死證으로 疑心하지 말고, 厥逆症이 있으면서 脈이 遲微하면 이는 바로 危險한 症狀이다.

14. 咳嗽

咳嗽[1]多浮하니 聚[2]肺關[3]胃요 沈緊小는危나 浮濡는易治라

咳嗽證의 脈은 흔히 浮하니 邪氣가 肺에 모이고 胃의 機能이 막혀서 發生한다. 脈이 沈緊小하면 危殆로우나 浮濡하면 容易하게 治療된다.

15. 喘急

喘急[1]息肩[2]에 浮滑者는 順[3]이나 沈澁肢寒하고 散脈은 逆證[4]이라

喘急으로 肩息하는 데에 脈이 浮滑하면 順證이나, 沈澁하고 四肢가 寒冷하며

---

1) 嘔吐(구토) ; 吐하는데 있어서 有聲無物을 嘔라 하고, 無聲有物을 吐라 하나, 一般的으로 嘔吐라 한다.
2) 反胃(반위) ; 翻胃. 食後에 脘腹이 脹滿하며 朝食暮吐 暮食朝吐하는데, 消化되지 않은 飮食物을 吐出하는 症狀.
3) 昌(창) ; 盛也, 창성할창
4) 結腸(결장) ; 腸結, 臟結과 같음. 平素 脇下에 痞塊가 있어서 그것이 臍傍까지 이어져 당기고 아픈 病症.
5) 亡(망) ; 死也, 죽을망
1) 霍亂(곽란) ; 上吐 下瀉가 同時에 일어나는 病으로, 胃와 腸中의 病理性 內容物이 吐瀉로 排出되는 것을 '濕霍亂'이라 하고, 腹脹絞痛하며 煩躁悶亂하고 吐할 것 같으나 吐하지 못하고 瀉할 것 같으나 瀉하지 못하는 것을 '乾霍亂'이라 한다. 콜레라와 急性腸胃炎도 이에 包括된다.
2) 訝(아) ; 疑怪, 의심할아
3) 厥逆(궐역) ; 肢體 或은 手足이 逆冷하며 同時에 昏厥하는 것.
4) 怕(파) ; 懼也, 두려울파
1) 咳嗽(해수) ; 기침을 할때에 有聲無痰을 '咳'라 하고, 有聲有痰을 '嗽'라 한다.
2) 聚(취) ; 會也, 모일취
3) 關(관) ; 塞也, 막을관
1) 喘急(천급) ; 喘促. 喘息의 發作으로 呼吸이 促急함을 形容한 것.
2) 肩息(견식) ; 喘息으로 어깨를 들먹이며 呼吸하는 것.
3) 順(순) ; 順證. 病이 好轉되는 方向으로 進展하는 狀態.
4) 逆證(역증) ; 病이 惡化되는 方向으로 進行되는 狀態.

散脈이 보이면 逆證이다.

16. 發熱

病熱은 有火[1]니 洪數하면 可醫나 沈微하야 無火와 無根[2]者는 危라

發熱病은 火가 있는 것이니 脈이 洪數하면 治療할 수 있으나, 沈微하여 火가 없는 것과 無根之火로 發熱하는 경우에는 危殆롭다.

17. 勞瘵 · 虛損

骨蒸[1]發熱은 脈數而虛하니 熱而濇小하면 必殞[2]其軀[3]라 勞極[4]諸虛는 浮耎微弱하고 土敗[5]는 雙弦[6]하며 火炎[7]은 急[8]數이라

骨蒸發熱은 脈이 數하면서 虛하니, 發熱하면서 脈이 濇小하면 그 軀體는 반드시 죽는다. 五勞六極 等 모든 虛損은 脈이 浮耎 微弱하고, 脾胃의 土氣가 敗壞되면 雙弦脈이 나타나며 腎火가 炎上하면 急數脈이 나타난다.

18. 血病

諸病失血[1]에 脈必見芤하니 緩小는 可喜나 數大는 可憂라 瘀血[2]이 內畜하면 却[3]宜牢大하고 沈小濇微하면 反成其害[4]라

諸病의 失血症에 반드시 芤脈이 나타나니, 緩小하면 좋은 現象이나 數大하면

1) 火(화) ; 病理變化過程中에 機能亢進의 狀態를 말한다. 各種 病邪에 感觸되거나 七情內傷 五志過極 等이 一定한 條件下에서 모두 火로 化하게 되며, 生理上 火의 過度한 亢進도 病理上의 火로 轉化하게 된다. 火는 實火와 虛火로 나누어 지는데, 實火는 대개 病邪의 亢盛으로 因하며, 急性熱病에서 흔히 나타난다. 主症은 高熱 多汗 煩渴 狂躁 面目紅赤 喀血 衄血 舌紅 苔黃燥 脈數有力 等이다. 虛火는 대개 陰液의 虧損으로 起因하며, 慢性消耗性疾患에 흔히 나타나고, 主症은 煩燥失眠 夢遺失精 五心煩熱 兩顴潮紅 盜汗 咳嗽痰血 脈細數 等이다.
2) 無根(무근) ; 無根之火. 虛火와 같다.
1) 骨蒸(골증) ; 骨蒸勞熱. '骨'은 深層의 뜻이고, '蒸'은 熏蒸의 뜻이다. 陰虛 潮熱의 熱氣가 裏部에서 透發하여 나오므로 이렇게 부른다. 이러한 發熱의 類型은 언제나 盜汗을 兼하며, 肺勞病의 主症가운데 하나이다.
2) 殞(운) ; 歿也, 죽을운
3) 軀(구) ; 四體, 몸구
4) 勞極(노극) ; 勞傷虛損의 病證으로, 五勞와 六極이다. 五勞는 肝・心・脾・肺・腎勞이고, 六極은 氣・血・肉・筋・骨・精極이다.
5) 土敗(토패) ; 脾胃 土氣의 衰弱.
6) 雙弦(쌍현) ; 兩關部의 弦脈.
7) 火炎(화염) ; 腎火의 炎上으로 主症은 性機能興奮 遺精 早漏 等이다.
8) 急(급) ; 緊脈의 異名.
1) 失血(실혈) ; 亡血. 吐血 衄血 便血 尿血 等의 出血의 總稱.
2) 瘀血(어혈) ; 體內의 血液이 一定한 處所에 瘀滯된 病症.
3) 却(각) ; 反也, 도리어각
4) 害(해) ; 傷也, 상할해

危殆롭다. 瘀血이 內部에 蓄積되면 도리어 牢大脈이 宜當하니, 沈小하거나 澁微하면 도리어 害로운 症候이다.

19. 遺精・白濁

遺精[1]白濁[2]은 微澁而弱이나 火盛陰虛[3]하면 芤濡洪數이라

遺精과 白濁의 脈은 微澁하면서 弱하나, 火가 盛하고 陰이 虛하면 芤濡하거나 洪數하다.

20. 消渴

三消[1]之脈에 浮大者는 生이나 細小微澁하고 形脫[2]하면 可驚이라

三消의 脈에 있어서 浮大하면 살 수 있으나, 細小 微澁하고 形肉이 이미 脫盡되었으면 살 수 없다.

21. 淋閟

小便淋閟[1]에 鼻頭色黃하고 澁小하면 無血이오 數大면 何妨[2]가

小便淋閟症에 鼻頭가 黃色이고 脈이 澁小하면 血이 不足한 것이고, 數大하면 別로 妨害될 것이 없다.

22. 大便燥結

大便燥結[1]은 須分氣[2]血[3]이니 陽[4]數而實하고 陰[5]遲而澁이라

---

1) 遺精(유정) ; 遺泄, 失精. 꿈에 遺精하는 것을 '夢遺'라 하며, 낮에 精液이 저절로 滑出하는 것을 '滑精'이라 한다.
2) 白濁(백탁) ; 小便이 쌀뜨물 처럼 混濁한 것을 排出하는 病症.
3) 火盛陰虛(화성음허) ; 陰虛火旺. 陰精이 虧損되어 虛火가 亢盛하는 病理變化. 主症은 性慾亢進 煩躁易怒 兩顴潮紅 口乾 咳血 等이다.
1) 三消(삼소) ; 消渴病을 3種類로 나눈 上消・中消・下消.
2) 形脫(형탈) ; 全身의 骨骼關節이 露顯되고 肌肉이 消瘦된 慢性消耗性疾病의 末期現象.
1) 淋閟(임비) ; 隆閉. 小便을 시원하게 보지 못하고 방울방울 떨어지며 小腹이 緩慢하게 脹滿하는 것이 '淋'이고, 小便이 전혀 나가지 않고 막히는 것을 '閟'라 한다. 閟 ; 閉也, 닫을비
2) 妨(방) ; 害也, 해로울방
1) 大便燥結(대변조결) ; 便秘. 大便이 乾燥 硬結하여 排出하기 어려운 症狀.
2) 氣(기) ; 氣秘. 脾胃의 氣가 升降하지 못하고 穀氣가 運行되지 않아 氣結이 되므로 便秘가 생기는데, 主症은 心腹痞悶 脇肋䐜脹 大便不通 脈沈 噫氣 等이다.
3) 血(혈) ; 血秘, 血虛便秘. 血虛로 腸의 粘液이 不足하여 大便이 秘結하게 된다. 主症은 大便이 艱澁한데, 通利하는 藥을 服用하면 溏泄이 되었다가 다시 秘結이 되고, 大便의 色은 枯燥하고 少量이며, 顏色은 光彩가 적다.
4) 陽(양) ; 氣秘.
5) 陰(음) ; 血秘.

大便燥結은 반드시 氣秘와 血秘를 區分하여야 하니, 陽證인 氣秘는 脈이 數하면서 實하고 陰證인 血秘는 遲하면서 澁하다.

23. 癲癎

癲[1]은 乃重陰[2]이오 狂은 乃重陽[3]이니 浮洪은 吉兆[4]요 沈急은 凶殃[5]이라 癎[6]脈은 宜虛하니 實急者는 惡요 浮陽[7]沈陰[8]하고 滑痰數熱이라

癲證은 重陰證이고 狂證은 重陽證이니, 脈이 浮洪하면 吉한 徵兆이고 沈急하면 凶한 災殃이다. 癎證의 脈은 宜當 虛하여야 하니 實急하면 나쁜 徵候이고, 浮脈이 보이면 陽癎이고 沈脈은 陰癎이며, 滑脈이 보이면 痰으로 因한 癎證이고 數脈은 熱로 因한 癎證이다.

24. 喉痺

喉痺[1]之脈은 數熱遲寒이오 纏喉[2]走馬[3]에 微伏則難이라

喉痺의 脈은 數하면 熱證이고 遲하면 寒證이며, 纏喉風이나 走馬喉痺에 微脈伏脈이 보이면 難治證이다.

---

1) 癲(전) ; 癲과 狂은 모두 精神錯亂의 疾病이다. 癲의 症狀은 抑鬱狀態로 나타나서 情感冷淡 沈默痴呆 言語錯亂 飢飽不知하고, 甚하면 僵仆直視하는데 이는 虛證이다. 狂은 症狀이 興奮狀態로 나타나서, 喧擾不寧 衣服不斂 打人罵人 歌笑不休 多怒하며, 甚하면 담을 넘고 지붕에 오르는데 이는 實證에 속한다.

2) 重陰(중음) ; 陰에 屬하는 두 種類의 性質이 하나의 事物上에 나타나는 것으로, 陰氣의 偏勝을 말한다.

3) 重陽(중양) ; 陽에 屬하는 두 種類의 性質이 하나의 事物上에 나타나는 것으로, 陽氣의 偏勝을 말한다.

4) 兆(조) ; 未作意, 조짐조

5) 殃(앙) ; 禍也, 재앙앙

6) 癎(간) ; 發作性精神異常疾患이다. 그 特徵은 發作時에 卒然昏倒하여 涎沫을 吐出하고 上視하며 四肢가 抽搐되고 羊의 울음소리를 내는데, 覺醒한 뒤에는 疲困한 感覺以外에 正常人과 다름이 없고, 往往 不定期的으로 發作을 反復한다.

7) 陽(양) ; 陽癎. 1. 實熱에 屬한 癎證. 主症은 發作이 急激하며 卒倒 抽搐 吐涎 牙關緊急 目上視 身熱 脈弦數 等이다. 2. 小兒急驚風의 別名.

8) 陰(음) ; 陰癎. 1. 虛寒에 屬한 癎證. 主症은 發作時에 顔色이 蒼白하고 痴呆無知 不動不語 身冷 脈沈弦 等이다. 2. 小兒慢驚風의 別名.

1) 喉痺(후비) ; 咽喉가 腫痛하는 모든 病을 指稱하는 것으로, 목이 막히는듯한 感覺을 느끼며, 삼키는 것이 爽快하지 않고, 甚하면 嚥下困難한 것은 모두 喉痺의 範疇에 속한다.

2) 纏喉(전후) ; 纏喉風, 喉風. 咽喉가 갑자기 腫痛하며 呼吸과 嚥下가 困難하고, 痰涎이 壅盛하고 牙關이 緊急하며 意識이 不淸한 等症을 隨伴하는 病으로, 디프테리아가 이에 該當된다.

3) 走馬(주마) ; 走馬喉痺. 肝火의 上昇으로 脾土가 剋制를 받음으로써 火毒이 咽喉를 막아서 發生하는데, 咽喉가 內外로 腫痛하고, 甚하면 寒熱往來 頭痛發熱을 兼한다. 病勢의 進行이 매우 急速하여 마치 달리는 말과 같으므로 走馬喉風이라 한다. 脈이 洪大하면 順證이고 沈細하면 逆證이다.

25. 眩暈

諸風眩運[1]은 有火有痰하며 左濇은 死血[2]이오 右大는 虛看이라

모든 風邪로 發生하는 眩暈은 火證과 痰證이 있으며, 左側에 濇脈이 보이면 死血로 因한 眩暈이고 右側이 虛大하면 虛證으로 보아야 한다.

26. 頭痛

頭痛은 多弦호대 浮風緊寒하고 熱洪濕細하며 緩滑厥痰[1]이라 氣虛는 弦耎[2]하고 血虛는 濇微하며 腎厥[3]은 弦堅하고 眞痛[4]은 短濇이라

頭痛脈은 흔히 弦한데 浮脈은 風邪로, 緊脈은 寒邪로 因한 것이며, 熱로 因한 頭痛은 脈이 洪하고 濕은 細하고 緩滑하면 痰厥頭痛이다. 氣虛頭痛은 弦耎하고 血虛頭痛은 微濇하며, 腎厥頭痛은 弦堅하고 眞頭痛은 短濇하다.

27. 心腹痛

心腹之痛이 其類有九[1]하니 細遲는 從吉하고 浮大는 延久[2]라

心腹痛이 그 種類가 아홉이 있으니, 細遲하면 吉한 脈象이고 浮大하면 오래도록 미적거려 낫지 않는다.

28. 疝氣

疝氣[1]는 弦急하니 積聚[2]가 在裏라 牢急者는 生하고 弱急者는 死라

---

1) 眩運(현운); 眩暈. '眩'은 眼目의 昏眩이고, '暈'은 頭腦의 暈轉이다.
2) 死血(사혈); 瘀血과 같음.

1) 厥痰(궐담); 痰厥頭痛. 痰의 厥逆으로 因한 頭痛으로, 그 症狀은 眼重頭旋 惡心煩亂 口吐淸水 出氣短促 心神不安 語言顚倒 目不敢開하고, 바람을 쏘이면 머리가 破裂되듯 아프며, 身重如山 胸滿嘔逆 四肢厥冷 兩寸弦滑 等이다.
2) 耎(연); 濡脈의 別稱.
3) 腎厥(신궐); 腎厥頭痛. 寒邪가 少陰經에 侵入하여 그 氣가 厥逆하여 생기는데, 頭目이 아프고 四肢逆冷 胸膈痞悶多痰하고, 脈은 輕按하면 弦하고 重按하면 堅實하다.
4) 眞痛(진통); 眞頭痛. 頭痛이 劇烈하여 참기 어렵고 腦戶穴까지 이어져 아프며, 肘關節以上의 手足이 厥冷한다.

1) 九(구); 九種心痛. 上腹脘部와 前胸部의 疼痛으로, 二種의 分類法이 있다. 1. 蟲心痛 注心痛 風心痛 悸心痛 食心痛 飮心痛 冷心痛 熱心痛 去來心痛. 2. 飮心痛 食心痛 氣心痛 血心痛 冷心痛 熱心痛 悸心痛 蟲心痛 疰心痛.
2) 延久(연구); 오래도록 미적거림. 延; 遷延淹久, 미적거릴연

1) 疝氣(산기); 生殖器 睾丸 陰囊部分의 病症으로 例를 들면 男女 外生殖器의 腫瘍이 潰破되어 膿이 흐르고 尿孔에서 腐敗한 精濁物이 流出되며 睾丸 或은 陰囊이 腫大 疼痛하는 等의 病이다.
2) 積聚(적취); 腹內의 積塊로, 積은 有形이며 固定되어 移動하자 않고 痛處도 一定하며 病이 臟과 血分에 屬한다. 聚는 無形이며 聚散이 無常하고 痛處가 一定하지 않으며 病이 腑와 氣分에 屬한다.

疝氣는 脈이 弦急하니 積과 聚가 裏部에 있기 때문이다. 脈이 牢急하면 살고 弱急하면 죽는다.

29. 腰痛

腰痛之脈은 多沈而弦하니 兼浮者는 風이오 兼緊者는 寒이라 弦滑은 痰飮이오 濡細는 腎著[1]이오 大는 乃腎虛[2]요 沈實은 閃肭[3]이라

腰痛의 脈狀은 흔히 沈弦하니, 浮脈을 兼하면 風으로 因한 腰痛이고, 緊을 兼하면 寒으로 因한 것이다. 弦滑하면 痰飮으로 因한 腰痛이고 濡細하면 腎著證이며, 大하면 腎虛腰痛이고 沈實하면 閃肭腰痛이다.

30. 脚氣

脚氣[1]가 有四하니 遲寒數熱이오 浮滑者는 風이며 濡細者는 濕이라

脚氣에 네 種類가 있으니, 遲脈은 寒脚氣이고 數脈은 熱脚氣이며, 浮滑하면 風脚氣이고 濡細하면 濕脚氣이다.

31. 痿證

痿病[1]은 肺虛니 脈多微緩하고 或澁或緊하며 或細或濡라

痿病은 肺虛로 發生하니 脈이 흔히 微緩하고, 或 澁·緊·細·濡하기도 한다.

32. 痺證

風寒濕氣가 合而爲痺[1]니 浮澁而緊의 三脈이 乃備라

風·寒·濕의 邪氣가 合하여 痺證이 되니, 浮·澁·緊의 세가지 脈이 모두 具備된다.

---

1) 腎著(신착) ; 腎虛로 水分을 排泄하지 못하여 水濕이 恒常 腰腹部에 停滯되어 있고 外部로 나가지 못하여 생긴다. 그 症狀은 體重 腰中冷如坐水中 形如水狀 反不渴 小便自利 飮食如故 身勞汗出 衣裏冷濕 等이다.

2) 腎虛(신허) ; '腎虛'로 되어 있으나 '腎虛'로 된 册도 있고, 腎虛라야 뜻이 通하므로 이를 따른다. 腎虛腰痛. 腎이 虛하면 腰府가 空虛해지므로 腰痛이 發生한다. 主症은 腰痛이 綿綿不絶하며 精神이 痿頓해진다.

3) 閃肭(섬눌) ; 閃肭腰痛, 閃挫腰痛. 허리를 삐끗하든지 넘어져서 經絡을 損傷하여 생기는데, 症狀은 허리가 아파서 구부리거나 펴지 못하고, 肝脈이 搏堅하면서 長하고 兩尺脈은 實하다. 閃 ; 閃閃動貌, 번쩍일섬. 肭 ; 肥也, 살찔눌, 허리를 뜻함.

1) 脚氣(각기) ; 다리가 痲痺되며 붓고, 脈이 빨라지며 便秘가 생기는 病.

1) 痿病(위병) ; 肢體가 萎弱하여 쓰지 못하는 病症. 처음에는 대개 下肢가 無力하다가 漸次 手足이 軟弱해지고 肌肉이 痲木不仁해지며 皮膚가 乾枯해진다.

1) 痺(비) ; 風·寒·濕의 邪氣가 肌表의 經絡과 骨節에 侵犯하여 關節 或은 肌肉에 疼痛 腫大 重著 等을 惹起하는 病證.

33. 五疸

五疸[1]은 實熱이니 脈必洪數하고 濇微는 屬虛니 切忌發渴이라

五疸은 實熱證이니 脈이 반드시 洪數하게 나타나고, 濇微하면 虛證에 屬하니 渴症이 發生하는 것을 매우 꺼린다.

34. 水腫

脈得諸沈하면 責[1]其有水[2]나 浮는 氣與風이오 沈石[3]은 或裏이라 沈數은 爲陽[4]이오 沈遲는 爲陰[5]이며 浮大는 出厄[6]이오 虛小는 可驚이라

諸般 沈脈이 나타나면 그 責任은 水氣에 있으나, 浮脈이 보이면 氣滯나 風邪로 因한 外因의 水腫이고, 脈이 沈石하면 或 裏證일 수도 있다. 沈數하면 陽水證이고 沈遲하면 陰水證이며, 浮大하면 災殃에서 벗어나나 虛小하면 危殆롭다.

35. 脹病

脹滿[1]은 脈弦하니 土制于木[2]이오 濕熱[3]은 數洪하고 陰寒[4]은 遲弱이라 浮爲虛滿이오 緊則中實[5]이며 浮大는 可治요 虛小는 危極이라

脹滿證의 脈은 弦하니 土氣가 木氣에 制壓 당한 것이고, 濕熱로 因한 脹滿은 脈이 洪數하며 陰寒邪로 因한 것은 遲弱하다. 脈이 浮하면 虛滿이고 緊하면 中氣實로 생긴 脹滿이며, 脈이 浮大하면 治療할 수 있고 虛小하면 매우 危險롭다.

---

1) 五疸(오달) ; 五種의 黃疸. 黃疸은 全身皮膚 또는 眼鞏膜이 黃染되는 症狀으로, 黃疸 穀疸 酒疸 女勞疸 黃汗의 五疸로 나누어 진다.

1) 責(책) ; 自訟, 제탓할책

2) 水(수) ; 水氣. 水液이 體內에 停留하여 생기는 病症.

3) 石(석) ; 沈脈의 別名.

4) 陽(양) ; 陽水. 水腫病을 陽水와 陰水 二大類型으로 區分한다. 陽水는 肺의 宣降機能이 失調되므로 水氣가 下行하지 못하여 생기는 熱象의 水腫이다. 症狀은 上部가 먼저 붓고 皮膚色이 黃赤하고 便秘와 口渴症이 있고 脈이 沈數하다.

5) 陰(음) ; 陰水. 脾腎이 虛弱하므로 化水와 制水를 할 수 없어서 생기는 水腫으로 下肢가 먼저 붓고 皮膚色이 淡白하거나 晦暗하며, 口味는 淡淡하고 溏泄을 排出하며 脈은 沈遲하다.

6) 出厄(출액) ; 災殃에서 벗어남. 出 ; 逃也, 도망할출. 厄 ; 災也, 재앙액

1) 脹滿(창만) ; 脹病의 症狀. 脾胃가 虛弱하여 精微를 運化하지 못하므로 水穀이 모이기만 하고 흩어지지 않아서 脹滿을 形成한다. 脹證에는 胸臆膜脹 四肢腫脹 單腹脹 等이 있다.

2) 土制于木(토제우목) ; 土氣가 木氣에 制壓 당함. 即 木剋土의 現象.

3) 濕熱(습열) ; 濕과 熱이 結合된 病邪.

4) 陰寒(음한) ; 六淫病邪中 寒濕等의 病邪. 이들 邪氣로 因하여 發病하면 陽氣를 傷하기 쉽고 氣化活動을 阻害한다.

5) 中實(중실) ; 脾胃의 氣가 實하여 發病하는 病理現象.

36. 積聚[1]

五臟은 爲積이오 六腑는 爲聚니 實强者는 生하고 沈細者는 死라 中惡[2]腹脹에 緊細者는 生하나 脈若浮大하면 邪氣已深이라

五臟에 屬한 것은 積이 되고 六腑에 屬한 것은 聚가 되니, 脈이 實强하면 살고 沈細하면 죽는다. 中惡證과 腹脹證에 脈이 細緊하면 살 수 있으나, 만약 浮大脈이 나타나면 邪氣가 이미 深重하므로 難治證이다.

第九節 癰疽脈法

1. 癰疽

癰疽[1]에 浮散하고 惡寒發熱하며 若有痛處면 癰疽所發이라 脈數發熱하고 而痛者는 陽이오 不數不熱하고 不疼하면 陰瘡이라 未潰[2]癰疽에 不怕洪大하고 已潰癰疽에 洪大는 可怕라

癰疽에 있어서 脈이 浮散하고 惡寒 發熱하며, 만약 痛處가 있으면 癰疽가 發生하게 된다. 脈이 數하고 熱이 나며 痛症이 있으면 陽에 屬한 瘡瘍이고, 脈이 數하지 않고 熱이 나지 않으며 疼痛이 없으면 陰에 屬한 瘡瘍이다. 潰破되지 않은 癰疽에 있어서 洪大脈이 나타나면 두려워 할 必要가 없고, 이미 潰破된 癰疽에 있어서 洪大脈이 보이면 惡症이니 두렵다.

2. 肺癰・肺痿

肺癰[1]이 已成하면 寸數而實하고 肺痿[2]之形은 數而無力이라 肺癰色白에 脈宜短

肺癰이 이미 形成되었으면 寸脈이 數實하고 肺痿脈의 形狀은 數하면서 無力하

---

1) 積聚(적취) ; 腹內의 積塊로, 積은 有形이며 固定되어 移動하지 않고 痛處도 一定하며 病이 臟과 血分에 屬한다. 聚는 無形이며 聚散이 無常하고 痛處가 一定하지 않으며 病이 腑와 氣分에 屬한다.

2) 中惡(중악) ; 不正한 氣運에 感觸되거나, 갑자기 怪異한 物體를 보고 매우 놀라서 忽然 手足이 逆冷하고 顏色이 蒼白해지며, 精神이 恍惚하고 頭目이 昏暈하며 或은 錯言妄語하고, 甚하면 口噤 昏厥等證이 發生한다.

1) 癰疽(옹저) ; 腫瘍이 紅腫高起하고 焮熱疼痛하며 周圍의 限界가 뚜렷하고, 化膿하기 前에는 瘡頭가 없고 消散되기 쉬운데, 化膿하면 쉽게 潰破되며 潰破後의 膿液이 粘稠하고, 瘡口가 쉽게 아무는 것을 '癰'이라 한다. 瘡瘍이 평평하고 넓게 腫起하며, 皮膚色이 變하지 않고 不痛不熱하며, 化膿하지 않는 동안 잘 消散되지 않고 化膿하여도 잘 潰破되지 않으며, 膿汁이 淸稀하고 潰破後에도 잘 아물지 않는 것을 '疽'라 한다.

2) 潰(궤) ; 旁決, 무너뜨릴궤

1) 肺癰(폐옹) ; 肺部에 癰瘍이 생겨서 膿血을 咳出하는 病症으로, 肺膿瘍 肺壞疽 等이 이에 屬한다.

2) 肺痿(폐위) ; 陰虛로 肺가 損傷된 慢性衰弱疾患으로, 主症은 咳嗽 吐出稠痰白沫 寒熱往來 精神萎靡 心悸氣喘 口脣乾燥 脈虛數 等이다.

澁이오 不宜浮大와 唾糊[3]嘔血[4]이라

다. 肺癰에는 宜當 顔色이 蒼白하고 脈이 短澁하여야 하고, 脈이 浮大하고 唾糊와 嘔血이 있으면 宜當하지 않다.

3. 腸癰

腸癰[1]은 實熱[2]이니 滑數을 可知요 數而不熱하고 關脈芤는 虛라 微澁而緊하면 未膿엔 當下[3]요 緊數은 膿成이니 切[4]不可下라

腸癰은 實熱로 因하여 發生하니 脈이 滑數한 것을 알 수 있고, 脈이 數하기는 하되 熱이 나지 않으며 關脈에 虛芤脈이 보인다. 微澁하면서 緊하면 아직 化膿되지 않았으니 宜當 下法을 쓰고, 緊數하면 膿이 形成되었으니 絶對로 下法을 써서는 안된다.

第十節 婦人脈法

1. 姙娠脈法

婦人之脈은 以血爲本하니 血旺[1]하면 易胎요 氣旺[2]하면 難孕이라 少陰이 動甚[3]을 謂之有子[4]니 尺脈이 滑利하면 姙娠이니 可喜라 滑疾不散하면 胎必三月이오 但

婦人의 脈은 血로서 根本을 삼으니, 血液의 作用이 旺盛하면 쉽게 姙娠을 할 수 있고, 氣의 作用이 旺盛하면 姙娠하기 어렵다. 少陰脈의 搏動이 다른 脈보다 甚하면 이를 有子脈이라 하는데, 尺脈이 滑利한 姙娠脈을 말한 것이다. 滑疾하면서 散하지 않으면 姙娠 三個月의 脈象이고, 다만 疾脈만이 보이고 散하지

---

3) 唾糊(타호) ; 咳嗽할 때 풀과 같은 痰이 나오는 것.

4) 嘔血(구혈) ; 血液이 嘔吐를 따라 나오는 것이며 暗紫色을 띠고 量이 比較的 많으며, 飮食物의 殘渣가 섞인다. 門靜脈性肝硬化 胃·十二指腸潰瘍 胃癌 等에서 자주 보인다.

1) 腸癰(장옹) ; 大腸癰과 小腸癰을 總稱하여 腸癰이라 한다. 大蓋는 濕熱 氣滯 瘀血 等이 腸中에 留注되어 氣血이 鬱結된 까닭에 생긴다. 大腸癰은 急性蟲垂炎에 該當하며, 右下腹이 急痛하여 뚜렷한 押痛 或은 反跳痛이 있으며, 寒熱 自汗 惡心 等을 隨伴한다. 小腸癰은 小腹이 攣急하며, 臍下의 關元穴 附近이 脹痛 拒按하고, 小便이 澁滯 或은 頻數 短赤하다.

2) 實熱(실열) ; 邪氣가 盛하며 正氣도 아직 充足하여, 邪氣와 正氣가 相爭하여 생기는 發熱.

3) 下(하) ; 下法. 瀉下, 攻下, 通裏, 通下라고도 한다. 瀉下 或은 潤下作用이 있는 藥物을 써서 大便을 通導하게 하고, 積滯를 消除하며, 實熱을 蕩滌하고, 水飮을 攻逐하는 治法.

4) 切(절) ; 懇倒, 간절할절

1) 血旺(혈왕) ; 血液의 作用이 旺盛하고 氣의 作用이 衰弱하여야 姙娠이 될 수 있고, 反對로 되면 姙娠이 되지 않는다.

2) 氣旺(기왕) ; 1)의 血旺條 參照.

3) 少陰動甚(소음동심) ; 尺部 足少陰脈의 搏動이 다른 脈보다 甚한 것. 이는 姙娠脈이다. 《素問·平人氣象論》에 있다.

4) 有子(유자) ; 姙娠.

疾不散하면 五月을 可別이라 左疾하면 爲男이오 右疾하면 爲女며 女腹은 如箕[5]하고 男腹은 如斧[6]라

않으면 姙娠 五個月의 脈象이다. 左側脈이 疾速하고 有力하면 男兒이고, 右側脈이 疾速 有力하면 女兒이며, 女兒인 境遇는 姙婦의 腹部가 키처럼 평퍼짐하고, 男兒의 境遇는 도끼처럼 뾰족하다.

2. 臨產脈法

欲產之脈은 其至離經[1]이라 水[2]下乃產이니 未下勿驚이라

解產하고자 하는 脈은 離經脈이 나타난다. 羊水가 나오면 곧 解產하게 되니 羊水가 나오지 않더라도 놀랄 必要가 없다.

3. 產後脈法

新產之脈은 緩滑이 爲吉이오 實大弦牢하며 有證則逆이라

新產脈은 緩滑하면 吉兆이고, 實·大·弦·牢하며 病證이 있으면 逆證이다.

第十一節 小兒脈法

小兒之脈은 七至가 爲平이니 更察色證[1]과 與虎口[2]文[3]이라

小兒脈은 一呼吸에 七回 搏動하는 것이 正常脈이니, 다시 顏色과 病證 및 虎口三關의 指紋을 살펴야 한다.

---

5) 箕(기) ; 女兒를 姙娠하였으면 姙婦의 腹部가 키처럼 평퍼짐하고, 男兒의 境遇는 도끼처럼 뾰족하다는 男女區別의 望診方法. 箕 ; 키기

6) 斧(부) ; 5)의 箕條 參照. 斧 ; 斫木器, 도끼부

1) 離經(이경) ; 離經脈. 姙產婦가 分娩時期에 脈搏이 加速되는 것.

2) 水(수) ; 羊水.

1) 色證(색증) ; 顏色과 病證.

2) 虎口(호구) ; '虎口三關' 또는 '透關射甲'이다. 指紋의 觀察로 小兒의 疾病을 診斷하는 方法이다. 食指를 3節로 나누어 食指가 掌部와 連結된 第1指節을 '風關'이라 하고, 第2指節을 '氣關'이라 하며, 第3指節을 '命關'이라 한다. 指紋이 風關에 나타나는 것은 病이 比較的 輕微한 것이고, 氣關에까지 이어지면 病勢가 比較的 重하며, 命關에 까지 이어지면 病勢는 더욱 危重하다. 指紋이 風·氣·命의 三關에 透過되어 一直線으로 指甲端에 放射되는 것을 '透過射甲'이라 하며, 이는 病勢가 매우 危重한 것이다. 그러나 이 診法이 絕對的인 것은 아니므로 四診과 結合시켜 全面的인 分析을 하여야 한다.

3) 文(문) ; 文飾, 무늬문. 紋字와 通用한다.

第三章 雜 論

第一節 奇經八脈의 病證과 脈法

奇經八脈[1]은 則診又別하니 直上直下하고 浮則爲督[2]이라 牢則爲衝[3]이오 緊則任脈[4]이며 寸左右彈[5]하면 陽蹻[6]를 可決이라 尺左右彈하면 陰蹻[7]를 可別이오 關左右彈하면 帶脈[8]을 當訣[9]이라 尺外斜上하야 至寸하면 陰維[10]요 尺內斜上하야 至寸하면

奇經八脈의 病은 그 診脈方法이 一般診法과는 다르니, 直上直下하고 浮하면 督脈病이다. 牢脈은 衝脈病이고 緊脈은 任脈病이며, 寸部에서 左右로 彈手하면 陽蹻脈의 病으로 決定할 수 있다. 尺部에서 左右로 彈手하면 陰蹻脈의 病으로 區別

---

1) 奇經八脈(기경팔맥) ; 奇經. 人體經脈의 한 무리로, 任脈·督脈·衝脈·帶脈·陽維脈·陰維脈·陽蹻脈·陰蹻脈이다. 奇經의 特徵은 臟腑와 直接的인 連繫가 없고, 奇經 相互間에 表裏配合도 없으며, 氣血의 運行을 調節하는 特殊한 通路이고, 機能上 十二經脈의 不足을 補充하는 作用을 한다.

2) 督(독) ; 督脈. 奇經八脈의 하나. 會陰部에서 始作하여 背部의 脊椎正中線을 따라 上向해서 後頸部를 거쳐 頭頂部를 넘어 顔面部의 上齒齦의 正中에 이른다. 循行過程에서 脊髓 腦 및 諸陽經과 相互 連繫되므로 陽經脈의 總綱이 된다. 本經에 病이 있으면 神志不清 癲狂 項背强直 角弓反張 咽喉乾燥 排尿困難 痔疾 遺尿 脫肛 疝氣 不姙 體力減退 等의 症狀과 病症이 나타난다.

3) 衝(충) ; 衝脈. 奇經八脈의 하나. 小腹內의 胞中에서 始作하여 脊椎骨內部를 沿해서 上行한다. 同時에 陰部 兩側에서 始作하여 臍의 兩傍을 끼고 上行하여 胸部에 이른다. 本經에 病이 있으면 哮喘 腹痛 腸鳴 月經不調 不姙 等의 症狀과 病症이 나타난다.

4) 任脈(임맥) ; 奇經八脈의 하나. 小腹內 胞中에서 始作하여 脊椎骨內部를 沿해서 上行한다. 同時에 會陰部로 나가 前陰으로 올라가서 腹部正中線을 따라 上行하여 胸部와 頸部에 이르고 下唇中央에 이른다. 여기서 左右로 갈라져 眼部에서 그친다. 循行過程에서 諸陰經과 相互 連繫되어 陰經脈의 總綱이 된다. 本經에 病이 있으면 疝氣 赤白帶下 腹內腫塊 胸腹部內臟의 機能失調 元氣衰弱 等의 症狀과 病症이 나타난다.

5) 彈(탄) ; 彈急. 直線의 脈이 强하게 指端을 튀기는 것.

6) 陽蹻(양교) ; 陽蹻脈. 足跟外側에서 始作하고 外踝外側에서 外踝를 따라 上行하여 下肢外側, 側腹部, 側胸部, 肩部, 面頰을 거쳐 後頸部에 이른다. 本經에 病이 있으면 主로 肢體內側의 肌肉이 弛緩되고 外側의 肌肉은 拘急해지며 癲狂 失眠 等의 症狀과 病症이 나타난다.

7) 陰蹻(음교) ; 陰蹻脈. 足跟內側에서 始作하고 內踝를 따라 上行하여 下肢內側 前陰部 腹部 胸部 頸部 鼻의 兩側을 거쳐 眼部에 이른다. 本經에 病이 있으면 主로 肢體外側의 肌肉이 弛緩되고 內側의 肌肉은 拘急해지며 喉痛 嗜眠 等症을 일으킨다.

陽蹻脈의 病症과 陰蹻脈의 病症을 《四言擧要》 本文에 "陽蹻爲病 陽緩陰急, 陰蹻爲病 陰緩陽急"이라 하여 註釋과는 相反된다. 本 註釋은 《中醫名辭述語辭典》의 內容을 引用하였는데, 《中國醫學大辭典》《病源辭典》에도 같은 內容이고, 本 奇經八脈發病證候는 《難經》에서 처음 言及하였는데, 《難經·第二十九難》에도 "陰蹻爲病 陽緩而陰急, 陽蹻爲病 陰緩而陽急"이라 하였으니, 《四言擧要》의 內容은 倒錯된 것이다.

8) 帶脈(대맥) ; 季脇部에서 始作하여 橫으로 腰部를 一周 環繞한다. 本經에 病이 있으면 主로 腰部無力 下肢軟弱 行步困難 怕冷 月經不調 赤白帶下 等의 症狀과 病症이 나타난다.

9) 訣(결) ; 別也, 이별할결. 이 句節에서는 區別의 뜻.

10) 陰維(음유) ; 陰維脈. 內踝上方에서 始作하여 下肢內側 腹部 胸部 咽喉를 거쳐 後頸部에 이른다. 本

陽維[11]라 督脈爲病은 脊强[12]顚癎[13]이오 任脈爲病은 七疝[14]瘕[15]堅이라 衝脈爲病은 逆氣[16]裏急[17]이오 帶主帶下[18]와 臍痛精失[19]이라 陽維는 寒熱과 目眩[20]僵仆[21]요 陰維는 心痛과 胸脇刺築[22]이라 陽蹻爲病은 陽緩陰急하고 陰蹻爲病은 陰緩陽急이라 癲癎瘛瘲[23]과 寒熱恍惚[24]이 八脈脈證에 各有所屬이라

할 수 있고, 關部에서 左右로 彈手하면 帶脈의 病으로 宜當 區別된다. 尺部 外側에서 빗겨 올라가 寸部에 이르면 陰維脈의 病이고, 尺部 內側에서 빗겨 올라가 寸部에 이르면 陽維脈의 病이다. 督脈의 病症은 脊强과 癲癎이고, 任脈의 病症은 七疝과 癥瘕이다. 衝脈의 病症은 逆氣와 裏急後重이고, 帶脈의 病症은 帶下와 臍腹痛 失精이다. 陽維脈의 病症은 寒熱과 目眩 僵仆이고, 陰維脈의 病症은 心痛과 胸脅刺痛이다. 陽蹻脈의 病症은 肢體外側의 肌肉이 弛緩되고 內側의 肌肉은 拘急하며, 陰蹻脈의 病症은 肢體 內側의 肌肉이 弛緩되고 內側의 肌肉은 拘急한다. 癲癎과 瘛瘲·寒熱·恍惚 等의 病이 奇經八脈의 脈象과 證候에 各各 所屬되어 있다.

經에 病이 있으면 心痛의 症狀이 나타난다.

11) 陽維(양유) ; 陽維脈. 外踝下方에서 始作하여 下肢外側 側腹部 側胸部 肩部 後頰部를 거쳐 頭頂部에 이른다. 本經에 病이 있으면 惡寒發熱의 症狀이 나타난다.

12) 脊强(척강) ; 脊椎骨과 背部의 筋肉이 强直한 症狀.

13) 癲癎(전간) ; 癲은 癲狂이고 癎은 癎疾이다. 癲과 狂은 모두 精神錯亂의 疾病이고, 癎疾은 發作性 精神異常疾患이다. 癲의 症狀은 抑鬱狀態로 나타나서 情感冷淡 沈默痴呆 言語錯亂 飢飽不知하고, 甚하면 僵仆直視하는데 이는 虛證이다. 狂은 症狀이 興奮狀態로 나타나서, 喧擾不寧 衣服不斂 打人罵人 歌笑不休 多怒하며, 甚하면 담을 넘고 지붕에 오르는데, 이는 實證에 屬한다. 癎疾의 特徵은 發作時에 卒然 昏倒하여 涎沫을 吐出하고 上視하며 四肢가 抽搐되고 羊의 울음소리를 내는데 覺醒한 뒤에는 疲困한 感覺以外에 正常人과 다름이 없고, 往往 不定期的으로 發作을 反復한다.

14) 七疝(칠산) ; 疝氣를 七種類로 나눈 合稱. 厥疝 癥疝 寒疝 氣疝 盤疝 胕疝 狼疝을 말한다.

15) 瘕(하) ; 癥瘕. 癥과 瘕는 모두 腹內의 積塊로, 癥은 有形이며 固定되어 移動하지 않고 痛處가 一定하며, 病이 臟에 있고 血分에 屬한다. 瘕는 無形이며 聚散이 無常하고 痛處가 一定하지 않으며, 病이 腑에 있고 氣分에 屬한다. 癥瘕는 下焦의 病變과 婦人科疾患에 많다.

16) 逆氣(역기) ; 氣逆. 氣가 逆上하여 順調롭지 못한 病理. 肺氣가 逆하면 喘促 咳嗽가 發生하고, 胃氣가 逆하면 嘔吐 呃逆이, 肝氣가 逆하면 頭痛 眩暈 昏倒 吐血 等症이 發生한다.

17) 裏急(이급) ; 裏急後重. 痢疾의 主要症狀의 하나. 大便을 보기 前에는 腹痛이 있고 大便을 보고자 할 때 참을 수 없는 것을 '裏急'이라 한다. 大便을 볼 때는 窘急한데 시원히 排出되지 않고 肛門에 重墜한 感覺이 있는 것을 '後重'이라 한다.

18) 帶下(대하) ; 婦女의 陰道에서 流出되는 粘膩한 物質.

19) 精失(정실) ; 失精, 遺精, 遺泄, 滑精. 꿈에 遺精하는 것을 夢遺라 하며, 낮에 精液이 저절로 滑出하는 것을 滑精이라 한다.

20) 目眩(목현) ; '眩暈' 가운데 眼目의 昏眩이 '目眩'이고, 頭腦의 暈轉이 '頭暈'이다.

21) 僵仆(강부) ; 突然 昏倒하는 症狀.

22) 築(축) ; 擣也, 다질축

23) 瘛瘲(계종) ; 抽風. 小兒驚風 症狀의 하나. 瘛는 筋肉이 당기며 攣縮되는 것이고, 瘲은 筋肉이 弛緩되어 늘어지는 것. 瘛瘲은 手足이 때때로 伸縮하며 痙攣이 그치지 않는 狀態를 形容한 것이며, 熱極生風 肝風內動의 症候이다.

24) 恍惚(황홀) ; 癲狂·癎疾·目眩·僵仆·瘛瘲 等 精神異常의 症候를 總稱한 것.

第二節　反關脈法

平人이 無脈하면 移于外絡[1]하야 兄位弟乘일새 陽谿[2]列缺[3]이라

平常人이 寸口에 脈이 없으면 外絡으로 옮겨져서, 兄이 弟의 位置를 탄 것이니 陽谿·列缺穴 部位에 脈搏이 있다.

第三節　眞臟脈法

病脈이 旣明하면 吉凶을 當別이나 經脈[1]之外에 又有眞脈[2]이라 肝絕[3]之脈은 循刀責責[4]하고 心絕[5]之脈은 轉豆躁疾[6]이라 脾則雀啄[7]과 如屋之漏[8]와 如水之流[9]와 如盃之覆[10]이라 肺絕[11]은 如毛하야 無根蕭索[12]하고 麻子動搖[13]하며 浮波之

病脈이 이미 밝혀졌으면 吉證과 凶證을 判別할 수 있으나, 十二經脈의 脈象 以外에 또한 眞臟脈이 있다. 肝絕의 脈象은 칼날을 만지듯 細弦 堅硬하고, 心絕의 脈象은 콩이 굴러가듯 躁動 急數하다. 脾絕의 脈象은 雀啄脈과 屋漏脈·水流脈·盃覆脈이다. 肺絕의 脈象은 터럭과 같아 根柢가 없이 쓸쓸하고, 麻子가 動搖하듯

---

1) 外絡(외락); 絡脈. 經脈에서 分出된 網狀의 大小分支.
2) 陽谿(양계); 腕中 上側 兩筋間 陷中에 있는 手陽明大腸經의 穴.
3) 列缺(열결); 手陽明大腸經의 穴로, 兩手를 交叉하여 食指가 닿는 곳의 兩筋骨 틈 사이에 있는데, 腕側으로 부터 一寸五分 떨어져 있다.

1) 經脈(경맥); 人體內의 氣血을 運行하고 體內 各部分을 連繫하는 主要幹線이다. 正經과 奇經의 兩大類로 나눌 수 있으며, 兩者는 共同으로 經脈系統을 組成한다.
2) 眞脈(진맥); 眞臟脈. 五臟의 眞氣가 露顯된 脈象. 五臟의 病이 極甚한 段階에 이르면 該當 臟器의 精氣가 衰竭하고, 胃氣가 絕滅 直前이 되므로 各各 特殊한 脈象이 나타나는데, 모두 胃·神·根의 脈氣가 없으며, 特히 從容和緩한 脈象이 없다.
3) 肝絕(간절); 足厥陰肝氣가 絕滅되면 眞臟脈 以外에 脣靑 舌卷 卵縮 等症이 나타난다.
4) 循刀責責(순도책책); 偃刀脈. 칼날을 어루만지듯 細弦하면서 堅硬한 脈象. 責; 迫取, 재촉할책
5) 心絕(심절); 手少陰心氣가 絕滅되면 眞臟脈 以外에 毛髮不澤 面黑如漆柴 等症이 나타난다.
6) 轉豆躁疾(전두조질); 轉豆脈. 콩이 굴러가듯 躁動 急數한 脈象.
7) 雀啄(작탁); 雀啄脈. 脈搏이 急數하고 律動이 고르지 않아서 끊어졌다가 다시 搏動하여, 마치 참새가 모이를 쪼는 것같이 느껴지는 脈象.
8) 如屋之漏(여옥지루); 屋漏脈. 脈搏이 한참만에 한번씩 跳動하며 間歇時間이 不規則하여 마치 屋漏水가 滴下하는 것과 같다.
9) 如水之流(여수지류); 脈搏이 물이 흐르듯 洶涌한 脈象. 《素問·玉機眞藏論》에 "其來如水之流者 此爲太過 病在外"라 하였다.
10) 如盃之覆(여배지복); 未詳.
11) 肺絕(폐절); 手太陰肺氣가 絕滅되면 眞臟脈 以外에 爪枯 毛折 等症이 나타난다.
12) 蕭索(소색); 蕭條. 쓸쓸한 모양. 蕭; 蕭條寂寥貌, 쓸쓸할소. 索; 蕭索, 쓸쓸할삭
13) 麻子動搖(마자동요); 麻促脈. 十怪脈의 하나. 脈이 急促하고 混亂한 脈象.
14) 浮波之合(부파지합); 물의 波浪이 일어나고, 또다시 뒤에 일어난 波浪이 먼저의 波浪과 合하는 것으로, 脈象이 輕浮하여 根氣가 없음을 말한다. 《素問·大奇論篇》에 "脈至浮合 浮合如數 一息十至以上 是經氣予不足也 微見九十日死"라 하였다.

合[14]이라 腎脈將絶[15]에 至如省客[16]하야 來[17]如彈石[18]이나 去如解索[19]이라 命脈將絶[20]에 鰕游[21]魚翔[22]이오 至如涌泉[23]하면 絶在膀胱이라 眞脈이 旣形하면 胃已無氣니 參察色證[24]하야 斷之以臆[25]하라

促急하기도 하며, 波浪이 合하듯 輕浮하여 根氣가 없다. 腎脈이 絶滅되려고 할 때에는 脈搏이 省客과 같아, 脈氣가 올때는 彈石脈과 같으나 갈때는 解索脈과 같다. 命門脈이 絶滅되려고 할 때에는 鰕游脈과 魚翔脈이 나타나고, 脈象이 매우 浮數하여 샘물이 솟아나듯 하면 膀胱氣가 絶滅되려고 하는 것이다. 眞臟脈이 이미 形成되었으면 胃氣도 이미 없어진 것이니, 顔色과 病證을 觀察하고 參考하여 意見으로써 決斷하여야 한다.

---

15) 腎脈將絶(신맥장절) ; 腎絶. 足少陰腎氣가 絶滅되면 眞臟脈 以外에 齒長而垢 髮無澤 等症이 나타난다.

16) 至如省客(지여성객) ; 脈象이 때로 나타나지 않다가 다시 搏動하여, 마치 客人이 親知를 찾아 或 가기도 하고 오기도 하는 것과 같은 모양. 《素問·大奇論篇》에 "脈至如省客 省客者 脈塞而鼓 是腎氣予不足也 懸去棗華而死"라 하였다.

17) 來(래) ; 來去. 脈氣가 骨肉部分에서 皮膚 가장자리로 上昇하는 것을 '來'라 하고, 皮膚 가장자리에서 骨肉部分으로 下降하는 것을 '去'라 한다.

18) 彈石(탄석) ; 彈石脈. 脈狀이 沈實하여 마치 손가락으로 돌을 튀기는 듯한 感覺이 있다.

19) 解索(해색) ; 解索脈. 脈狀의 疏密이 不規則하며 律動이 紊亂하여 마치 새끼줄을 풀어놓은 것 같다.

20) 命脈將絶(명맥장절) ; 命門의 脈氣가 將次 絶滅되려 함.

21) 鰕游(하유) ; 鰕游脈. 脈이 隱隱히 왔다가 一躍하고 사라져서 마치 새우가 浮游하는 것 같다.

22) 魚翔(어상) ; 魚翔脈. 七怪脈의 하나. 脈搏이 있는듯 없는 듯하여, 마치 물고기가 물가운데서 헤엄치는 것 같다.

23) 至如涌泉(지여용천) ; 脈이 極히 浮數하며 나오는 것은 있고 들어 가는 것은 없어서 물이 솟아나는 샘과 같은 脈象.

24) 色證(색증) ; 顔色과 病證.

25) 臆(의) ; 意也. 뜻의. 胸也, 가슴억

奇經八脈攷

奇經八脈攷 附 脈訣攷證 譯序

《奇經八脈攷》와《脈訣攷證》은 明代 李時珍이 1578年에《本草綱目》附錄으로 撰述하였다. 本書는 奇經八脈에 對하여 歷代의 有關文獻을 考證하고, 每 奇經의 循行과 主病 等을 分別하여 整理하였으며, 또한 鍼灸 內科 婦人科의 辨證施治에 對한 奇經八脈의 理論도 比較的 詳細히 闡明하였다. 아울러 仙術에서의 奇經八脈이 매우 重要한 것임을 强調하여 一般 書籍에서는 찾아보기 어려운 各家의 仙術書를 引用하였고, 本人의 見解를 提示하였으니 奇經八脈을 硏究하는 데에 貴重한 典籍이라 할 수 있다.

《王叔和脈訣》은 六朝의 高陽生이 王叔和를 託名한 作品이라고 알려져 있다. 高가 王叔和의《脈經》을 根據로하여 通俗的인 歌訣形式으로 脈理를 臨床의 實際와 連繫시켜 解說하여 講習하기 쉬우므로 널리 流布되었으나 잘못된 곳이 많아 後世에 적지않은 論評들이 있다. 李時珍이 이러한 論評들의 要點을 體系的으로 整理하고 自己의 主見을 달아서 撰述한 것이《脈訣攷證》이다.

언제인가 先考 性齋翁께서 이제까지 淺學에게 傳授하신 脈理로는 辨證할 수 없는 病證을 明快하게 分辨하시는 것을 지켜보고 그 理論과 方法을 여쭈었더니 備忘錄에서 '氣口九道脈圖'를 提示하시며 이 가운데에 있다 하시었다. 배우기를 懇請하였으나 아직 醫學의 初年生으로 混亂만을 惹起할까 念慮되니 臨床經驗을 더 쌓은 뒤에 배워도 늦지 않다 하시었으나 이미 作故하시어 그 機會를 놓치고 말았다.

이번에《瀕湖脈學》과《四言擧要》를 國譯하면서 奇經八脈에 對한 미련을 버리지 못하여 猥濫되게도 飜譯에 뜻을 두고 各本을 檢閱하여 보니 錦章書局本《本草綱目》附錄《奇經八脈攷》가 他本에 比하여 誤植과 脫簡이 적어서 이를 底本으로 하고 其他本을 參考하였으며, 誤植은 引用文獻을 찾아서 校閱에 努力하였다. 飜譯을 하는 途中에 難澁한 仙家의 用語에 부딪치어 抛棄할까 망설이던 中에 마침《中國氣功辭典》이 入手되어 暗黑 속에서 한 줄기 빛을 얻은 氣分이었으나 譯者가 仙術에 對하여는 門外漢이며 各家의 見解가 衆口難防이고 隱語로 表現한 것이 너무나 隱密하여 確論을 求하기가 마치 迷路에서 出口를 찾기 보다도 어려웠다. 辛苦 끝에《奇經八脈攷》와《脈訣攷證》의 國譯을 끝내기는 하였으나 옳게 飜譯이 되었는지는 後賢들의 叱正을 기다리는 바이다.

1991年 12月 25日

庸齋書室에서 譯者 謹識

奇經八脈攷 附 脈訣攷證 明・李時珍 撰

題奇經八脈攷

奇經八脈[1]을 聞之舊矣나 而不解其奧[2]러니 今讀瀕湖[3]李君의 八脈攷하니 原委[4]가 精詳[5]하고 經絡[6]이 貫徹[7]하야 頓覺[8]蒙開塞決[9]하야 胸次豁然[10]하니 誠僊[11]醫二家入室[12]의 指南[13]也라 然이나 匪[14]易牙[15]면 亦未易[16]味之라 李君이 博極[17]群書하고 參討[18]今古하야 九流[19]百氏[20]를 咸[21]有撰述하니 此는 特其一臠[22]爾[23]라 因僭述[24]其

奇經八脈에 對하여 들은지는 오래 되었으나, 그 깊은 뜻을 理解하지는 못하고 있었다. 이제 瀕湖 李君의 奇經八脈攷를 읽으니 原委가 精密하고 詳細하며, 經絡이 貫徹하여 蒙昧한 것이 열리고 막힌 것이 뚫려서 胸中이 또한 豁然하게 되니, 참으로 仙家・醫家에 있어서 奧義에 到達하는 指南針이라 할 수 있다. 그러나 易牙가 아니면 또한 쉽게 飮食의 珍味를 알 수 없다. 李君같은 大學者라야 그 많은 書

1) 奇經八脈(기경팔맥) ; 人體 經脈의 一種. 奇經八脈의 特徵은 臟腑와 直接的인 連繫가 없고 相互 表裏配合도 없으며, 氣血의 運行을 調節하는 特殊한 通路로서 機能上 十二經脈의 不足을 補充하는 作用을 한다. 그 名稱은 任脈・督脈・衝脈・帶脈・陽維脈・陰維脈・陽蹻脈・陰蹻脈이다.
2) 奧(오) ; 奧義. 奧 ; 深也, 깊을오
3) 瀕湖(빈호) ; 李時珍의 雅號.
4) 原委(원위) ; 事件 發生의 顚末.
5) 精詳(정상) ; 精密하고 詳細함.
6) 經絡(경락) ; 人體內의 經脈과 絡脈의 總稱. 直行하는 幹線을 모두 經脈이라 하고 經脈에서 分出되어 身體 各 部分을 網絡하는 支脈을 絡脈이라 한다.
7) 貫徹(관철) ; 어려움을 뚫고 나아가 目的을 達成함.
8) 頓覺(돈각) ; 事物을 빨리 깨달음. 頓 ; 급할돈
9) 蒙開塞決(몽개색결) ; 어리석음이 열리고 막힌 것이 터짐. 蒙 ; 穉也, 어릴몽. 決 ; 流行, 물꼶터놓을결
10) 豁然(활연) ; 시원하게 깨닫는 모양. 豁 ; 通谷, 내뚫린골활
11) 僊(선) ; 仙人, 선인선. 仙과 같음.
12) 入室(입실) ; 學問・藝術 等이 奧義에 到達함. 《論語》升堂未入於室
13) 指南(지남) ; 指南針.
14) 匪(비) ; 非也, 아닐비
15) 易牙(역아) ; 春秋時代 齊國人. 狄牙라고도 하는데 飮食을 잘 만들었다함.
16) 易(이) ; 不難, 쉬울이
17) 博極(박극) ; 널리 窮究함. 博 ; 廣也, 넓을박. 極 ; 窮也, 궁진할극
18) 參討(참토) ; 參考 檢討.
19) 九流(구류) ; 漢代의 아홉 學派. 곧 儒家・道家・陰陽家・法家・名家・墨家・縱橫家・雜家・農家의 總稱. 그 위에 小說家를 더하여 十家라고도 함.
20) 百氏(백씨) ; 諸子百家.
21) 咸(함) ; 悉也, 다함
22) 臠(련) ; 切肉, 산적점련
23) 爾(이) ; 唯也, 뿐이
24) 僭述(참술) ; 僭濫하게 記述함.

概而題[25]之라
隆慶[26] 壬申 中秋日에 **道南**의 **吳哲**은 **拜題**하노라

籍을 널리 窮究하고 古今의 學說을 參考 檢討하여 九流와 諸子百家의 說을 모두 撰述할 수 있는 것이니, 奇經八脈攷는 特히 그 가운데에 한 조각일 뿐이다. 이에 그 槪要를 僭濫하게 뽑아서 쓴다.

隆慶 壬申年 中秋日에 道南의 吳哲은 拜題하노라.

25) 題(제) ; 題名. 글의 主要한 뜻을 짧게 간추려 맨 처음에 적어 둔 것.
26) 隆慶(융경) ; 明·穆宗年號(1567).

凡　　例

1. 本譯의 原文은 錦章書局本 《增廣本草綱目附錄・奇經八脈攷・脈訣攷證》을 底本으로 하고 文友書店本 《圖解本草綱目附錄・奇經八脈攷・脈訣攷證》, 上海啓新書局本《奇經八脈攷・脈訣攷證》, 欽定四庫全書 子部五 《奇經八脈攷・脈訣攷證》, 《奇經八脈攷校注》 等을 參照하였다.

2. 板本에 따라 相異한 글자는 前後 文章의 뜻과 符合되는 글자를 따랐다.

3. 板本에 따라 文章이 다르나 뜻이 비슷한 것은 錦章書局本을 따랐다.

4. 原文은 理解를 돕기 위하여 懸吐하였으며, 懸吐는 傳來의 方法을 따랐다.

5. 字解는 原文의 뜻에 合當하다고 認定되는 音과 訓을 擇하였다.

6. 仙術의 用語는《中國氣功辭典》의 內容을 주로 擇하였다.

7. 奇經八脈의 穴位圖는 上海科學技術出版社編 王羅珍의《奇經八脈攷校注》의 圖面을 參照하여 作成하였다.

目　　次

奇經八脈攷引[1]

奇經八脈攷者는 李君瀕湖가 所撰輯하야 以活人者也라 經엔 有正有奇나 獨攷奇者는 奇經을 人所略[2] 故로 致詳焉이라 幷病原과 治法을 靡[3]不條具하야 若指諸掌[4]하니 豈惟醫學에 有賴[5]리오 玄脩之士[6]도 亦因하야 以見身中의 造化眞機[7]矣라 用心之勤[8]이 如此하니 何其仁哉아 瀕湖는 世儒[9]로 兼以醫鳴[10]하고 一門의 父子兄弟가 富有著述하니 此는 特見一斑[11]耳라 聞[12]不佞[13]이 嘗[14]推[15]其直諒多聞之益[16]하야 因僭[17]識[18]簡端[19]하야 以告後之君子라

《奇經八脈攷》는 李君 瀕湖가 撰輯하여 活人하는데에 쓰고자 한 것이다. 經脈에는 正經과 奇經이 있으나, 惟獨 奇經만을 詳考한 것은 奇經을 사람들이 省略하기 때문에 詳細히 하고자 한 것이다. 아울러 病의 原因과 治法을 條目 條目 具備하지 않음이 없어서 알기 쉽게 하였으니, 어찌 惟獨 醫學에만 藉賴함이 있으리오! 道學을 脩學하는 사람들도《奇經八脈攷》로 因하여 身體 가운데의 造化와 眞機를 보게 될 것이다. 마음 씀의 勤苦가 이와 같으니, 어찌 그렇게도 仁慈하단 말인가?

李瀕湖는 代代로 내려오는 儒學의 家門으로 兼하여 醫學으로도 世上에 이름을 울렸고 一門의 父子 兄弟들이 著述한 것도 매우 많으니, 이《奇經八脈攷》는 特히 그 가운데 一部分일 뿐이다. 顧 聞같은 口辯없는 사람이 일찌기 瀕湖를 直諒多聞한 有益한 벗으로 推仰한 것을 因緣으로 하여 簡略하게 살핀 內容을 僭濫하게 적

1) 引(인) ; 文體의 하나로 序와 같음.
2) 略(약) ; 省略. 簡也, 간략할약
3) 靡(미) ; 無也, 없을미
4) 指諸掌(지저장) ; 指掌. 알기 쉬움, 하기 쉬움.《禮記·燕居》治國其如指諸掌而已乎
5) 賴(뢰) ; 藉也, 자뢰할뢰
6) 玄脩之士(현수지사) ; 道家의 學問을 脩學하는 사람. 玄 ; 玄學(道學). 脩 ; 治也, 닦을수
7) 眞機(진기) ; 先天과 後天의 二氣가 合一하는 瞬間.
8) 勤(근) ; 勞力, 부지런할근
9) 世儒(세유) ; 대대로 내려오는 儒學의 家門.
10) 鳴(명) ; 凡出聲皆曰鳴, 울릴명
11) 一斑(일반) ; 管中窺豹와 같음. 표범 가죽의 얼룩무늬의 한 점으로 全體 가운데의 一部分을 뜻함.
12) 聞(문) ; 李時珍의 親舊 顧 問.
13) 不佞(불녕) ; 口辯이 없다는 뜻으로 自己를 謙稱하는 말.
14) 嘗(상) ; 曾也, 일찍상
15) 推(추) ; 推仰. 推 ; 獎也, 기릴추
16) 直諒多聞之益(직량다문지익) ; 正直하고 誠實하며 많이 보고 들어 아는 것이 많아 나를 有益하게 하는 벗.《論語·季氏》益者三友……友直·友諒·友多聞 益矣. 諒 ; 誠實 ,성실할양
17) 僭(참) ; 僭濫, 自己分數에 넘치게 猥濫됨. 僭 ; 儗也, 참람할참
18) 識(지) ; 記也, 기록할지
19) 簡端(간단) ; 簡略하게 살핌. 簡 ; 略也, 간략할간. 端 ; 審也, 살필단

明 萬歷[20] 丁丑 小暑日에 同里의 日岩 顧問은 頓首[21]書하노라

어서 後世의 君子들에게 告하고자 한다.

明·萬歷 丁丑年 小暑日에 같은 洞里의 日岩 顧 問은 머리 조아려 이 글을 쓰노라.

---

20) 萬歷(만력) ; 明·神宗代의 年號(1573)

21) 頓首(돈수) ; 남에게 恭敬하는 態度로 머리를 땅에 닿도록 꾸벅거린다는 뜻으로 相對方을 尊敬하여 便紙나 글의 맨 끝에 쓰는 말.

重刻[1]脈學奇經八脈序

余奉中丞[2]夏公[3]敎[4]하야 旣刻本草綱目矣라 臨川[5]令袁君은 與李君時珍으로 鄕人也라 復取其脈學與奇經八脈考하야 示余曰 李君의 平生學力이 盡在此하니 幸[6]倂刻之하야 爲全書하라 하니라 余念컨대 古良醫의 治疾에 未有不先診脈者니 自軒岐[7]로 已然이라 辨人鬼[8]와 別男女는 特其粗[9]爾이오 微茫[10]呼吸之閒[11]에 而生死輕重이 係焉하니 如濟北[12]의 才人[13]이 顔色은 不變이로대 而在死法은 中[14]其脈病也라 故로 曰 無數[15]者는 同之하고 有數者는 異之하니 苟不明乎脈之法 則所同者多矣

내가 中丞 夏良心公의 敎命을 받들어서 이미《本草綱目》을 刊行하고 있었다. 臨川縣令 袁君과 李君 時珍은 같은 故鄕 사람인데 다시《瀕湖脈學》과《奇經八脈攷》를 가지고 와서 나에게 보여주면서 “李君의 平生 學力이 여기에 있으니《綱目》과 아울러 刊行하여 全書를 만들기 바란다.” 하였다. 내가 생각하여 보니 옛날 良醫들이 疾病을 治療할 때에 먼저 診脈을 하지 않는 사람이 없었으니 黃帝 軒轅氏와 岐伯 時代로부터 이미 그렇게 하였다. 살고 죽는 것을 分辨하고 男女를 區別하는 것 정도야 特別나게 精巧한 바가 못되고, 呼吸 사이에서 희미하고 아득히 搏動하는 脈搏에 病의 輕重과 生死가 달려 있으니, 假令 濟北의 才人이 顔色은 變하지 않았으나 死證이었던 것은 才人의 脈象이 死脈에 的中되었기 때문이었다. 그러므로 脈보는 術數가 없는 사람은 남의 意見에 덩달아 同調하고, 術數가 있는 사람은 意見을 달리 하니, 참으로 診脈法에 밝지 못하면 덩달아 同調하는 사람이 많

1) 重刻(중각) ; 重刊. 한번 發行한 冊을 거듭 發刊함.
2) 中丞(중승) ; 官職名. 明代의 副僉都御史任巡撫.
3) 夏公(하공) ;《本草綱目》의 重刊을 擔當하였던 官吏인 夏良心. 官職이 巡撫 江西都察院 右副都御史였다.
4) 敎(교) ; 敎令, 법령교
5) 臨川(임천) ; 地名. 江西의 臨川縣.
6) 幸(행) ; 冀也, 바랄행
7) 軒岐(헌기) ; 黃帝 軒轅氏와 그의 臣下이며 스승인 岐伯 天師.
8) 人鬼(인귀) ; 사람과 鬼神.
9) 粗(조) ; 略也, 간략할조
10) 微茫(미망) ; 희미하고 아득한 모양. 微 ; 不明, 희미할미. 茫 ; 廣遠貌, 넓고아득한모양망
11) 呼吸之閒(호흡지간) ; 診脈할 때 一回 呼吸하는 時間에 脈이 몇번 搏動하는가에 따라 脈의 名稱이 달라진다. 一回 呼吸에 2回 搏動하면 慢脈, 3回면 遲脈, 4·5回면 緩脈, 6回면 數脈, 7回면 極脈이라 한다.
12) 濟北(제북) ; 地名. 山東 茌平縣 西南地方.
13) 才人(재인) ; 宮中의 女官名.
14) 中(중) ; 至的, 맞힐중
15) 數(수) ; 術也, 기술수

라 脈學者는 專辨脈訣之誤也어늘 今之醫者는 無不誦脈訣而李君은 謂非叔和著라 하고 特條列[16]而正之나 然이나 非李君之言也요 宋의 陳無擇[17]이 嘗斥[18]爲高陽生作矣나 非無擇之言也요 朱晦翁[19]이 嘗譏[20]其鄙淺[21]僞書[22]矣라 脈訣이 行而脈經은 隱이나 脈訣之誤가 旣明하야는 脈經이 其可復興[23]乎인저 奇經八脈者는 其名이 出于難經而其論은 原于素問하고 以非十二經之正 故로 謂之奇經也라 昔에 湻于意[24]가 拜受公乘陽慶[25]의 脈書奇姟術호대 即此世之醫者가 且不能擧[26]其數이온 況通其義乎아 叔和曰天雨[27]降下에 溝渠[28]溢滿[29]하면 聖人도 不能圖[30]也요 脈

을 것이다. 脈學은 오로지 《脈訣》의 잘못된 점을 分辨하여야 하는데, 只今의 醫師들이 《脈訣》을 誦讀하지 않는 사람이 없다. 그러나 李君은 王叔和의 著書가 아니다 하고 特히 條目 條目 列擧하여 바로잡았으나 이는 李君의 말이 아니고 宋代의 陳無擇이 일찌기 王叔和의 著作이라는 說을 꾸짖어 물리치고 高陽生의 著作이라 하였다. 이 또한 陳無擇의 말이 아니며, 朱晦翁이 일찌기 《脈訣》이 鄙淺하다고 評論하였다. 《脈訣》이 流行하면서 《脈經》은 묻히게 되었으나, 《脈訣》의 誤謬가 이미 밝혀진 뒤에야 《脈經》이 復興하게 되었다. 奇經八脈은 그 이름이 《難經》에서 나왔으나 그 論旨는 《素問》에 原流를 두었고, 十二經의 正經이 아니므로, '奇經'이라 한다. 옛적에 湻于意가 公乘陽慶으로부터 《脈書》와 《奇姟術》을 拜受하였으나 곧 今世의 醫者들이 또한 그 理數도 擧論 못할진대 하물며 그 奧義에 通

16) 條列(조열) ; 條目 條目 列擧함.

17) 陳無擇(진무택) ; 陳 言. 無擇은 字. 南宋의 醫家. 浙江 靑田人. 方脈에 精通하고, 治病에 能하였다. 그는 複雜한 疾病을 病源에 따라 外因六淫·內因七情 및 不內外因의 三大類로 分別하였는데, 每類마다 論述이 있고 方이 있으며, 醫方千餘를 匯集하여 淳熙元年(1174年)에 《三因極一病因方論》 6卷을 著作하여 後世의 病因病理學에 많은 影響을 주었다.

18) 斥(척) ; 斥譴. 斥 ; 屛除, 내칠척.

19) 朱晦翁(주회옹) ; 朱 熹. 宋代(852～912)의 大儒學者. 號가 晦庵이므로 높혀서 晦翁이라고도 한다.

20) 譏(기) ; 譏評. 譏 ; 誹也, 나무랄기

21) 鄙淺(비천) ; 촌스럽고 淺薄함.

22) 僞書(위서) ; 僞本. 거짓으로 만든책.

23) 復興(부흥) ; 衰했던 것이 前과 같이 다시 興함.

24) 湻于意(순우의) ; (B.C. 215年～?)西漢時의 著名한 醫學家. 齊의 臨淄人. 太倉長의 職을 지냈으므로 倉公 或은 太倉公이라고도 함. 일찌기 公孫光 公乘陽慶 等으로부터 醫學을 배워 醫術이 高明하였으며, 特히 脈法의 運用을 重視하고, 治病에 언제나 針藥을 倂用하여 좋은 效果를 얻었다. 《史記·扁鵲倉公列傳》에 그의 治療 25個 病例의 狀況이 記載되어 있는데, 그 가운데 西漢以前 醫學文獻中의 有關材料가 保存되어 있고, 또 그의 疾病治療에 成功한 經驗과 失敗한 敎訓이 如實히 記錄되어, 中國最初의 病案材料가 되고 있는데, 當時 이를 《診籍》이라 稱하였다. 湻 ; 淳과 同字.

25) 公乘陽慶(공승양경) ; 西漢時 醫生. 臨淄人. 淳于意의 스승임. 일찌기 自己가 收藏한 多種의 醫書·方藥을 淳于意에게 傳授함.

26) 擧(거) ; 擧論. 擧 ; 言也, 말할거

27) 天雨(천우) ; 하늘에서 내리는 비. 本文에 '瓦雨'로 되어 있으나, 《脈經》 本文에 '天雨'로 되어 있어 이에 고친다.

28) 溝渠(구거) ; 도랑. 溝 ; 水瀆, 도랑구. 渠 ; 溝也, 도랑거

29) 溢滿(일만) ; 가득 차서 넘침.

30) 圖(도) ; 除治, 다스릴도

絡이 流溢諸經하면 不能復拘[31]也라 하니 然則八脈을 可以不講乎아 八脈이 明而脈理盡矣요 脈理가 盡而病無不察이리니 可以窮[32]吾治之之方[33]矣라 語[34]에 云 人之所病[35]은 病疾多而醫之所病은 病道[36]少라 하니 通乎脈學하고 又通乎八脈之學하면 道其患[37]少也乎哉리오 因併刻附于本草之後라

癸卯秋七月上澣[38]에 長洲[39]의 張鼎思[40]는 書하노라

達하겠는가? 王叔和가 말하기를 "하늘에서 비가 내려 도랑이 차서 넘치면 聖人도 다스릴 수 없고, 脈絡이 모든 經脈으로 흘러 넘치면 다시 拘束할 수 없다." 하였다. 그러니 奇經八脈을 講論하지 않아서야 되겠는가? 奇經八脈에 밝아야 脈理를 다 알 수 있고, 脈理를 다 알면 病因이 診察되지 않음이 없을 것이니, 이렇게 하여야 우리가 治療하는 方法을 窮究할 수 있는 것이다. 俗語에 이르기를 "사람들의 病痛은 疾病이 많은 것이고, 醫師의 病痛은 病고치는 方法이 적은 것이다." 하였으니, 脈學에 通達하고 또 奇經八脈學에 通達한다면 方法이 적다고 걱정하겠는가? 이로 因하여 本草의 뒷部分에 붙여 아울러서 刻印한다.

癸卯年 秋七月 上澣에 長洲의 張鼎思는 이 글을 쓰노라.

---

31) 拘(구); 執也, 잡을구
32) 窮(궁); 究也, 궁구할궁
33) 方(방); 術法, 방법방
34) 語(어); 俗語.
35) 病(병); 短處, 缺點.
36) 道(도); 方法, 방법도
37) 患(환); 憂也, 근심환
38) 上澣(상한); 上旬. 澣; 旬也, 열흘한
39) 長洲(장주); 廣東 番禺縣 동쪽에 있는 地名.
40) 張鼎思(장정사); 《夏刻·本草綱目》의 刊行에 關與하였던 官吏로 序文을 썼다. 當時의 職位가 江西 按察司 按察使이었다.

奇經八脈總說

凡人一身에 有經脈[1]하고 絡脈[2]하니 直行을 曰經이오 旁支[3]를 曰絡이라 經이 凡十二하니 手之三陰三陽[4]과 足之三陰三陽[5]이 是也요 絡이 凡十五하니 乃十二經에 各有一別絡[6] 而脾에 又有一大絡하며 幷任督[7]의 二絡하야 爲十五也라 難經에 作陰絡陽絡이라 共二十七氣가 相隨上下하야 如泉之流하고 如日月之行하야 不得休息이라 故로 陰脈은 營[8]於五藏하고 陽脈은 營於六府하야 陰陽이 相貫하야 如環無端[9]하야 莫知

奇經八脈에 對한 總說

人體에 經脈과 絡脈이 있으니, 直行하는 것을 '經脈'이라 하고, 갈라져 나간 것을 '絡脈'이라 한다. 經脈은 모두 十二條가 있으니 手三陰·三陽經과 足三陰·三陽經이고, 絡脈은 모두 十五條니 十二經脈에 各各 한개의 別絡이 있고, 脾經에 또 하나의 大絡이 있으며, 任脈과 督脈의 別絡을 合하여 十五絡脈이 된다. 《難經》에는 "陰絡 陽絡"이라고 하였다. 經脈十二와 絡脈十五를 合한 二十七脈의 氣가 서로 上下를 따라서 마치 샘이 흐르듯 하고, 해와 달이 運行하듯 하여 쉬지 않는다. 그러므로 陰經脈은 五臟에서 運營하고, 陽經脈은 六腑에서 運營하여 陰陽이 서로 貫

---

1) 經脈(경맥); 人體內의 氣血을 運行하고, 體內 各部分을 連繫하는 主要 幹線이다. 正經과 奇經의 兩大類로 나눌 수 있으며, 兩者는 共同으로 經脈系統을 組成한다.
2) 絡脈(락맥); '絡'이라고도 한다. 經脈에서 分出된 網狀의 大小分支이다.
3) 旁支(방지); 원 몸에서 갈라져나간 가닥.
4) 手之三陰三陽(수지삼음삼양); 十二經脈中 上肢에 있는 手太陰肺經·手少陰心經·手厥陰心包經의 手三陰經과 手陽明大腸經·手太陽小腸經·手少陽三焦經의 手三陽經으로, 三陰經은 胸部에서 上肢內側을 거쳐 手部로 循行하고, 三陽經은 手部에서 上肢外側을 거쳐 頭部로 循行한다.
5) 足之三陰三陽(족지삼음삼양남); 十二經脈中 下肢에 있는 足太陰脾經·足少陰腎經·足厥陰肝經의 足三陰經과 足陽明胃經·足太陽膀胱經·足少陽膽經의 足三陽經으로, 三陰經은 足部에서 下肢內側과 腹部를 거쳐 胸部로 循行하고, 三陽經은 頭部에서 軀幹部와 下肢外側을 거쳐 足部로 循行한다.
6) 別絡(별락); '別' '絡穴'. 全身의 十五絡脈이 經脈과 連絡되는 穴자리. 그 가운데 十四經脈에서 나오는 十四個의 穴자리와 脾臟에서 一個의 絡脈의 穴자리를 合쳐 모두 15個의 絡穴이 된다. 그 內容은 다음과 같다. 手太陰絡—列缺·手少陰絡—通里·手厥陰絡—內關·手太陽絡—支正·手陽明絡—偏歷·手少陽絡—外關·足太陰絡—公孫·足少陰絡—大鍾·足厥陰絡—蠡溝·足太陽絡—飛揚·足陽明絡—豊隆·足少陽絡—光明·任脈絡—尾翳(即 鳩尾)·督脈絡—長强·脾의 大絡—大包 等이다.
7) 任督(임독); 任脈과 督脈. 모두 奇經八脈에 屬한다. 任脈은 小腹內 胞中에서 始作하여 脊椎骨內部를 沿하여 上行한다. 同時에 會陰部로 나와서 前陰으로 올라가 腹部正中線을 沿하고 臍部를 지나 胸部頸部로 上行하고 下脣中央에 이른다. 여기서 左右로 갈라져서 眼部에서 그친다. 督脈은 會陰部에서 始作하여 背部의 正中線을 따라 上向하여서 後項部 頭頂部 顔面部를 거쳐 上齒齦의 中央에 이른다.
8) 營(영); 經營, 경영할영. 治也, 다스릴영

其紀[10]하고 終而復始[11]라 其流溢[12]之氣는 入於奇經하야 轉[13]相灌漑[14]하야 內溫藏府하고 外濡[15]腠理[16]라 奇經의 凡八脈은 不拘制[17]於十二正經[18]하고 無表裏配合[19]故로 謂之奇이라 蓋正經은 猶[20]夫溝渠요 奇經은 猶夫湖澤이니 正經之脈이 隆盛[21]則溢於奇經 故로 秦越人[22]이 比之天雨降下하야 溝渠溢滿하야 雱霈[23]妄行하면 流於湖澤이라 하니 此는 發靈素[24]의 未發之秘旨[25]也라 八脈이 散在群書者가 略[26]而不悉[27]하야 醫는 不知此할새 罔探[28]病機[29]하고 仙은 不知此할새 難安爐鼎[30]이라 時

通하므로 마치 고리에 끝이 없는것 같아 그 실마리를 알 수 없고, 끝나면 다시 始作한다. 經脈에서 흘러 넘치는 氣는 奇經으로 들어가서 서로를 옮기며 灌漑하여, 안으로는 臟腑를 溫養하고, 밖으로는 腠理를 적셔 준다. 奇經의 모든 八脈은 十二正經에 拘碍되거나 制裁를 받지 않고, 表裏配合이 없으므로 '奇經'이라 한다. 대개 正經은 도랑과 같고, 奇經은 湖澤과 같다. 正經의 脈氣가 隆盛하면 奇經으로 넘쳐 흐르게 되므로, 秦越人이 此喩하기를 비가 많이 내려 도랑이 넘쳐서 洪水가 나면 湖澤으로 流入하는 것과 같다."하였으니, 이는 《靈樞》·《素問》에서 發明하지 못한 秘旨를 發明한 것이다. 奇經八脈에 對한 內容이 여러 書籍에 散在하여 있는 것이 簡略하고 全部를 모아놓지 못하여서, 醫師들이 이를 알지 못하면 病機를 찾아내지 못하고, 仙家들이 이를 모르면 身體를 安靜하기 어렵다. 時珍이 斂

9) 如環無端(여환무단) ; 고리처럼 끝이 없음.
10) 紀(기) ; 緖也, 실마리기
11) 終而復始(종이부시) ; 끝나면 다시 始作함.
12) 流溢(유일) ; 흘러 넘침.
13) 轉(전) ; 遷也, 옮길전
14) 灌漑(관개) ; 논밭을 耕作하는데 必要한 물을 끌어 댐.
15) 濡(유) ; 漬也, 적실유
16) 腠理(주리) ; 肌腠, 肉腠, 分理. ① 筋肉의 紋理로서 筋肉組織의 間隙에 該當함. ② 肌表의 紋理.
17) 制(제) ; 制裁. 制 ; 裁也, 마루재재.
18) 正經(정경) ; 1)의 經脈條를 參照.
19) 表裏配合(표리배합) ; 六臟과 그 經脈은 裏이고, 六腑와 그 經脈은 表가 되는데, 表裏는 六氣別로 配合이 된다. 그 配合은 다음과 같다. 風木 ; 肝—膽·君火 ; 心—小腸·相火 ; 心包絡—三焦·濕土 ; 脾—胃·燥金 ; 肺—大腸·寒水 : 腎—膀胱.
20) 猶(유) ; 似也, 같을유
21) 隆盛(융성) ; 힘이 盛한 것. 隆 ; 盛也, 성할융
22) 秦越人(진월인) ; 扁鵲. 戰國時代(B.C. 5世紀 前後)의 著名한 醫家. 著書로 《難經》이 있다하나 後人이 托名한 것이라 함.
23) 雱霈(방패) ; 물결이 일어 널리 퍼지는 모양. 雱 ; 水多流貌, 물많이흐를방. 滂과 同字. 霈 ; 水流行也, 물흐를패. 沛와 同字.
24) 靈素(영소) ; 《黃帝內經》이 《素問》과 《靈樞》로 되어 있다.
25) 秘旨(비지) ; 숨겨진 뜻.
26) 略(약) ; 簡略. 略 ; 簡也, 간략할약
27) 悉(실) ; 詳盡知也, 다알실
28) 罔探(망탐) ; 찾아내지 못함. 罔 ; 無也, 없을망

珍이 不敏이나 參攷諸說하야 萃集[31]於左하니 以備學仙醫者의 筌蹄[32]之用云이라

捷하지 못하나 諸說을 參考하여 다음과 같이 모아 놓았으니, 이로써 仙術과 醫術을 배우는 분들의 案內用으로 具備하고자 한다.

八 脈

奇經八脈者는 陰維[1]也와 陽維也와 陰蹻[2]也와 陽蹻也와 衝[3]也와 任[4]也와 督[5]也와 帶[6]也라 陽維는 起[7]於諸陽之會[8]하야 由[9]外踝[10]而上行於衛分[11]하고 陰維는 起於諸陰之交[12]하야 由內踝[13]而上行於營分[14]하니 所以爲一身之綱維[15]也라 陽蹻는

奇經八脈

奇經八脈은 陰維·陽維·陰蹻·陽蹻·衝·任·督·帶脈이다. 陽維脈은 諸陽의 會인 膀胱經의 '金門'穴 部位에서 始作하여 外踝를 經由하여 衛分으로 上行하고, 陰維脈은 諸陰의 交인 腎經의 '築賓'穴 部位에서 始作하여 內踝를 經由하여 營分

---

29) 病機(병기); 病의 原因. 機; 發動所由, 고동기
30) 爐鼎(노정); ① 外丹術에서 '爐'는 불피우는 그릇이고, '鼎'은 藥을 달이는 器具. ② 內丹術에서는 身體를 比喩한 말.
31) 萃集(췌집); 모음. 萃; 聚也, 모을췌
32) 筌蹄(전제); ① 引導, 案內. ② 고기를 잡는 통발과 토끼를 잡는 덫. (轉)目的을 이룩하기 爲한 方便.
1) 維(유); 係也, 이을유
2) 蹻(교); 擧足行高, 발을높이들교
3) 衝(충); 通道, 거리충
4) 任(임); 以恩相信, 맡을임
5) 督(독); 率也, 거느릴독
6) 帶(대); 紳也, 띠대
7) 起(기); 事物之始, 사물의시초기
8) 諸陽之會(제양지회);《中國鍼灸大辭典》等에는 "人體의 十二經脈가운데 手三陽經은 손에서 頭部로 走行하고, 足三陽經은 頭部에서 足部로 走行하므로, 頭部를 '諸陽의 會'라 한다." 하였으나,《難經譯釋》二十八難 詞解에는 "膀胱經의 '金門'穴 部位로 外踝前下方에 있다." 하였다. 뒤의 陽維脈條를 詳考하여 볼 때 後者가 옳다고 본다.
9) 由(유); 經也, 지날유
10) 外踝(외과); 踝關節 外側의 圓形骨隆起.
11) 衛分(위분); 身體의 表層.
12) 諸陰之交(제음지교);《難經譯釋》二十八難 詞解에 "腎經의 '築賓'穴處로 足內踝上에 있다." 하였다.
13) 內踝(내과); 踝關節 內側의 圓形骨隆起.
14) 營分(영분); 氣分과 血分의 사이.

起於跟[16]中하야 循[17]外踝하야 上行於身之左右하고 陰蹻는 起於跟中하야 循內踝하야 上行於身之左右하니 所以使機關[18]之蹻捷[19]也라 督脈은 起於會陰[20]하고 循背而行於身之後하야 爲陽脈之總督[21] 故로 曰陽脈之海[22]라 任脈은 起於會陰하고 循腹而行於身之前하야 爲陰脈之承任[23] 故로 曰陰脈之海라 衝脈은 起於會陰하고 夾[24]臍而行하야 直衝[25]於上하야 爲諸脈之衝要[26] 故로 曰十二經脈之海라 帶脈則橫圍[27]於腰하야 狀如束[28]帶하니 所以總約[29]諸脈者也라 是故로 陽維는 主一身之表하고 陰維는 主一身之裏하니 以乾坤[30]으로 言也라 陽蹻는 主一身의 左右之陽하고 陰蹻는 主一身의 左右之陰하니 以東西로 言也라 督은 主身後之陽하고 任衝은 主

으로 上行하니, 陽維·陰維 두 脈이 一身의 綱維가 되는 것이다.

陽蹻脈은 跟中에서 始作하고 外踝를 循行하여 身體의 左右로 上行하고, 陰蹻脈은 跟中에서 始作하고 內踝를 循行하여 身體의 左右로 上行하니, 陰蹻·陽蹻 두 脈은 身體의 機關으로 하여금 빨리 循環하게 하는 것이다. 督脈은 會陰穴에서 始作하고 背部를 循行하여 身體의 뒷部分으로 走行하여 陽脈의 總督이 되므로 '陽脈의 海'라 한다. 任脈은 會陰穴에서 始作하고 腹部를 循行하여 身體의 앞部分으로 走行하여 陰脈의 承任이 되므로 '陰脈의 海'라 한다. 衝脈은 會陰穴에서 始作하고 臍部를 夾하고 走行하여 위로 直衝하여 모든 經脈의 衝要가 되므로 '十二經의 海'라 한다. 帶脈은 腰部를 橫으로 둘러싸서 形狀이 마치 허리띠를 묶은 것과 같으니, 諸經脈을 모두 묶는 것이다. 이러므로 陽維脈은 온 몸의 表部를 主宰하고, 陰維脈은 온 몸의 裏部를 主宰하니, 이는 乾坤으로 말한 것이다. 陽蹻脈은 온 몸 左右의 陽을 主宰하고, 陰蹻脈은 온 몸 左右의 陰을 主宰하니, 이는 東西로 말

---

15) 綱維(강유) ; 綱은 그물을 얽어매는 동아줄이고, 維는 그물눈의 작은 줄이다.
16) 跟(근) ; 足踵, 발꿈치근
17) 循(순) ; 經脈이 이쪽에서 저쪽으로 沿着하여 走行하는 것.
18) 機關(기관) ; 人體, 活動裝置를 갖춘 機械.
19) 蹻捷(교첩) ; 발의 움직임이 빠르고 날램.
20) 會陰(회음) ; ① 簒, 下極, 屛翳라고도 함. 外生殖器의 後方 肛門의 前方部位. ② 穴名. 會陰部의 中央이며 任脈에 屬함.
21) 總督(총독) ; 거느리어 다스리는 벼슬.
22) 海(해) ; 髓·血·氣·水穀 等이 모이는 곳.
23) 承任(승임) ; 이어 맡음.
24) 夾(협) ; 經脈이 양쪽으로 幷行하는 것.
25) 直衝(직충) ; 곧바로 突破하는 것.
26) 衝要(충요) ; 重要한 지점, 要衝.
27) 橫圍(횡위) ; 가로로 에워쌈. 橫 ; 縱之對, 가로횡. 圍 ; 環也, 에울위
28) 束(속) ; 縛也, 묶을속
29) 總約(총약) ; 모두 묶음. 約 ; 縛也, 묶을약
30) 乾坤(건곤) ; ① 하늘과 땅. ② 乾卦와 坤卦.

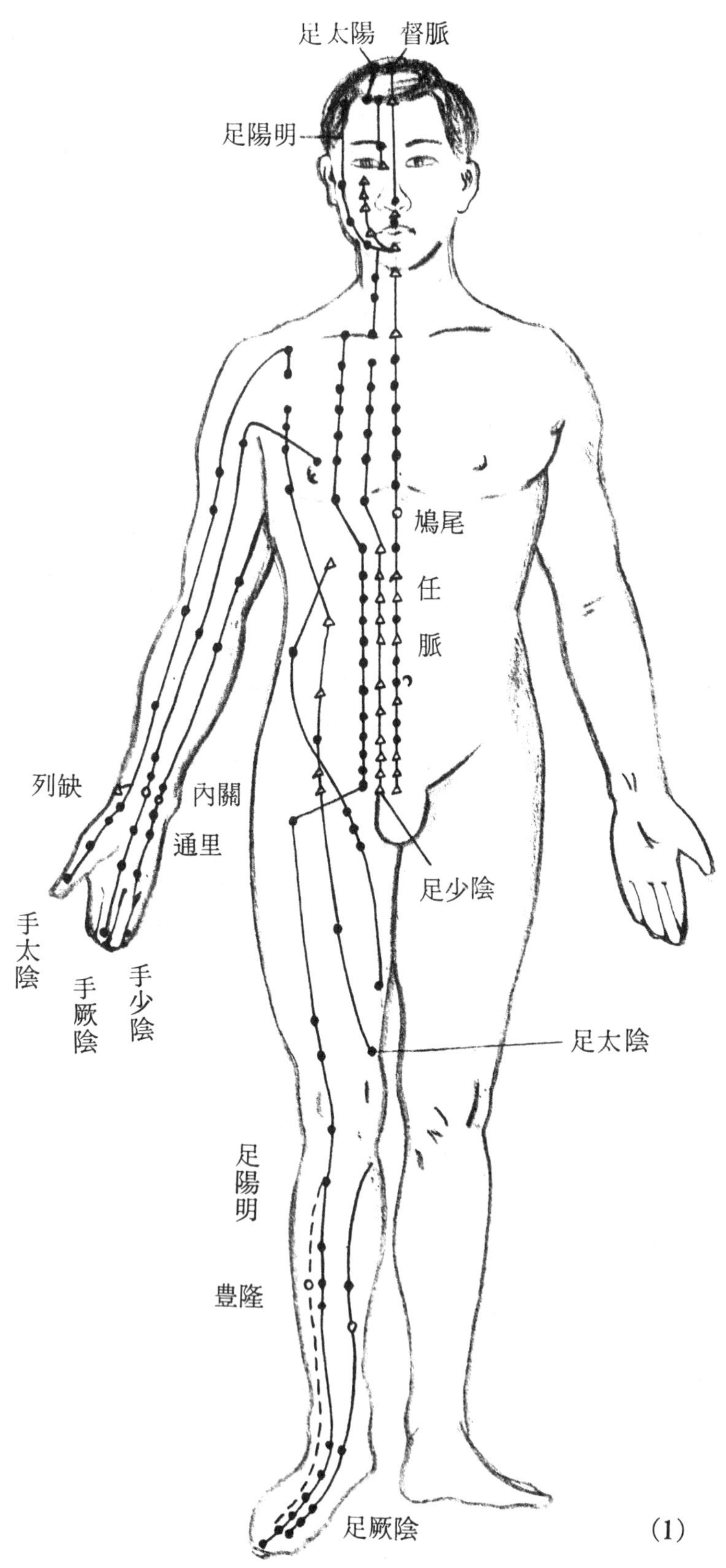

圖 1 十二經脈과 奇經八脈交會穴總圖 (1)~(3)

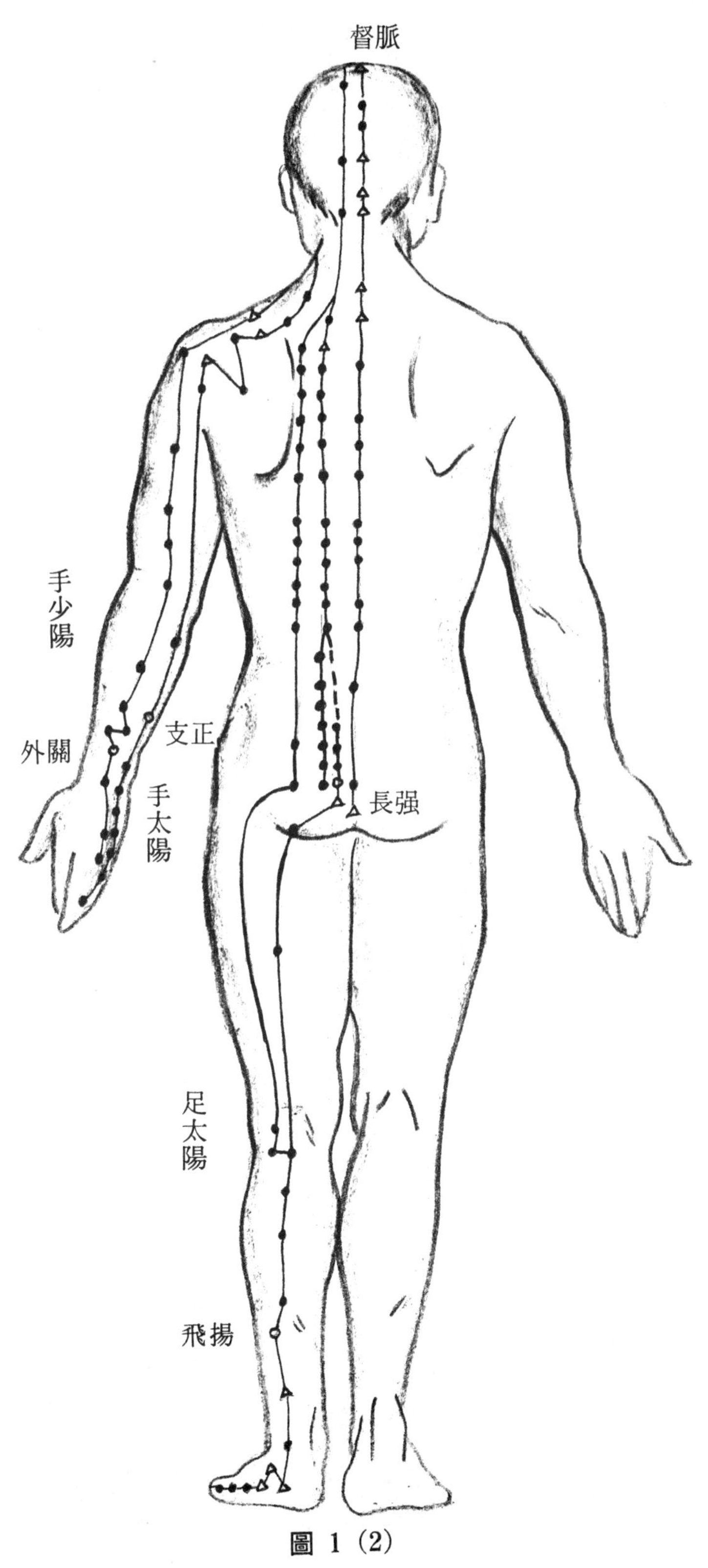

圖 1 (2)

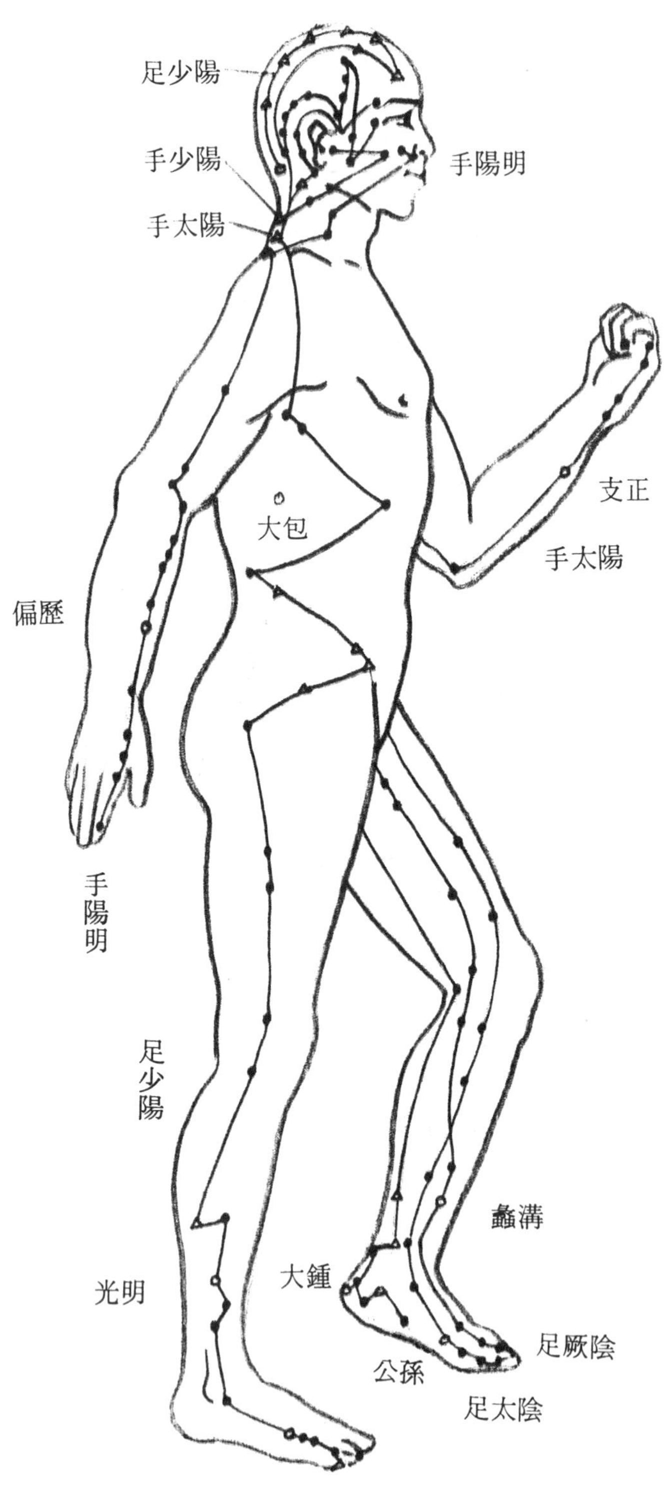

圖 1 (3)

身前之陰하니 以南北으로 言也라 帶脈은 横束諸脈하니 以六合[31]으로 言也라 是故로 醫而知乎八脈 則十二經과 十五絡之大旨를 得[32]矣요 仙而知乎八脈 則虎龍가 升降[33]하야 玄牝[34]幽微[35]之竅妙[36]를 得矣라

한 것이다. 督脈은 身體 後面의 陽을 主宰하고, 衝脈·任脈은 身體 全面의 陰을 主宰하니, 이는 南北으로 말한 것이다. 帶脈은 모든 經脈을 横으로 묶으니, 이는 六合으로 말한 것이다. 이러므로 醫師가 奇經八脈에 對하여 잘 알면 十二經脈·十五絡脈의 큰 趣旨를 攄得할 수 있을 것이고, 仙家가 奇經八脈에 對하여 잘 알면 龍虎가 升降하여 玄牝이 幽微한 竅妙를 攄得할 것이다.

陰維脈

陰維는 起於諸陰之交하고 其脈은 發於足少陰의 築賓穴하니 爲陰維之郄[1]으로 在內踝上五寸의 腨肉[2]分[3]中이라 上循股[4]內廉[5]하야 上行하고 入[6]小腹하야 會[7]足太陰

陰維脈

陰維는 諸陰의 交에서 始作하고, 그 脈은 足少陰經의 築賓穴에서 發源하니, 築賓은 陰維脈의 郄穴로 內踝 위쪽 5寸 腓腸筋의 紋理 가운데에 있다. 위로 大腿

31) 六合(육합); 天地와 四方.
32) 得(득); 攄得. 得; 捕也, 잡을득
33) 虎龍升降(호용승강); 水升火降. 龍虎는 水火를 가리킨다.
34) 玄牝(현빈); 兩腎의 사이. "二腎之間, 虛生一竅, 是謂玄牝, 二腎之氣貫通玄牝之間"《養生秘錄》
35) 幽微(유미); 그윽하고 微妙함.
36) 竅妙(규묘); 男女 性器의 妙한 作用을 뜻하는 것 같음.
1) 郄(극); 郄穴. 郄은 '孔竅' 或은 '間隙'의 뜻이다. 郄穴은 體內의 氣血이 어떤 空隙處에 聚會하는 重要한 穴자리다. 郄; 隙과 同字.
2) 腨肉(천육); 腓腸, 腓腨, 장딴지. 小腿部의 隆起된 腓腸筋部分.
3) 分(분); 肉分. 筋肉의 紋理.
4) 股(고); 大腿部. 股; 脛本髀幹, 다리고
5) 內廉(내렴); 안쪽모서리. 廉; 稜也, 모렴
6) 入(입); 經脈이 外部로부터 裏部에 到達하는 것.
7) 會(회); 2條 以上의 經脈이 相互 交會하는 것.

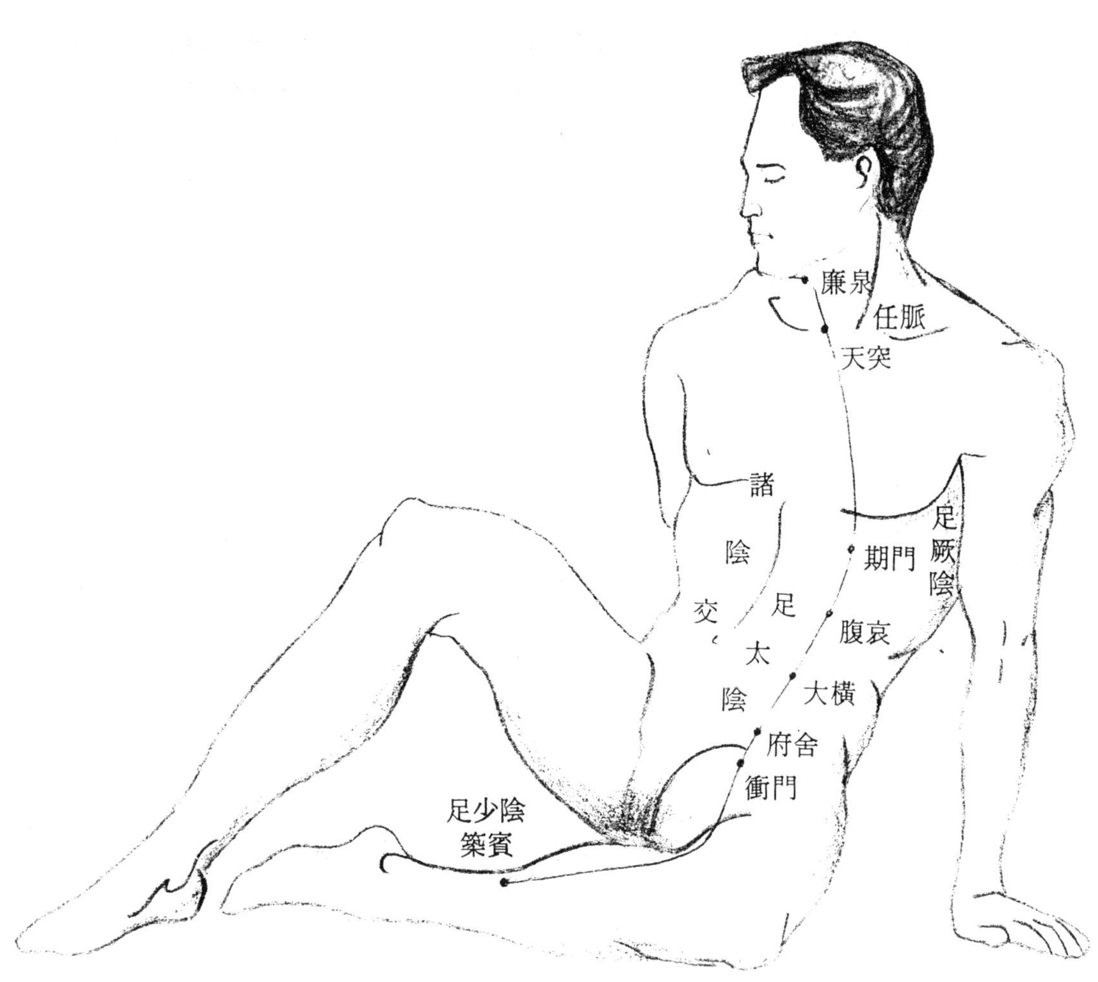

陰維脈穴圖

厥陰 少陰 陽明於府舍하고 在腹哀[8]下三寸의 去[9]腹中行[10]四寸半이라 上會足太陰於大橫腹哀하며 大橫은 在腹哀下一寸五分하고 腹哀는 在日月下一寸五分하니 幷去腹中行四寸半이라 循脇肋하야 會足厥陰於期門하고 直乳下一寸半이라 上胸膈[11]挾[12]咽[13]하야 與任脈으로 會於天突 廉泉하고 上至頂[14]前而終하니 天突은 在結喉[15]下四寸半의 宛宛[16]中하고 廉泉은 在結喉下二寸中央이 是穴이라 凡一十四穴이라

部 안쪽 모서리로 循行하여 上行하고, 小腹으로 들어가 府舍穴에서 足太陰·足厥陰·足少陰·足陽明과 會合하고, 府舍穴은 腹哀穴아래로 3寸의 腹部正中線에서 4寸半 떨어진 곳에 있다. 다시 上行하여 大橫·腹哀穴에서 足太陰과 會合하며, 大橫穴은 腹哀穴아래로 1寸 5分에 있고, 腹哀穴은 日月穴 아래로 1寸 5分에 있으니, 두 穴 모두 腹部正中線에서 4寸半 떨어진 距離에 있다. 脇肋部를 循行하여 期門穴에서 足厥陰과 會合하고, 期門穴은 乳房 바로 아래 1寸半에 있다. 胸膈으로 올라가서 咽部를 挾하여 任脈과 天突·廉泉穴에서 會合하고, 위로 頭頂 앞 部分에 이르러 그치니, 天突穴은 結喉 아래 4寸半의 屈曲된 部分에 있고, 廉泉穴은 結喉아래 2寸의 中央이 이 穴의 位置이다. 모두 14穴이다.

陽維脈

陽維는 起於諸陽之會하고 其脈은 發於足太陽의 金門穴하니 在足外踝下一寸五分이라 上外踝七寸하야 會足少陽於陽交하니 爲陽維之郄이라 在外踝上七寸하고 斜

陽維脈

陽維는 諸陽의 會에서 始作하고, 그 脈은 足太陽經의 金門穴에서 發源하니, 金門穴은 足外踝아래 1寸 5分에 있다. 外踝上 7寸으로 올라가, 陽交穴에서 足少

8) 腹哀(복애); 經穴名. 足太陰脾經에 屬한다. 臍上 3寸이 建里穴이고 이 穴에서 兩旁 4寸 處가 腹哀穴이다.
9) 去(거); 距也, 떨어질거
10) 腹中行(복중행); 腹部의 正中線.
11) 胸膈(흉격); 橫隔膜.
12) 挾(협); 夾과 같음. 經脈이 양쪽으로 幷行하는 것.
13) 咽(인); 口腔과 鼻腔의 뒷 部分으로 食道上端의 空腔部位이다.
14) 頂(정); 頭頂部.
15) 結喉(결후); 頸部前方의 正中線에서 밖으로 突出된 部分. 甲狀軟骨部에 該當함.
16) 宛宛(완완); 宛轉, 屈曲. 身體를 屈曲하여 俯伏한다는 뜻. 宛; 丘上有丘, 언덕위에있는언덕완

屬[1]二陽[2]之間이라 循膝外廉하야 上髀厭[3]하고 抵[4]少腹側하야 會足少陽於居髎[5]하고 在章門下八寸의 監骨[6]上陷中이라 循脇肋하야 斜上肘[7]하야 上會手陽明 手足太陽於臂臑[8]하고 在肘上七寸의 兩筋罅[9]陷中으로 肩髃[10]下一寸이라 過肩前하야 與手少陽으로 會於臑會天髎하고 臑會는 在肩前廉의 去肩端三寸宛宛中이오 天髎는 在缺盆[11]中의 上毖骨[12]際[13]陷中央이라 却[14]會手足少陽 足陽明於肩井하고 在肩上陷中하니 缺盆上大骨前一寸五分이라 入肩後하야 會手太陽 陽蹻於臑腧[15]하고 在肩後大骨下의 胛[16]上廉陷中이라 上循耳後하야 會手足少陽於風池하고 在耳後髮際[17]陷中이라 上腦空 承靈後一寸半의 夾玉枕骨[18]下陷中이라

陽經과 會合하니, 陽交는 陽維의 郄穴이 된다. 外踝위 7寸에 있고 足太陽과 足少陽사이를 비껴서 屬한다. 무릎 바깥모서리를 循行하여 髀厭으로 올라가고, 少腹側部에 이르러 居髎穴에서 足少陽經과 會合하고, 居髎穴은 章門아래 8寸의 監骨위 陷中에 있다. 脇肋部를 循行하여 肘部으로 비껴 올라가 위로 臂臑穴에서 手陽明·手太陽·足太陽經과 會合하고, 臂臑穴은 肘關節 위로 7寸의 兩筋 틈의 陷中으로, 肩髃穴아래 1寸에 있다. 어깨 앞 部分을 經過하여 臑會·天髎穴에서 手少陽經과 會合하고, 臑會穴은 어깨앞모서리의 肩端에서 3寸 距離의 屈曲된 部位에 있고, 天髎穴은 缺盆 中央 上毖骨의 가장자리 陷沒部 中央에 있다. 되돌아와 肩井穴에서 手少陽·足少陽·足陽明과 會合하고, 肩井穴은 어깨위 陷中에 있으니, 缺盆위 大骨앞 1寸 5分 處이다. 어깨 뒤로 들어가 臑腧穴에서 手太陽·陽蹻脈과 會合하고, 臑腧穴은 어깨뒤 大骨아래 肩胛骨 윗모서리 陷中에

---

1) 屬(속); 經脈이 本臟과 서로 連結되는 것.
2) 二陽(이양); 足太陽과 足少陽.
3) 髀厭(비염); 股部外上方의 股骨大轉子部位. 髀; ① 股部(大腿部)의 別稱. ② 股部의 上半部位.
4) 抵(저); 至也, 다다를저
5) 髎(료); 髖也, 엉덩이뼈료
6) 監骨(감골); 現代 解剖學의 腸骨《甲乙經校釋》.
7) 肘(주); 臂節, 팔꿈치주
8) 臑(노); 肱, 上膊. 肩部以下 肘以上의 配位. 臑; 臂節, 팔꿈치노.
9) 罅(하); 空隙, 틈하
10) 髃(우); 膊前骨, 어깨쭉지뼈우
11) 缺盆(결분); ① 前胸壁 上方 兩側의 鎖骨上緣 陷凹部位. ② 穴名. 缺盆部位의 正中央이며 足陽明胃經에 屬한다.
12) 毖骨(비골); 肩井穴 뒤의 突出된 뼈《甲乙經校釋》. 毖; 泉流貌, 물흐를비
13) 際(제); 邊也, 가제
14) 却(각); 經脈이 前進하다가 되돌아 가는 것.
15) 腧(수); 腧穴, 침놓는혈수
16) 胛(갑); 肩部後下方, 肩胛部. 胛; 背上兩膊間肩甲, 어깨쭉지갑
17) 髮際(발제); 頭皮上의 頭髮이 生長하는 邊緣部. 額部上方의 頭髮邊緣을 '前髮際'라 하고, 項部上方의 頭髮邊緣을 '後髮際'라 한다.
18) 玉枕骨(옥침골); 枕骨, 後頭骨.

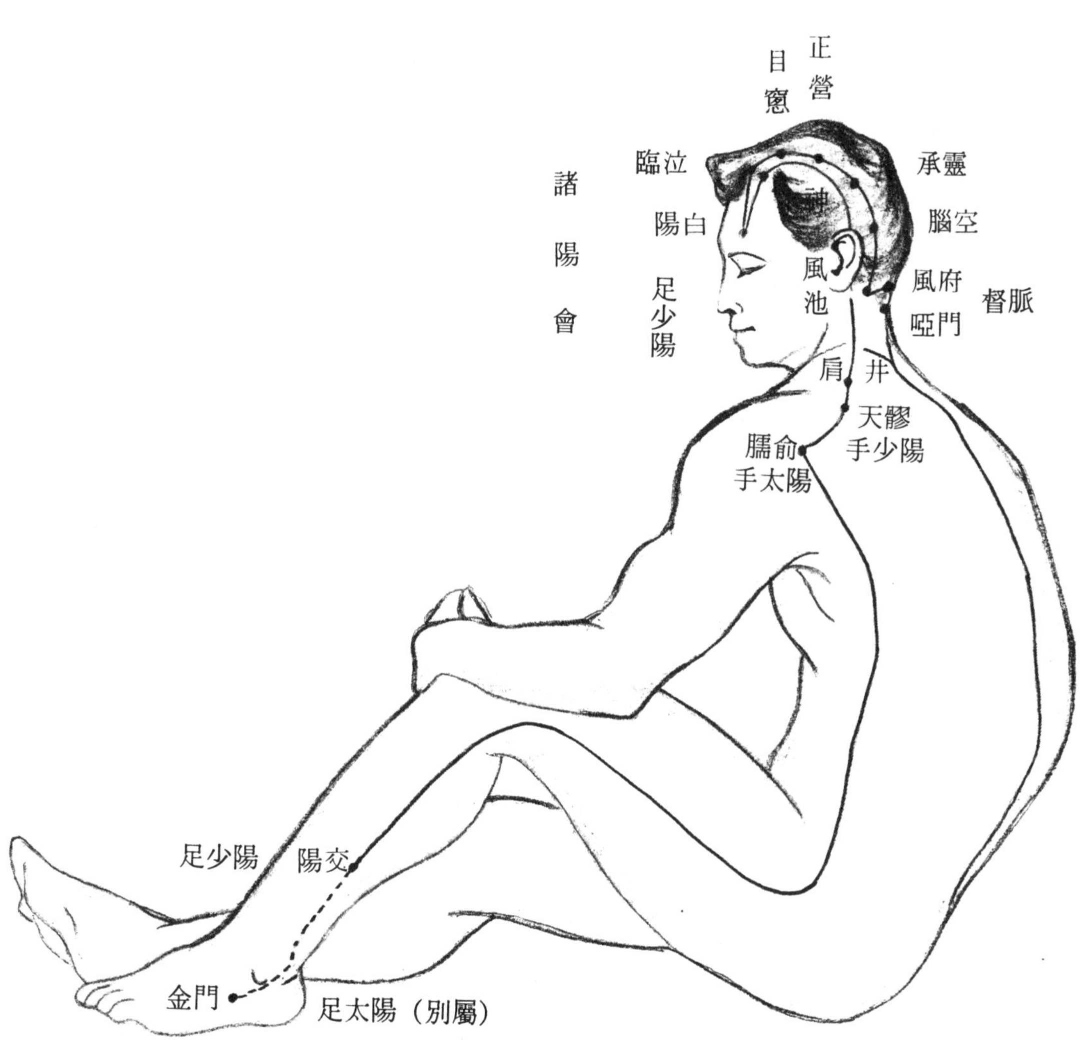

正營
目窗
臨泣
諸陽會
陽白
足少陽
承靈
腦空
風池
風府
瘂門
督脈
肩井
天髎
手少陽
臑俞
手太陽
足少陽
陽交
金門
足太陽（別屬）

陽維脈穴圖

承靈 正營後一寸半이라 正營 目窓後一寸이라 目窓 臨泣後一寸이라 臨泣하고 在瞳人[19]直上入髮際五分陷中이라 下額[20]하야 與手足少陽陽明으로 五脈이 會於陽白하고 眉上一寸의直瞳人相對라 循頭하고 入目[21]하야 上至本神而止하니 本神은 直目上[22]入髮際中이라 凡三十二穴이라

있다. 위로 귀뒤를 循行하여 風池穴에서 手少陽·足少陽經과 會合하고, 風池穴은 귀뒤의 髮際 陷中에 있다. 腦空, 承靈 뒤 1寸半의 玉枕骨아래 陷中을 夾한 곳에 있다. 承靈, 正營 뒤 1寸半에 있다. 正營, 目窓 뒤 1寸에 있다. 目窓, 臨泣 뒤 1寸에 있다. 臨泣으로 올라가고, 臨泣穴은 瞳人直上의 髮際에서 5分 들어간 陷中에 있다. 額部로 下行하여 手足少陽·陽明과 本脈의 5經脈이 陽白穴에서 會合하고, 陽白穴은 눈썹위 1寸의 瞳人과 相對되는 곳에 있다. 頭部를 循行하고, 눈으로 들어가 위로 本神穴에 이르러 그치니, 本神穴은 눈에서 곧바로 위의 髮際로 들어가는 곳에 있다. 모두 32穴이다.

二維爲病

越人이 曰 陽維陰維者는 維絡[1]於身하야 溢畜[2]不能環流[3]를 灌漑諸經者也라 故로陽維는 起於諸陽之會하고 陰維는 起於諸陰之交라 陽維는 維於陽하고 陰維는 維於陰하니 陰陽이 不能自相維 則悵然[4]失志[5]하고 溶溶[6]不能自收持[7]라 하고 又曰

二維脈의 病理와 病證

秦越人의《難經·第二十九難》에 말하기를 "陽維脈과 陰維脈은 身體를 얽어매고 있어서, 經脈의 氣가 넘쳐 環流할 수 없는 것을 모든 經脈으로 灌漑하는 것이다. 그러므로 陽維脈은 諸陽의 會인 膀胱經의 '金門'穴에서 始作하고, 陰維脈은 諸陰의 交인 腎經의 '築賓'穴에서 始作하며, 陽維脈은 諸陽脈을 維絡하고 陰維脈은 諸

---

19) 瞳人(동인) ; 瞳仁, 瞳神, 瞳子, 水輪. 瞳孔部位.
20) 額(액) ; 顔面의 上部 頭髮邊緣以下 兩眉以上의 部分. 額 ; 顙也, 이마액.
21) 入目(입목) ; 金章書局本 等에는 '入耳'로 되어 있고《校注》에는 '入目'으로 되어 있다. 陽白穴과 本神穴 사이에 눈이 있으므로 '入目'이 妥當하다.
22) 目上(목상) ; 金章書局本 等에는 '耳上'로 되어 있고《校注》에는 '目上'으로 되어 있다. 本神穴이 瞳子直上에 있으므로 '目上'이 妥當하다.
1) 維絡(유락) ; 얽어맴.
2) 溢畜(일축) ; 넘쳐 쌓임.
3) 環流(환류) ; 돌아서 흐르게 함.
4) 悵然(창연) ; 鬱寂하여 마음이 편치 않은 모양.《難經譯釋》'悵'鬱鬱不舒的意思. 悵 ; 悲也, 슬플창
5) 失志(실지) ; 뜻을 잃음, 마음이 나갈 방향을 잃음.
6) 溶溶(용용) ; 늘어져서 힘이 없음.《中醫大辭典》溶溶 ; 寬緩無力.
7) 收持(수지) ; 몸을 거두어 維持함.

陽維爲病은 苦[8]寒熱[9]이오 陰維爲病은 苦心痛[10] 이라 하니라 溶溶은 緩慢貌라
張潔古[11]가 曰 衛[12]는 爲陽하야 主表[13]하니 陽維가 受邪하면 爲病在表 故로 苦寒熱이오 營[14]은 爲陰하야 主裏[15]하니 陰維가 受邪하면 爲病在裏 故로 苦心痛이라 陰陽이 相維 則營衛가 和諧[16]矣나 營衛가 不諧 則悵然히 失志하고 不能自收持矣니 何以知之오 仲景[17]이 云 病常自汗[18]하면 是는 衛氣가 不與營氣로 和也니 宜桂枝湯[19]으로 和[20]之라 하고 又云 服桂枝하고 反煩[21]不解[22]하면 先刺[23]風池風府[24]하고 却[25]與[26]桂

陰脈을 維絡한다. 만약 陰維·陽維脈이 自然的으로 서로를 維絡할 수 없으면 悵然히 失志하게 되고, 全身이 無力하여 몸을 마음대로 할 수 없다." 溶溶은 緩慢한 모양이다. 하였고, 또 "陽維脈이 病들면 恒常 寒熱로 苦生하고, 陰維脈이 病들면 늘 心痛으로 苦生한다." 하였다.

張潔古가 말하기를 "衛氣는 陽이 되어 表部를 主宰하니, 陽維脈이 邪氣를 받으면 病邪가 表部에 存在하여 寒熱로 苦生하고, 營은 陰이 되어 裏部를 主宰하니 陰維脈이 邪氣를 받으면 病邪가 裏部에 存在하므로 心痛으로 苦生한다. 陰維·陽維脈이 서로 維絡하면 營衛가 和諧하게 되나, 營衛가 化諧하지 못하면 悵然히 失志하게 되고, 全身이 無力하여 몸을 마음대로 할 수 없으니, 그 理由를 어떻게 알 수 있나? 仲景이 말하기를 '늘 自汗이 흐르는 病은 衛氣가 營氣와 調和를 이루지 못하는 것이니, 宜當 桂枝湯으로 和解하라.' 하였고, 또 '桂枝湯을 服用하였

8) 苦(고); 困悴辛楚, 괴로울고
9) 寒熱(한열); 惡寒發熱. 外感의 表證發熱은 惡寒을 兼하는 것이 特徵이다.
10) 心痛(심통); 上腹腕部와 前胸部의 疼痛. 9種으로 分類한다. 蟲心痛·注心痛·風心痛·悸心痛·食心痛·飮心痛·冷心痛·熱心痛·去來心痛.
11) 張潔古(장결고); 張元素. 金代의 著名한 醫家. 字는 潔古. 易州人. 著書로《醫學啓源》《眞珠囊》《臟腑標本藥式》《藥注難經》等이 있다.
12) 衛(위); 衛氣. 人體 陽氣의 一部分. 臟腑의 溫養 肌膚의 溫潤 腠理의 滋養 汗孔의 開閉 等 重要機能을 가지며, 特히 肌表를 保衛하고 外邪를 防禦하기 때문에 '衛氣'라 한다.
13) 表(표); 表와 裏는 疾病의 內外, 病勢의 深淺, 病症의 輕重 等을 辨別하는 두 개의 綱領. 內外를 例로 들면 皮毛 經絡이 外가 되고 表에 屬하며, 臟腑는 內가 되고 裏에 屬한다.
14) 營(영); 營血로 血液을 말한다.
15) 裏(리); 13)의 表條 參照.
16) 和諧(화해); 서로 화친해짐. 諧; 和也, 화할해
17) 仲景(중경); 張 機. 東漢時代의 著名한 醫學家. 字는 仲景.《傷寒論》《金匱要略》의 著者.
18) 自汗(자한); 晝間에 勞動을 하거나 두터운 옷을 입거나 氣溫이 높지 않은데 저절로 나는 땀. 대개 肺氣가 虛弱하고 衛陽이 固密하지 못하여 發生한다.
19) 桂枝湯(계지탕); 太陽中風의 頭痛發熱 汗出惡風 鼻鳴乾嘔 脈浮緩을 治療하는 處方. 桂枝 芍藥 生薑 各三兩, 炙甘草二兩, 大棗十二枚로 構成되어 있다.
20) 和(화); 和解. 疏通 調和하는 藥物을 使用하여 邪氣를 祛邪하되 正氣는 損傷시키지 않는 治法.
21) 煩(번); 胸中에 熱感이 있고 不安한 症狀. 대개는 手足을 搖動하며 便치 못한 躁症을 兼한다.
22) 解(해); 邪氣를 解除시킴.
23) 刺(자); 針刺, 刺法. 金屬製의 針을 써서 人體의 一定한 體表部位를 刺戟함으로써 治療目的에 到達하는 方法.

枝湯하라 하니 此二穴은 乃陽維之會也니 謂桂枝後에 尙[27]自汗發熱惡寒하고 其脈이 寸浮尺弱 而反煩하면 爲病在陽維 故로 先鍼此二穴이라 仲景이 又云 藏[28]無他病하고 時發熱自汗出而不愈하면 此는 衛氣不和也니 桂枝湯을 主之라

又曰 陰維爲病은 苦心痛하니 治在三陰之交[29]요 太陰證[30]則理中湯[31]이오 少陰證[32]則四逆湯[33]이오 厥陰證[34]則當歸四逆湯[35] 吳茱萸湯[36]을 主之라

는데 도리어 煩躁症이 생기고 病이 解除되지 않으면 먼저 風池·風府穴을 刺鍼하고 또 다시 桂枝湯을 投與하라.' 하였으니, 이 두 穴은 곧 陽維脈이 會合하는 곳이므로 桂枝湯을 服用 後에 도리어 自汗 發熱 惡寒하고, 그 脈狀이 寸部가 浮하고 尺部가 弱하면서 煩躁症이 있으면 病邪가 陽維脈에 있기 때문에 먼저 이 두 穴을 刺鍼하라 하는 것이다. 仲景이 또 말하기를 '臟에는 별다른 病이 없고, 때로 發熱하며 自汗이 나고 治癒되지 않으면 이는 衛氣가 不和한 것이므로 桂枝湯을 主劑로 使用하라.' 하였다.

또 말하기를 "陰維脈이 病들면 心痛으로 苦生하니, 治療穴은 三陰交에 있고, 太陰證이면 理中湯을, 少陰證이면 四逆湯을, 厥陰證이면 當歸四逆湯·吳茱萸湯을 主劑로 쓰라.' 하였다.

24) 風府(풍부) ; 經穴名. 督脈經에 屬한다. 項上의 髮際에서 一寸 들어간 大筋內의 屈曲진 곳에 있다.

25) 却(각) ; 反也, 도리어각

26) 與(여) ; 施予, 줄여

27) 尙(상) ; 猶也, 오히려상

28) 藏(장) ; 臟字와 通用한다.

29) 三陰之交(삼음지교) ; 三陰交. 經穴名. 足太陰脾經에 屬한다. 內踝위 三寸 骨下 陷中에 있다. 足太陰·少陰·厥陰經이 交會하므로 '三陰交'라 한다.

30) 太陰證(태음증) ; 六經病中 太陰病의 症候群으로, 腹滿 嘔吐 泄瀉 口不渴 食不下 脈緩弱 等의 總稱이다.

31) 理中湯(이중탕) ; 太陰病의 自利不渴 寒多而嘔 腹痛 脈沈細 또는 中寒霍亂 胃中寒飮 喜唾涎沫 胸痺 等症을 治療하는 處方으로, 人蔘 乾薑 炙甘草 白朮 各三兩으로 構成되어 있다.

32) 少陰證(소음증) ; 六經病中 少陰病의 症候群으로, 精神不振 嗜睡 脈微細 等의 總稱이다.

33) 四逆湯(사역탕) ; 少陰病의 陽氣虛衰 陰寒內盛으로 四肢逆冷 惡寒蜷臥 神疲欲寐 下利淸穀 腹中冷痛 口淡不渴 舌淡苔白 脈沈微 또는 誤汗或大汗亡陽 等을 治療하는 處方으로, 炙甘草二兩 乾薑一兩半 生附子一枚로 構成되어 있다.

34) 厥陰證(궐음증) ; 六經病中 厥陰病의 症候群으로, 四肢逆冷 厥多熱少 或은 厥少熱多 神識昏亂 口渴 咽乾 氣上衝心 心窩部痛熱感 飢不飮食 吐蛔蟲 等의 總稱이다.

35) 當歸四逆湯(당귀사역탕) ; 血虛受寒하여 手足厥冷 舌淡苔白 脈細欲絶하는 境遇나, 血虛寒凝하여 月經不調 脘腹冷痛하는 境遇, 또는 寒入絡脈하여 腰·股·腿·足 疼痛을 治療하는 處方으로, 當歸 桂枝 芍藥 細辛各三兩, 炙甘草 通草各二兩, 大棗二十五枚로 構成되어 있다.

36) 吳茱萸湯(오수유탕) ; 陽明胃寒으로 食穀欲嘔 胃脘作痛 呑酸嘈雜 等症과 少陰病의 吐利 手足厥冷 煩躁欲死와 厥陰病의 頭痛 乾嘔 吐涎沫 等을 治療하는 處方으로, 吳茱萸一升, 人蔘二兩, 生薑六兩, 大棗十二枚로 構成되어 있다.

李瀕湖가 曰 陽維之脈이 與手足三陽으로 相維 而足太陽少陽 則始終相聯[37]附[38]者며 寒熱之證은 惟二經에 有之 故로 陽維爲病이 亦苦寒熱이라 盖衛氣는 晝行於陽하고 夜行於陰하니 陰虛[39]則內熱[40]하고 陽虛[41]則外寒[42]이라 邪氣在經하야 內與陰爭而惡寒하고 外與陽爭[43]而發熱하니 則寒熱之在表而兼太陽證者로 有汗하면 當用桂枝하고 無汗하면 當用麻黃[44]이오 寒熱之在半表半裏[45]而兼少陽證[46]者는 當用小柴胡[47]를 加減하야 治之라 若夫營衛慄[48]卑[49] 而病寒熱者는 黃芪建中[50]及八物湯[51]之類를

李瀕湖가 論하자면, 陽維脈은 手·足三陽과 서로 維絡되어 있고, 足太陽·少陽經은 始終 陽維脈과 聯附되어 있는 經脈이며, 寒熱의 證은 오직 足太陽·少陽 두 經脈에만 있으므로 陽維脈이 病들면 또한 寒熱로 苦生한다. 大蓋 衛氣는 낮에 陽經으로 流行하고 밤에 陰經으로 流行하니, 陰虛하면 內熱證이 나타나고 陽虛하면 外寒證이 나타난다. 邪氣가 經脈에 있으면서 안으로 陰氣와 相爭하면 惡寒하게 되고, 밖으로 陽氣와 相爭하면 發熱하게 되니, 寒熱의 證이 表에 있어서 太陽證을 兼한 境遇에 땀이 나면 宜當 桂枝湯을 使用하고 땀이 나지 않으면 宜當 麻黃湯

37) 聯(련) ; 相繼不絕, 잇닿을련
38) 附(부) ; 著也, 부딪칠부
39) 陰虛(음허) ; 陰液의 不足을 말함. 그 症狀은 五心煩熱 午後潮熱 脣紅口乾 舌質嫩紅 或絳乾無苔 大便燥結 小便黃短 脈細數 等이다.
40) 內熱(내열) ; 體內의 陰液이 耗損되어 나타나는 內熱傷陰症. 그 症狀은 骨蒸潮熱 心煩脣燥 舌乾無津 皮膚乾燥 爪甲乾枯 等이다.
41) 陽虛(양허) ; 陽氣의 不足을 말함. 그 症狀은 顏色蒼白 手足寒冷 容易汗出 小便清白 脣色淡白 口淡無味 舌質淡白 苔白潤 脈虛弱 等이다.
42) 外寒(외한) ; 人體의 陽氣가 虛弱하여 몸이 차고 추위를 싫어 하거나, 쉽게 感冒의 病症이 나타남을 말함.
43) 爭(쟁) ; 經絡은 邪氣를 받았으나, 本臟은 아직 邪氣를 받지 않아, 邪氣와 正氣가 서로 다투는 것을 '爭'이라 한다《入門》.
44) 麻黃(마황) ; 麻黃湯. 發汗解表 宣肺平喘하는 效能으로, 太陽傷寒表實證의 頭痛 發熱 身疼 腰痛 骨節疼痛 惡風寒 無汗而喘 脈浮緊 等을 治療하는 處方으로, 麻黃三兩, 桂枝二兩, 炙甘草一兩, 杏仁七十個로 構成되어 있다.
45) 半表半裏(반표반리) ; 病變部位가 表部나 裏部에 있지 않고, 表裏사이에 介在한 것으로 少陽病이 代表的인 例이다.
46) 少陽證(소양증) ; 六經病中 少陽病의 症候群으로, 口苦咽乾 目眩 寒熱往來 胸脇滿悶 心煩喜嘔 不欲食 脈弦 等의 總稱이다.
47) 小柴胡湯(소시호탕) ; 少陽病의 往來寒熱 胸脇苦滿 嘿嘿不欲飮食 心煩喜嘔 口苦 咽乾 目眩 脈弦 等을 治療하는 處方으로, 柴胡半斤, 黃芩 人蔘 甘草 生薑各三兩, 半夏半升, 大棗十二枚로 構成되어 있다.
48) 慄(첩) ; 仲景十二脈의 하나. 脈이 怯弱無力하게 搏動하는 것이다. 《診家正眼》에 "慄은 衛氣가 弱한 것이니 陽脈이 衰弱한 것이다." 하였다. 慄 ; 懼也, 두려울첩
49) 卑(비) ; 仲景十二脈의 하나. 脈象이 軟弱한 것이다. 《診家正眼》에 "卑는 營氣가 弱한 것이니 陰脈이 衰弱한 것이다." 하였다. 卑 ; 下也, 낮을비. ※ 本文에서의 慄卑는 衰弱의 뜻으로 보는 것이 妥當하겠다.
50) 黃芪建中(황기건중) ; 黃芪建中湯. 陰陽과 氣血이 不足하여 腹中拘急 自汗或盜汗 身重或不仁 脈大而虛한 것을 治療하는 處方으로, 桂枝 炙甘草 生薑各三兩, 芍藥六兩 大棗十二枚, 飴糖一升, 黃芪一兩半으로 構成되어 있다.
51) 八物湯(팔물탕) ; 心肺虛損으로 皮聚而毛落하거나, 血脈虛損으로 婦人의 月水愆期를 治療하는 處方으로, 人蔘 黃芪 白朮 茯苓 熟地黃 當歸 川芎 芍藥各等分으로 構成되어 있다.

主之라 潔古가 獨以桂枝一證으로 屬之陽維는 似未擴充이오 至於陰維爲病하야 主心痛에 潔古는 獨以三陰의 溫裏之藥[52]으로 治之 則寒中三陰[53]者엔 宜矣로대 而三陰熱厥[54]作痛엔 似未備矣라 蓋陰維之脈이 雖交三陰而行이나 實은 與任脈으로 同歸 故로 心痛이 多屬少陰厥陰任脈之氣上衝而然하니 暴痛엔 無熱이오 久痛엔 無寒이오 按之少止者는 爲虛요 不可按近者는 爲實이라 凡寒痛에 兼少陰及任脈者는 四逆湯이오 兼厥陰者는 當歸四逆湯이오 兼太陰者는 理中湯을 主之라 凡熱痛에 兼少陰及任脈者는 金鈴散[55] 延胡索散[56]이오 兼厥陰者는 失笑散[57]이오 兼太陰者는 承氣湯[58]을 主之라 若營血內傷에 兼夫任衝手厥陰者 則宜四物湯[59] 養營湯[60] 妙香散[61]之類라 因病藥之에 如此

을 使用하며, 寒熱의 證이 半表半裏에 있어서 少陽證을 兼한 境遇는 宜當 小柴胡湯에 加減하여 治療하며, 萬若 營衛가 衰弱하여 寒熱病을 앓는 境遇에는 黃芪建中湯이나 八物湯 類를 主劑로 쓴다. 張潔古가 惟獨 桂枝湯證 하나만을 陽維脈 病에 歸屬시킨 것은 硏究가 擴充되지 못한 것 같다. 陰維病에 이르러 心痛을 主治하는데 潔古는 오직 三陰의 溫裏하는 藥으로만 治療하였으니, 寒中三陰證에는 宜當하겠지만 三陰熱厥로 因한 心痛에는 具備하지 못한 것 같다. 大蓋 陰維脈이 비록 三陰經과 交會하여 走行하나, 實은 任脈으로 歸屬하므로 心痛의 原因이 흔히 少陰·厥陰·任脈의 氣가 上衝하는 데에 屬하여 그렇게 된다. 갑작스런 心痛에는 寒證이 없고 오래된 心痛에는 熱證이 없으며, 가슴을 눌러서 痛症이 조금 그치면 虛證이고 가슴에 손을 대지 못하게 하면 實證이다. 寒으로 因한 心痛에 少陰과 任脈을 兼하였으면 四逆湯을, 厥陰을 兼하였으면 當歸四逆湯을, 太陰을 兼하였으면 理中湯을 主劑로 쓴다. 熱로 因한 心痛에 少陰과 任脈을 兼하였으면 金鈴散·延胡索散을, 厥陰을 兼하였으면 失笑散을, 太陰을 兼하였으면 承氣湯類를 主劑로 쓴다. 萬若 營血內傷으로 因한 心痛에 任脈·衝脈·手厥陰을 兼하였으면 宜當 四物湯·養營湯·妙香散의 類를 쓴다. 病의 原因에 따라 藥쓰는 것이 이와 같으면 陰陽 虛實證에

---

52) 溫裏之藥(온리지약); 寒邪가 三陰에 直中하여 六脈이 若有若無하고 四肢가 厥冷할 때에 散寒하기 爲하여 附子 乾薑 人蔘 吳茱萸 肉桂 等의 熱性藥을 使用하는 것.

53) 寒中三陰(한중삼음); 寒邪가 陽經으로 부터 傳來하지 않고, 直接 三陰經으로 侵襲하는 것.

54) 三陰熱厥(삼음열궐); 熱邪가 三陰經으로 侵入하여 發生하는 厥證으로, 手足厥冷 胸腹灼熱 目赤 煩躁 口渴 便秘 尿赤 苔黃 等의 實熱症狀이 나타난다.

55) 金鈴散(금령산); 金鈴子散. 熱厥心痛이 或發或止하거나, 肝氣가 鬱滯되어 胃脘胸脇疼痛 疝氣疼痛 또는 婦女經行腹痛 等症을 治療하는 處方으로, 川楝子 玄胡索 各一兩으로 構成되어 있다.

56) 延胡索散(연호색산); 熱厥心痛이 或發或止하며, 오래도록 治癒되지 않고, 身熱足寒한 것을 治療하는 處方으로, 玄胡索 金鈴子 各等分이다. 延胡索의 本名은 玄胡索인데, 宋眞宗의 諱字가 '玄'이므로 이를 避하여 '延胡索'으로 改名하였다《本草綱目》.

57) 失笑散(실소산); 瘀血이 內阻하여 月經不調 小腹急痛하거나, 産後腹痛 惡露不行 等症을 治療하는 處方으로, 五靈脂 蒲黃 各等分이다.

58) 承氣湯(승기탕); 陽明腑實로 大便秘結 胸脘痞悶 腹部脹滿 硬痛拒按 潮熱譫語 苔黃厚乾 脈沈實 等症을 治療하는 處方으로, 大·小·調胃·三一承氣湯으로 區分된다.

59) 四物湯(사물탕); 衝·任脈의 虛損과 血虛 血滯로 月經不調 臍腹絞痛 崩中漏下 等의 一切血病을 治療하는 處方으로, 當歸 川芎 白芍藥 熟地黃 各等分으로 構成되어 있다.

60) 養營湯(양영탕); 人蔘養營湯. 大病이 治癒된지 數日 뒤에 表裏가 虛怯하여 飮食을 먹거나 驚動하면 汗出하는 것을 治療하는 處方으로, 人蔘 麥門冬 五味子 地黃 當歸 白芍藥 知母 陳皮 甘草로 構成된다.

61) 妙香散(묘향산); 心氣가 不足하여 驚悸不安 虛煩少寐 喜怒不常 夜多盜汗 飮食無味 頭目眩暈 等症을 治療하는 處方으로, 麝香一錢, 煨木香二兩半, 山藥 茯苓 茯神 黃芪 遠志 各一兩, 人蔘 桔梗 炙甘草 各半兩, 朱砂三錢으로 되어 있다.

則陰陽虛實을 庶乎其不差[62]矣리라

王叔和[63]의 脈經에 曰 寸口脈[64]이 從少陰으로 斜至太陽[65]하면 是는 陽維脈也니 動[66]하면 苦肌肉痺[67]癢[68]과 皮膚痛과 下部不仁[69]과 汗出而寒하고 又苦顚仆羊鳴[70]하고 手足相引하며 甚者는 失音[71]不能言하니 宜取客主人[72]이라 在耳前起骨[73]上廉[74]에 開口有空하니 乃手足少陽 陽明之會라

又曰 寸口脈이 從少陽으로 斜至厥陰[75]하면 是는 陰維脈也니 動하면 苦癲癎[76]僵仆[77]羊鳴하며 又苦僵仆失音과 肌肉痺癢과 應時自發汗出과 惡風身洗洗然[78]也니 取陽白 金門 見前 僕參[79]이라 見陽蹻이라

있어서 거의 差錯이 없을 것이다.

王叔和의 《脈經》에 "寸口脈이 少陰에서 太陽에 비껴 이르면 陽維脈이니, 이 脈이 躁動하면 肌肉의 痺癢과 皮膚痛과 下部不仁과 땀이 나며 惡寒하는 病症으로 苦生한다." 하였고, 또 "顚仆羊鳴하고 手足이 相引하며, 甚하면 失音이 되어 말을 할 수 없으니, 宜當 客主人穴을 取하여 刺鍼하라." 하였다. 客主人은 귀 앞쪽의 起骨 윗모서리의 입을 벌리면 空處가 생기는 곳에 있으니, 이 穴은 手足少陽 陽明經이 會合하는 곳이다.

또 "寸口脈이 少陽에서 厥陰에 비껴 이르는 것은 陰維脈이니, 이 脈이 躁動하면 癲癎證으로 僵仆하고 羊의 울음소리를 내며, 또 僵仆하고 失音하는 症과 肌肉의 痺癢과 때로는 自汗과 온몸에 찬물을 끼얹듯이 惡風하는 症等으로 苦生을 하

62) 差(차) ; 不齊, 어기어질차
63) 王叔和(왕숙화) ; 西晋時代의 醫家. 名은 熙. 高平人. 太醫令을 歷任하였고, 《脈經》 十卷을 編成함.
64) 寸口脈(촌구맥) ; 橈骨莖狀突起部位가 關이고, 關의 前部 橈骨動脈 診脈部가 寸口脈이다.
65) 從少陰斜至太陽(종소음사지태양) ; 寸口脈의 少陰部位에서 太陽部位로 脈이 비껴서 搏動하는 것. 氣口九道脈圖 參照.
66) 動(동) ; 脈搏이 急數 躁動하는 것.
67) 痺(비) ; 風·寒·濕邪氣에 依하여 關節 或은 肌肉에 疼痛 腫大 重着을 惹起하는 病症.
68) 癢(양) ; 搔病, 가려울양
69) 不仁(불인) ; 身不仁. 身體의 肌膚가 痲木되어 各種의 皮膚感覺이 喪失된 症狀.
70) 顚仆羊鳴(전부양명) ; 突然昏倒하여 猪羊의 울음소리를 내는 것으로, 癎疾의 特異한 症狀이다.
71) 失音(실음) ; 말을 할 때 聲音이 나지 않는 症狀.
72) 客主人(객주인) ; 上關穴의 別名. 足少陽膽經에 屬한다. 耳前上廉起骨端에 開口하면 空處가 생기는 곳에 있다.
73) 耳前起骨(이전기골) ; 顴骨.
74) 上廉(상렴) ; 윗모서리. 廉 ; 稜也 모서리렴
75) 從少陽斜至厥陰(종소양사지궐음) ; 寸口脈의 少陽部位에서 厥陰部位로 脈이 비껴서 搏動하는 것. 氣口九道脈圖 參照.
76) 癲癎(전간) ; 癎證. 一種의 發作性 神志異常의 疾病으로, 發作時에 突然昏倒하여 涎沫을 吐出하고, 兩目을 上視하며, 四肢가 抽搐되고 猪羊의 울음소리를 내는데, 覺醒後에는 疲困感 以外에 正常人과 다를바 없고, 往往 不定期的으로 發作을 反復한다.
77) 僵仆(강부) ; 突然 昏倒하는 症狀.
78) 洗洗然(세세연) ; 洒洒然, 灑灑然. 찬물을 끼얹듯 오싹오싹 추운 것.
79) 僕參(복참) ; 足太陽膀胱經에 屬하는 穴로, 足跟骨 下方의 陷中에 있다.

瀕湖가 曰 王叔和는 以癲癇을 屬陰維 陽維라하고 靈樞經엔 以癲癇을 屬陰蹻 陽蹻라 하야 二說이 義異나 旨同이라 蓋陽維는 由外踝而上하야 循陽分而至肩肘하고 歷[80]耳額而終하야 行於衛分의 諸陽之會하며 陰維는 由內踝而上하야 循陰分而上脇하고 至咽하야 行於營分의 諸陰之交라 陽蹻는 起於跟中하야 循外踝하고 上行於股外하야 至脇肋肩髆하고 行於一身之左右 而終於目內眥[81]라 陰蹻는 起於跟中하야 循內踝하고 上行於股內陰器하야 行於一身之左右하고 至咽喉하야 會任脈 而終於目內眥라 邪在陰維 陰蹻 則發癲하고 邪在陽維 陽蹻 則發癇이라 癇은 動而屬陽하니 陽脈을 主之하고 癲은 靜而屬陰하니 陰脈을 主之라 大抵二疾은 當取之四脈之穴하야 分其陰陽而已니라

王叔和가 曰 診得[82]陽維脈하야 浮者는 暫[83]起目眩[84]하니 陽盛實者[85]요 苦肩息[86]과 洒洒如寒이라

診得陰維脈하야 沈大而實者는 苦胸中痛과 脇下支滿[87]과 心痛하고 其脈이 如貫

니, 陽白·金門 이들 穴의 詳細한 것은 앞에 있다. 僕參 陽蹻條에 詳細히 있다. 을 取하여 刺鍼하라." 하였다.

瀕湖가 論하자면, 王叔和는 "癲癇을 陰維 陽維에 屬한다." 하였고, 《靈樞經》에는 "癲癇을 陰蹻 陽蹻에 屬한다." 하여 두 說이 뜻은 다르나, 趣旨는 같다. 大蓋 陽維脈은 外踝를 經由하여 위로 身體의 陽部分을 循行하며 肩部·肘部에 이르고, 耳部·額部를 지나 終止하여서 衛分인 '諸陽의 會'로 走行한다, 陰維脈은 內踝를 經由하여 위로 身體의 陰部分을 循行하며 脇部로 上行하고, 咽喉에 이르러 營分의 '諸陰의 交'로 走行한다. 陽蹻脈은 跟中에서 始作하여 外踝를 循行하고, 股部 外側으로 上行하여 脇肋과 肩髆部에 이르고, 온 몸의 左右로 走行하고 目內眥에서 終止한다. 陰蹻脈은 跟中에서 始作하여 內踝를 循行하고, 股部 內側과 陰器로 上行하여 온몸의 左右로 走行하고, 咽喉에 이르러 任脈과 會合하고 目內眥에서 終止한다. 邪氣가 陰維·陰蹻脈에 있으면 癲證이 發生하고, 陽維·陽蹻脈에 있으면 癇證이 發生한다. 癇證은 症狀이 搖動하여 陽에 屬하니 陽脈을 主로 治療하고, 癲證은 沈靜하여 陰에 속하니 陰脈을 主로 治療한다. 대개 이 두 疾患은 宜當 陰維·陰蹻·陽維·陽蹻 四脈의 穴을 取하여 그 陰陽을 區分하여 治療할 따름이다.

王叔和가 말하기를 "陽維脈을 診脈하여 浮脈이 잡히면 갑자기 目眩症이 일어나니, 陽氣가 盛實한 現象이고, 喘息으로 肩息하는 症과 찬물을 끼얹듯 惡寒하는 症으로 苦生한다." 하였고,

"陰維脈을 診脈하여 沈·大·實한 脈狀이 잡히면 胸中痛·脇下支滿·心痛으로

80) 歷(력); 次也, 지날력

81) 目內眥(목내제); 눈의 안쪽 가장자리. 眥; 目厓, 눈가제

82) 得(득); 捕也, 잡을득

83) 暫(잠); 猶卒, 갑자기잠

84) 目眩(목현); 眼目의 昏眩.

85) 陽盛實者(양성실자); 陽熱亢盛의 뜻으로, 邪熱이 偏盛하여 發熱의 症狀이 出現하는 것. 《脈經》 本文에는 '者'字가 없다.

86) 肩息(견식); 呼吸이 困難하여 어깨를 들어 呼吸을 돕는 狀態. 哮喘患者 或은 其他原因으로 酸素缺乏이 일어날 때에 이러한 狀態가 일어난다.

87) 脇下支滿(협하지만); 胸脇苦滿. 脇下에 滿悶不舒한 氣가 있으면서 위로 치받는 것. 支; 拄也, 고일지, 버틸지

88) 其脈如貫珠(기맥여관주); 滑脈의 體狀이다. 脈의 흐름이 매끄러워 圓滑하게 느껴지며, 마치 꿰어놓은 구슬이 빠르게 往來하는 것과 같은 脈狀이다.

珠[88]者는 男子는 兩脇下實하고 腰中痛하며 女子는 陰中痛이 如有瘡狀이라 하니라
素問腰痛論에 曰 陽維之脈은 令人으로 腰痛하며 痛上怫然[89]腫하나니 刺陽維之脈與太陽合腨閒[90]하니 去地一尺이라

王啓玄[91]이 曰 陽維는 起於陽하니 則太陽之所生[92]이라 竝行而上至腨하고 下하야 復與太陽으로 合而上也라 去地一尺은 乃承山[93]穴也니 在鋭腨[94]之下의 分肉閒陷中으로 可刺七分이라

肉里之脈[95]은 令人으로 腰痛 不可以欬[96]하고 欬則筋縮[97]急이라 刺肉里之脈을 爲二痏[98]하니 在太陽之外의 少陽絕骨[99]之後라

王啓玄이 曰 肉里之脈은 少陽所生의 陽維脈氣所發로 絕骨之後의 陽維所過分肉穴也라 在足外踝直上의 絕骨之端에 如後二分筋肉分閒이니 刺可五分이라

飛陽之脈은 令人으로 腰痛이 痛拂拂然[100]하고 甚則悲以恐이라

苦生하고, 그 脈狀이 꿰어 놓은 구슬과 같으면 男子는 兩脇下가 滿實하고 腰部가 아프며, 女子는 陰部의 痛症이 마치 瘡瘍이 있는 것 처럼 아프다." 하였다.

《素問·刺腰痛論》에 "陽維脈의 病은 患者로 하여금 腰痛을 發生하게 하는데, 痛症 發生時에 突然히 暴腫하니, 刺鍼할 때에 陽維脈과 陽維 太陽이 相合하는 腨腸 아래 分肉間의 땅에서 一尺 距離에 있는 承山穴에서 治療한다." 하였다.

王啓玄이 註解하기를 陽維脈은 陽에서 始作하니 곧 太陽 所生의 金門穴이다. 太陽經과 竝行하여 腨腸에 이르고, 下行하여 다시 太陽經과 合하고 上行한다. 땅에서 一尺 距離는 承山穴이니, 鋭腨아래 分肉間 陷中에 있는 穴로 七分 깊이로 刺鍼할 수 있다.

肉里脈의 病은 患者로 하여금 腰痛으로 기침을 할 수 없고, 기침을 하면 筋肉이 縮急하게 된다. 治療는 肉里脈을 二次 刺鍼하니, 그 位置는 太陽經 外側과 少陽經의 絕骨穴 後面에 있다.

王啓玄이 註解하기를 肉里脈은 足少陽經에서 生成되는 陽維脈의 氣가 發生하는 經脈으로 絕骨穴 뒤의 陽維脈이 通過하는 分肉間에 있는 穴이다. 이 穴은 外踝 直上의 絕骨穴 뒤 끝에서 二分 뒤쪽의 筋肉이 갈라진 사이에 있으니, 五分 깊이로 刺鍼할 수 있다.

---

89) 怫然(불연) ; 突然한 모양《素問白話解》. 怫 ; 鬱也, 답답할불.
90) 腨閒(천간) ; 承山穴의 別名. 腨腸아래 分肉間의 陷中에 있다.
91) 王啓玄(왕계현) ; 王 氷. 唐代의 醫家. 自號를 啓玄子라 함. 全元起에 이어 두 번째로 《黃帝素問》을 註釋함.
92) 太陽之所生(태양지소생) ; 金門穴. 金門穴은 寒水를 生하는 門이므로 '金門'이라 한다. 《醫經理解》
93) 承山(승산) ; 90)條 參照.
94) 鋭腨(예천) ; 腓腸筋 下端의 뾰족한 部分.
95) 肉里之脈(육리지맥) ; 足少陽經의 小腿部에 있는 支脈.
96) 欬(해) ; 欬嗽因風逆氣. 기침할해
97) 筋縮(근축) ; ① 肢體筋脈이 收縮 抽急한 病證. ② 背部中央線 第9,10胸椎棘狀突起間의 督脈經에 屬한 穴名. 여기서는 ①의 病證이다.
98) 二痏(이유) ; 2回 刺鍼을 뜻함. 痏는 瘢痕의 뜻으로 鍼瘢 鍼孔을 뜻하는데 擴大解釋하여 刺鍼回數를 말함.
99) 絕骨(절골) ; 穴名. 膽經에 屬한 穴로, 足外踝 前緣의 直上에 外踝上緣과 서로 平衡을 이루는 곳에 있다.
100) 拂拂然(불불연) ; 《類經》 및 《吳注本》에 '怫怫然'이라 하였고, 《白話解》에 '精神怫怫然鬱而不暢'이라

啓玄이 曰 此는 陰維之脈也니 去內踝上五寸腨分中으로 竝少陰經而上也라

刺飛陽之脈은 在內踝上一寸의 少陰之前으로 與陰維之會의 築賓穴也라 ○ 甲乙經[101]에 云 太陽之絡이 別走少陰者를 名曰飛陽이라 하니라

飛陽脈의 病症은 腰痛이 있고 腰痛이 있을 때마다 精神이 鬱寂하여 舒暢하지 못하며, 痛症이 甚하면 슬퍼하거나 두려워한다.

王啓玄이 註解하기를 이 脈은 陰維脈이니, 內踝에서 上方으로 五寸 距離의 腨腸筋分肉 가운데로 少陰經과 竝行하여 올라간다.

飛陽脈의 刺鍼穴은 內踝上方 一寸의 足少陰經 前方에 있으면서 陰維脈과 會合하는 築賓穴이다. ○《甲乙經》에 "太陽經의 絡脈이 少陰經으로 別走하는 것을 飛陽이라 한다." 하였다.

陰蹻脈

陰蹻者는 足少陰之別脈으로 其脈은 起於跟中하니 足少陰[1]의 然谷穴之後라 然谷은 在內踝前下의 一寸陷中이라 同足少陰과 循內踝下의 照海穴하고 在內踝下五分이라 上內踝之上二寸의 以交信으로 爲郄하고 交信은 在內踝骨上의 少陰前과 太陰廉의 筋骨間이라 直上하야 循陰股[2]하고 入陰[3]하야 上循胸裏하고 入缺盆[4]上하야 出人迎[5]之前하고 至咽嚨[6]하야 交貫[7]衝脈하고 入頄[8]內廉하야 上行하야 屬目內眥하고 與手足太陽 足陽

陰蹻脈은 足少陰經의 別脈으로 그 脈은 跟中에서 始作하니 足少陰經의 然谷穴 뒤에 있다. 然谷은 內踝 前下方 一寸의 陷中에 있다. 足少陰脈과 같이 內踝 아래의 照海穴로 循行하고, 內踝위 二寸으로 올라가 交信穴이 郄穴이 된다. 交信은 內踝骨 위의 足少陰前과 足太陰 뒷모서리의 筋骨 사이에 있다. 다시 直上하여 陰股를 循行하고, 陰器로 들어가서 上行하여 胸裏를 循行하고, 缺盆위로 들어가서 人迎의 앞부분으로 나오고, 咽嚨에 이르러서 衝脈과 交叉하여 貫通하고, 頄骨의 안쪽 모서리로 들어가 上行하여 目內眥에 屬하고, 手·足太陽 足陽明 陽蹻와 本脈의 五脈이 睛明에

解釋하였다. 이를 따른다.

101) 甲乙經(갑을경);《黃帝三部鍼灸甲乙經》. 皇甫謐이 259年 前後에 《素問》《靈樞》와《明堂孔穴鍼灸治要》의 三書를 分類하여 다시 合編한 册이다.

1) 足少陰(족소음);錦章書局本에는 足少陽으로 되어 있으나《奇經八脈校釋》에는 '足少陰'으로 되어 있으며 然谷穴이 足少陰에 屬한 穴이므로 이에 고친다.

2) 陰股(음고);大腿部 內側.

3) 陰(음);陰器.

4) 缺盆(결분);足陽明胃經에 屬한 穴로 어깨위 鎖骨의 陷中에 있다.

5) 人迎(인영);足陽明胃經에 屬한 穴로 結喉 兩側의 總頸動脈 뒤의 胸鎖乳突筋 前緣部에 있다.

6) 咽嚨(인롱);咽喉. 嚨;喉也, 목구멍롱

7) 交貫(교관);서로 貫通함.

8) 頄(규);面顴, 광대뼈규

明陽蹻五脈으로 會於睛明而上行하니 睛明은在目內眥外一分의 宛宛中이라 凡八穴이라 張紫陽[9]의 八脈經에 云 八脈者는 衝脈이 在風府穴下하고 督脈이 在臍後하고 任脈이 在臍前하고 帶脈이 在腰하고 陰蹻脈이 在尾閭[10]前과 陰囊下하고 陽蹻脈이 在尾閭後二節하고 陰維脈이 在頂前一寸三分하고 陽維脈이 在頂後一寸三分이라 凡人이 有此八脈이나 俱屬陰神[11]하야 閉而不開하고 惟神仙[12]이라야 以陽炁[13]로 衝開[14] 故로 能得道[15]라 八脈者는 先天[16]大道[17]之根이오 一炁[18]之祖[19]라 采[20]之는 惟在陰蹻가 爲先이니 此脈이 纔[21]動이라야 諸脈이 皆通하고 次는 督任衝三脈이 總爲經脈의 造化之源[22] 而陰蹻一脈이 散在丹經[23]하고 其名이 頗[24]多하니 曰天根[25]

서 會合하고 上行하니, 睛明은 目內眥에서 밖으로 一分 部位의 구부러진 곳에 있다. 모두 8個穴이다.

張紫陽의 《八脈經》에 "奇經八脈은 衝脈이 風府穴아래에, 督脈이 臍後에, 任脈이 臍前에, 帶脈이 腰部에, 陰蹻脈이 尾閭 앞과 陰囊 아래에, 陽蹻脈이 尾閭 뒤 第二骨節에, 陰維脈이 頭頂 前方 一寸三分에, 陽維脈이 頭頂 後方 一寸三分에 있다. 人體에 이 八脈이 있으나 모두 陰神에 屬하여 閉塞되어 열리지 않고, 오직 神仙이라야 陽氣가 衝突하여 열리므로 道를 깨달을 수 있다. 奇經八脈은 先天的인 自然法則의 根本이고 一氣의 根本이다. 이 一氣를 採取할 때는 陰蹻脈에서 제일 먼저 하여야 하니 이 脈이 作動하여야만 諸脈이 모두 通하게 되고 다음으로 督·任·衝 三脈이 經脈의 造化를 이루는 根源을 總括하는데, 陰蹻 一脈이 여러 丹經

9) 張紫陽(장자양) ; 이름은 伯端, 字는 平叔, 號는 紫陽眞人 또는 紫陽이다. 北宋代(984～1082)의 著名한 仙術家로 仙家中 南派의 受領이였다. 著書로 《悟眞篇》이 傳한다.

10) 尾閭(미려) ; ① 尾骶骨의 끝. ② 長强穴의 異名.

11) 陰神(음신) ; 仙術을 鍛鍊하여 멀리 볼수 있고 感得할 수 있는 能力을 '陰神'이라 하고, 陰神이 더욱 堅固하여져서 人體로부터 나가 飛騰變化하여 하고자 하는 것을 任意로 할 수 있는 것을 '陽神'이라 한다.

12) 神仙(신선) ; 仙道를 닦아서 道에 通한 사람으로 仙境에 사는데 神變自在하여 長生不死한다고 하며, 人仙·天仙·地仙·水仙의 區別이 있다함.

13) 陽炁(양기) ; 陽氣. 炁 ; 氣와 同字.

14) 衝開(충개) ; 衝突하여 열음.

15) 得道(득도) ; 道를 깨달음.

16) 先天(선천) ; 無極을 가리키는데 陰陽이 分離되지 않고 一氣로 混沌中에 處하여 있는 狀態.

17) 大道(대도) ; 自然法則.

18) 一炁(일기) ; 萬物을 構成하는 基本物質.

19) 祖(조) ; 本也, 근본조

20) 采(채) ; 採取, 채취할채

21) 纔(재) ; 始也, 비롯할재

22) 造化之源(조화지원) ; ① 造化의 根源. ② 祖竅의 異名. 여기서는 ①을 뜻함.

23) 丹經(단경) ; 仙道의 典籍.

24) 頗(파) ; 僅可, 자못파

25) 天根(천근) ; 一陽이 發生하는 곳으로 月窟과 相對가 되며 生殖系統을 가리키는 것이고 性命의 根源이 된다.

曰死戶 曰復命關[26] 曰酆[27]都鬼戶 曰死生根이오 有神主之를 名曰桃康[28]이라 上通泥丸[29]하고 下透[30]涌泉[31]하니 倘[32]能知此하야 使眞炁의 聚散이 皆從此關竅[33] 則天門[34]이 常開하고 地戶[35]가 永閉하며 尻脈[36]이 周流[37]於一身하야 貫通上下하면 和炁가 自然上朝하야 陽長陰消하고 水中에 火發[38]하며 雪裏에 花開하나니 所謂天根과 月窟[39]이 常[40]來往하면 三十六宮[41]이 都是春이라 하니라 得之者는 身體가 輕健하고 容衰가 返[42]壯하며 昏昏[43]默默[44]하고 如醉如癡[45]하니 此는 其驗也라 要知면 西南

에 散在되어 있고 그 이름이 자못 많으니, 天根・死戶・復命關・酆都鬼戶・死生根 等이라 하고 神이 있어서 主宰하는 것을 桃康이라 한다. 陰蹻脈은 위로 泥丸宮에 通하고 아래로 涌泉穴에 通하니 아마도 陰蹻脈의 이러한 生理를 알아서 眞氣의 聚散이 모두 이 關竅를 좇게 할 수 있다면 天門은 늘 열려 있고 地戶는 永久히 閉塞되며, 尻脈(督脈)이 온 몸을 周流하여 上下를 貫通하면 和氣가 自然히 위로 朝會하게 되어 陽이 成長하고 陰이 消滅되며 水中에서 火가 發生하고 눈속에서 꽃이 피게 되니, '天根과 月窟이 恒常 往來하면 三十六宮이 모두 春氣로 化한다.' 하는 것이다. 이것을 攄得한 사람은 身體가 輕健하고 容貌가 衰殘하던 것이 도리어 健壯하게 되며 昏昏하고 默默하며 醉한듯 어리석은듯 하니 이러한 것들이

26) 復命關(복명관) ; 下丹田의 異名.
27) 酆(풍) ; 周文王所都, 땅이름풍
28) 桃康(도강) ; 虛危穴로 尾閭穴과 같음.
29) 泥丸(니환) ; 九宮中의 하나로 泥丸宮. 道家에서는 頭部에 아홉個의 宮(室)이 있다고 보는데, 每宮마다 神靈이 居處한다고 한다. 九宮은 明堂宮・洞房宮・泥丸宮・流珠宮・玉帝宮・天庭宮・極眞宮・玄丹宮・天皇宮이다.
30) 透(투) ; 通也, 통할투
31) 涌泉(용천) ; 足少陰腎經에 屬한 穴로 足心 陷中에 있다.
32) 倘(당) ; 或然辭, 아마당
33) 關竅(관규) ; 重要한 出入口로 위의 天根 死戶 復命關 酆都鬼戶 死生根 等의 部位.
34) 天門(천문) ; 鼻孔을 가리킴. 所謂 "開天門 閉地戶" 即開鼻閉口之謂也. 《黃庭內景》, 《校注》에서는 頭腦를 가리킨다함.
35) 地戶(지호) ; 《黃庭內景》에서는 "입을 가리킨다." 하였고, 《校注》에는 "生育門 即性器"라 하였다.
36) 尻脈(고맥) ; 督脈의 異名.
37) 周流(주류) ; 둘러 흐름.
38) 水中火發(수중화발) ; 水는 陰이고 水中은 陰이 極한 것이며, 火는 陽이고 火發은 陽이 生하는 것이니, 火가 水中에서 發生하는 것은 곧 陰이 極하여 一陽이 生하는 것이다.
39) 月窟(월굴) ; 陽이 極하여 陰이 發生하는 곳으로 天根과 相對가 된다. 卦로는 姤가 되고 人體에 있어서는 百會穴이 된다.
40) 常(상) ; 本文에 '閑'字로 되어 있으나, 《中國氣功辭典》의 〈擊壤集〉 引用文에 "天根月窟常往來 三十六宮都是春"이라 하여 '常'字로 되어 있으며 뜻이 더 나으니 이를 따른다.
41) 三十六宮(삼십육궁) ; 古人들이 人體가 36 個의 宮(室)으로 나누어지고 每宮마다 神靈이 居處한다고 보았다.
42) 返(반) ; 還也, 돌아올반
43) 昏昏(혼혼) ; 精神없이 醉한 모양.
44) 默默(묵묵) ; 恍惚한 모양으로 靜이 至極한 狀態.
45) 癡(치) ; 心神不慧, 어리석을치

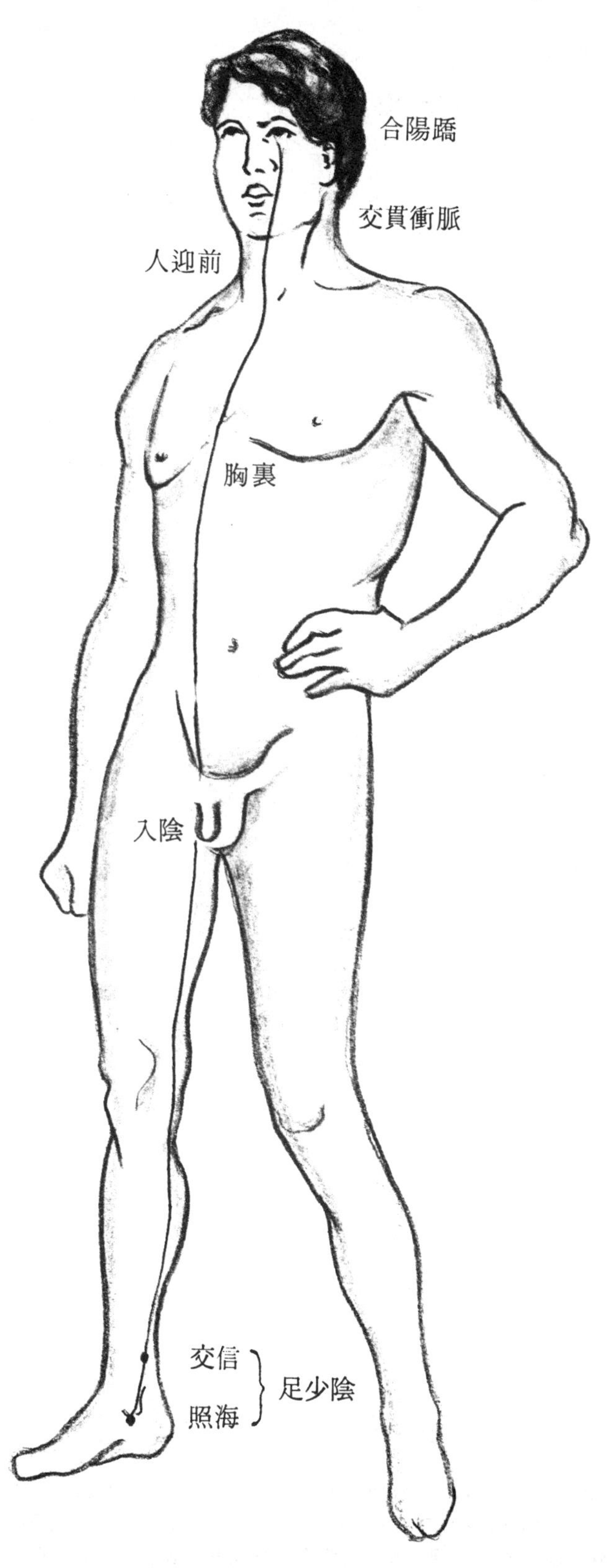

陰蹻脈穴圖

之鄕[46]은 乃坤地[47]와 尾閭之前과 膀胱之後와 小腸之下와 靈龜[48]之上으로 此는 乃天地[49]에 逐日[50]所生의 炁根[51]과 產鉛之地[52]也어늘 醫家가 不知有此리오 하니라

瀕湖가 曰 丹書의 論이 及陽精[53]河車[54]하야는 皆往往[55]以任衝督脈과 命門三焦로 爲說하고 未有專指陰蹻者 而紫陽의 八脈經에 所載經脈은 稍[56]與醫家之說로 不同이나 然이나 內景[57]隧道[58]를 惟返觀[59]者가 能照察[60]之면 其言이 必不謬也리라

그 證驗이다. 西南鄕(下丹田)은 곧 坤地(小腹)와 尾閭의 前方과 膀胱의 後方과 小陽의 아래와 靈龜(陰器)의 윗 部分으로 이곳은 곧 天地(人體)에서 날마다 生成되는 精力과 陰陽의 根氣가 生產되는 곳임을 알아야 하거늘 醫家가 이러한 것이 있음을 몰라서 되겠는가?" 하였다.

李瀕湖가 論하자면 丹書에서 論한 것이 '陽精'과 '河車'에 이르러서는 모두 往往 任·衝·督脈과 命門·三焦로 말하였으며, 오직 陰蹻脈만을 指摘한 것은 없고, 張紫陽의 《八脈經》에 記載된 經脈은 醫家의 說과는 조금 다르나, 內景의 隧道를 收視返聽하는 境地에 이른 사람이 잘 살필 수 있다면 그 말이 반드시 틀린 말이 아닌 것을 알 것이다.

陽蹻脈

陽蹻者는 足太陽之別脈으로 其脈은 起於跟中하야 出於外踝下의 足太陽申脈穴하고 在外踝下五分陷中의 容[1]爪甲白肉際[2]라 當踝後하야 遶[3]跟하고 以僕參으로 爲本하고 在

陽蹻는 足太陽經의 別脈으로 그 脈은 跟中에서 始作하여 外踝下方의 足太陽經

46) 西南之鄕(서남지향) ; 西南鄕. 下丹田의 異名.
47) 坤地(곤지) ; 坤位. 人體의 小腹.
48) 靈龜(영귀) ; 거북에는 神龜·靈龜·攝龜·寶龜·文龜·筮龜·山龜·澤龜·水龜·火龜의 10種이 있다. 本文에서는 男性의 陰莖을 指稱하는 것 같다.
49) 天地(천지) ; 人體를 指稱함.
50) 逐日(축일) ; 날마다.
51) 炁根(기근) ; 精力, 根氣.
52) 產鉛之地(산연지지) ; 人體의 原氣가 發生하는 곳. 鉛은 陰陽의 根氣를 比喩한 말이다.
53) 陽精(양정) ; 人體 가운데의 眞種子.
54) 河車(하거) ; 任脈과 督脈.
55) 往往(왕왕) ; 이따금.
56) 稍(초) ; 小也, 작을초
57) 內景(내경) ; 內臟의 生理.
58) 隧道(수도) ; 感覺이 傳導되는 通路.
59) 返觀(반관) ; 收視返聽 또는 內照. 煉功을 할 때에 보아도 보이지 않고, 들어도 들리지 않는 精神의 內守狀態. (指煉功時視而不見 聽而不聞的內守狀態)
60) 照察(조찰) ; 똑똑히 잘잘못을 알아서 살핌.
1) 容(용) ; 置也, 놓을용
2) 白肉際(백육제) ; 赤白肉際. 四肢 內外側의 赤肉과 白肉의 境界處. 그 가운데 上肢의 手掌側은 陰面으로 皮膚色이 比較的 희므로 '白肉際'라 하고, 手背側은 陽面으로 皮膚色이 짙으므로 '赤肉際'라 한다. 下肢에서는 內側이 陰面으로 '白肉際'이고 外側과 後側이 陽面으로 '赤肉際'라 한다.
3) 遶(요) ; 圍也, 둘릴요

跟骨下陷中하니 拱[4]足이라야 得[5]之라 上外踝上三寸하야 以附陽으로 爲郄이라 在外踝上三寸의 足太陽之穴也라 直上하야 循股外廉하고 循脇後胛[6]上하야 會手太陽陽 維於臑腧하고 在肩後大骨下와 胛上廉의 陷中이라 上行肩髆[7]外廉하야 會手陽明於巨骨하고 在肩尖端에 上行兩叉[8]骨罅[9]間의 陷中이라 會手陽明 少陽於肩髃하고 在髆骨頭와 肩端上의 兩骨罅陷宛宛中하니 擧臂取之[10]면 有空이라 上人迎하야 夾口吻[11]하고 會手足陽明 任脈於地倉하고 夾口吻旁[12]四分外의 如近下에 有微脈動處라 同足陽明과 上而行巨窌[13]하고 夾鼻孔旁八分의 直瞳子와 平水溝[14]라 復會任脈於承泣하고 在目下七分의 直瞳子陷中이라 至目內眥하야 與足手太陽 足陽明 陰蹻로 五脈이 會於睛明[15]穴하고 見陰蹻下라 從睛明으로 上行하야 入髮際하고 下耳後하야 入風池而終하니 風池는 在耳後의 夾玉枕骨[16]下髮際陷

에 屬한 申脈穴로 나가고, 申脈은 外踝下方 五分 陷中에 손톱이 놓일 程度의 白肉際에 있다. 外踝뒤에서 跟部를 둘러싸고 僕參穴이 根本이 되며, 僕參은 跟骨아래 陷中에 있는 穴이니 다리를 세워야 穴을 잡을 수 있다. 다시 外踝위 三寸으로 올라가서 附陽이 郄穴이 된다. 附陽은 外踝위 三寸에 있는 足太陽經의 穴이다. 直上하여 股部外側 모서리로 循行하고 脇部의 後方과 肩胛骨 위로 循行하여 臑腧에서 手太陽·陽維脈과 會合하고, 臑腧는 어깨뒤 大骨下方과 肩胛骨 윗모서리의 陷中에 있다. 肩髆骨外側 모서리로 上行하여 巨骨에서 手陽明經과 會合하고, 巨骨은 어깨끝에서 上行하는 두 갈래로 갈라진 骨의 틈사이에 있다. 다시 肩髃에서 手陽明·少陽經과 會合하고, 肩髃는 髆骨頭 尖端위의 兩骨 틈사이 陷處가 구부러진 곳에 있으니, 팔둑을 들고 穴을 取하면 空處가 있다. 人迎으로 上行하여 입술을 夾하고 地倉에서 手·足陽明과 任脈이 會合하고, 地倉은 입술 옆으로 四分을 夾한 곳에서 若干 아래로 微弱한 脈動이 있는 곳이다. 足陽明經과 같이 上行하여 巨窌로 走行하고, 巨窌는 鼻孔으로부터 八分을 夾한 곳의 瞳子에서 아래로 直線과 水溝에서 옆으로의 直線이 交叉하는 곳에 있다. 다시 承泣에서 任脈과 會合하고, 承泣은 눈아래에서 七分 떨어진 瞳子直線上의 陷中에 있다. 目內眥에 到達하여 睛明에서 手·足太陽, 足陽明, 陰蹻, 陽蹻 다섯 脈이 會合하고, 睛明은 陰蹻條下에 있다. 睛明에서 上行하여 髮際로 들

4) 拱(공) ; 斂手, 팔짱낄공
5) 得(득), 捕也, 잡을득
6) 胛(갑) ; 背上兩膊間肩甲, 어깨죽지갑, '髀'字로 된 本도 있으나 뒤의 文脈으로 볼때 이는 誤植이다.
7) 髆(박) ; 肩甲, 어깨죽지갑
8) 叉(차) ; 兩枝, 양갈래차
9) 罅(하) ; 空隙, 틈하
10) 擧臂取之(거비취지) ; 肩髃穴을 取할 때에 팔을 어깨 높이로 들어 올리고 取穴하는 方法.
11) 口吻(구문) ; 입술, 吻 ; 口脣邊, 입술문
12) 旁(방) ; 竝通側也, 곁방. 傍과 通用함.
13) 巨窌(거료) ; 絲竹空의 別名. 手少陽三焦經에 屬한 穴로 眉毛 外側의 陷中에 있다. 窌 ; 深空, 으슥하고비어있을료
14) 水溝(수구) ; 督脈에 屬한 穴名. 鼻中隔 下方과 人中 上方 三分의 一이 되는 곳에 있다. 別名으로 人中·鬼宮·客廳·鬼市 等이 있다.
15) 睛明(정명) ; 目內眥 外側의 陷中에 있는 足太陽膀胱經에 屬한 穴名.
16) 玉枕骨(옥침골) ; 外後頭結節.

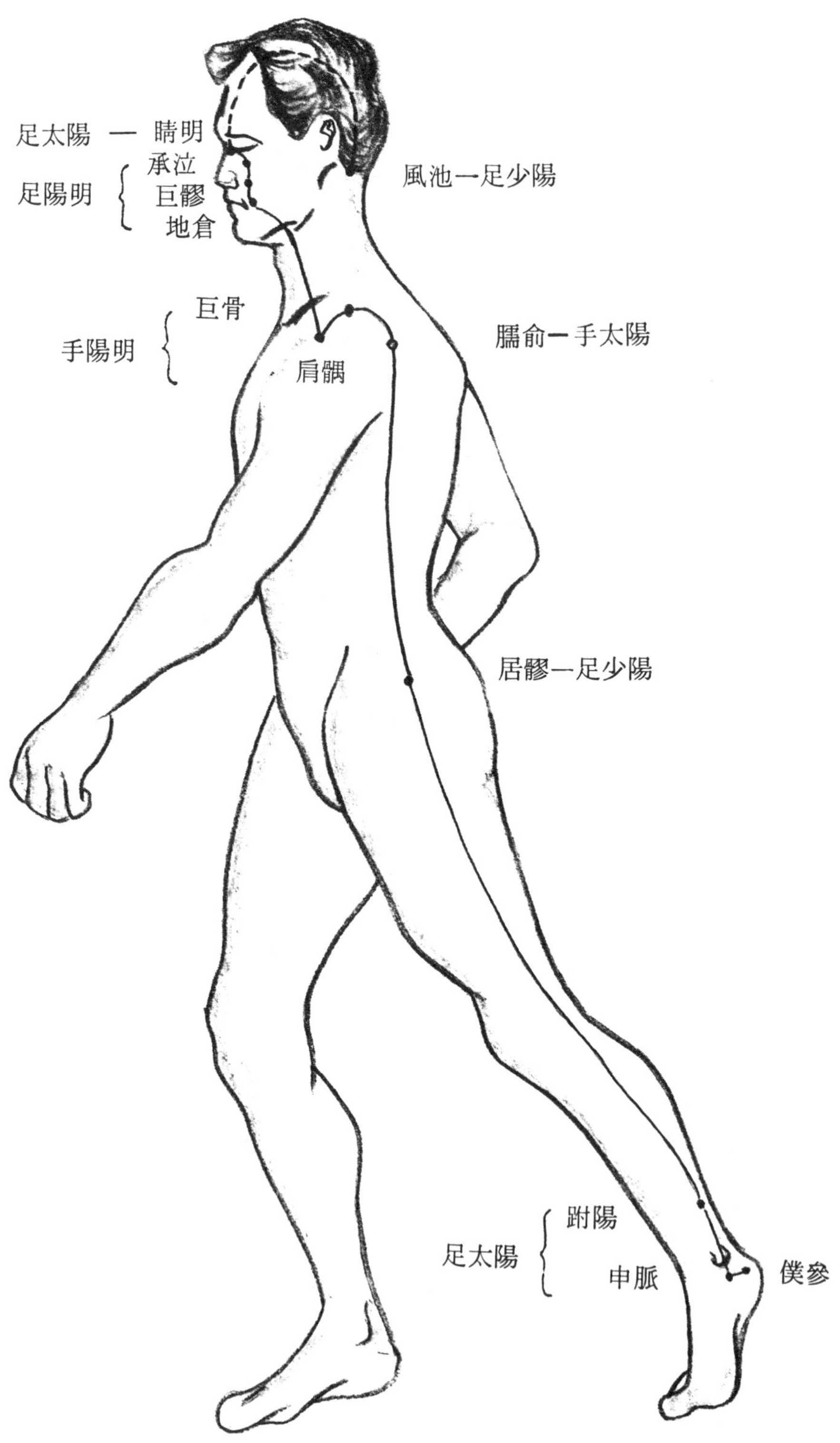

陽蹻脈穴圖

中이라 凡二十三穴이라 ○ 難經에 曰 蹻脈은 從足至目하니 長이 七尺五寸이니 合은 一丈[17]五尺이라

甲乙經에 曰 蹻脈이 有陰陽하니 何者가 當其數오 曰 男子數는 其陽이오 女子數는 其陰이라 當數者는 爲經이오 不當數者는 爲絡이라 氣之在身也는 如水之流하고 如日月之行이 不休하니 故로 陰脈은 營[18]其藏 而陽脈은 營其府하야 如環之無端하야 莫知其紀[19]하고 終而復始하야 其流溢之氣는 內漑藏府하고 外濡腠理라

어가고 귀 뒤로 下行하여 風池로 들어가 終止하니, 風池는 귀 뒤의 玉枕骨 下方을 夾한 髮際의 陷中에 있다. 모두 23穴이다. ○《難經》에 "蹻脈은 足部에서 始作하여 눈에서 끝나는데 그 길이가 七尺 五寸이니, 總 길이는 一 丈五寸이다." 하였다.

《甲乙經》에 "蹻脈에 陰陽이 있으니 어느 經이 그 尺數에 該當하는가? 男子의 數는 陽이고 女子의 數는 陰이다. 尺數에 該當하는 것은 經이고, 그 數에 該當하지 않는 것은 絡이다. 氣가 人體內에서 循環하는 것은 마치 물이 흐르는 것 같고 日月이 周行하는 것과 같이 休息이 없으므로 陰脈은 臟을 經營하고 陽脈은 腑를 經營하여 마치 고리가 끝이 없는 것과 같아서 실마리를 알 수 없고, 그치면 다시 始作하여 흘러넘치는 氣는 안으로 臟腑에 灌漑되고 밖으로는 腠理를 濡潤한다."하였다.

二蹻爲病

秦越人의 難經에 曰 陰絡者는 陰蹻之絡이오 陽絡者는 陽蹻之絡이니 陰蹻爲病은 陽緩而陰急[1]하고 陽蹻爲病은 陰緩而陽急[2]이라 하니라

王叔和의 脈經에 曰 陰蹻의 脈急은 當從內踝以上이 急하고 外踝以上은 緩하며 陽蹻의 脈急은 當從外踝以上이 急하고 內踝以上은 緩이라

二蹻脈의 病理와 病證

秦越人의《難經·二十九難》에 "陰經을 絡하는 것은 陰蹻의 絡脈이고, 陽經을 絡하는 것은 陽蹻의 絡脈이다. 陰蹻의 病症은 陽側이 弛緩하고 陰側은 拘急하며, 陰蹻의 病症은 陰側이 弛緩하고 陽側이 拘急한다" 하였다.

王叔和의《脈經》에 "陰蹻脈에 病變이 發生하면 그 脈이 拘急하게 되는데 바로 內踝 以上이 拘急하고 外踝 以上은 弛緩하며, 陽蹻脈에 病變이 發生하면 그 脈이

17) 一丈(일장) ; 열자, 한길. 丈 ; 十尺也, 열자장
18) 營(영) ; 治也, 다스릴영. 經營, 경영할영
19) 紀(기) ; 緖也, 실마리기
1) 陽緩而陰急(양완이음급) ; 陽인 脚部의 外側은 弛緩하고 陰인 內側은 拘急함《難經譯釋》.
2) 陰緩而陽急(음완이양급) ; 陰인 脚部의 內側은 弛緩하고 陽인 外側은 拘急함《難經譯釋》.

又曰 寸口脈[3]의 前部가 左右彈[4]者는 陽蹻也라 動[5]하면 苦腰背痛하고 又爲癲癎僵仆羊鳴 惡風偏枯[6]하며 痛痺[7]身體强[8]이라 하고 又曰 微濇하면 爲風癎[9]이라 竝取陽蹻하니 在外踝上三寸의 直絕骨[10]이 是穴이라 하며, 附陽[11]穴也라

又曰 寸口脈의 後部가 左右彈者는 陰蹻也라 動하면 苦癲癎寒熱과 皮膚淫痺[12]하고 又爲少腹痛 裏急[13]腰及髖窌[14]下相連 陰中痛[15]하고 男子는 陰疝[16]이오 女子는 漏下[17]不止라 하고 髖은 髀骨也요 窌는 腰下穴也라 又曰 癲癎瘈瘲[18]으로 不知所苦에 兩蹻之下하니 男陽女陰이라 하니라

張潔古가 曰 蹻者는 捷疾[19]也니 二脈이 起于足하야 使人으로 蹻捷[20]也라 陽蹻는 在

拘急하게 되는데 바로 外踝 以上이 拘急하고 內踝 以上은 弛緩한다" 하였다. 또 "寸口脈의 前部가 左右로 彈手하는 것은 陽蹻의 脈象이다. 이러한 脈이 搏動하면 腰背痛으로 괴로워하고, 또 癲癎으로 僵仆 羊鳴症이 發生하고 惡風 偏枯 痛痺 身體强直 等이 일어난다. 또 寸口脈의 前部 左右가 微濇하면 風癎이 發生한다. 以上의 病들은 陽蹻脈을 取하여 刺鍼하여야 하니 外踝上 三寸의 絕骨 直上에 있는 穴이다 附陽穴이다. 하였고, 또 "寸口脈의 後部가 左右로 彈手하는 것은 陰蹻의 脈象이다. 이러한 脈이 搏動하면 癲癎 惡寒發熱 皮膚淫痺로 苦生하고, 또 少腹痛 裏急後重이 發生하며 腰部와 髖窌下와 陰中이 서로 連結되어 아프고, 男子는 陰疝, 女子는 漏下不止가 發生한다. 髖은 髀骨이고 窌는 腰部 아래의 穴이다. 또 癲癎과 瘈瘲으로 人事不省일 때는 兩蹻脈의 下部穴들을 刺鍼하니 男子는 陽蹻脈을, 女子는 陰蹻脈을 取한다." 하였다.

---

3) 寸口脈(촌구맥) ; 兩手의 橈骨動脈診脈部位.
4) 彈(탄) ; 손끝으로 物件을 때리듯 强하게 搏動하는 脈象.
5) 動(동) ; 脈이 搏動함.
6) 偏枯(편고) ; 中風으로 半身不隨가 오래 되어 患側의 四肢가 健側에 比하여 枯瘦하고 痲木不仁한 症狀.
7) 痛痺(완비) ; 關節 或은 肌肉에 疼痛 腫大 重着을 惹起하는 一連의 疾患. 痛 ; 痲痺, 손발이뻣뻣할완
8) 强(강) ; 不和柔貌, 뻣뻣할강
9) 風癎(풍간) ; 癎證이 發作할 때에 項强 直視 人事不省 牙關緊急이 나타나는 病症.
10) 絕骨(절골) ; 足少陽膽經에 屬한 足外踝 直上 三寸의 懸鍾穴.
11) 附陽(부양) ; 足太陽膀胱經에 屬한 穴로 外踝上 三寸의 太陽前 少陽後의 筋骨間에 있으며 陽蹻脈의 郄穴이다.
12) 皮膚淫痺(피부음비) ; 全身의 皮膚가 疼痛 腫大 重着하는 症狀. 淫은 全身에 蔓衍된다는 뜻.
13) 裏急(이급) ; 裏急後重. 痢疾의 主要症狀의 하나로 大便을 보기 前에 腹痛이 있고 大便을 보고자 할 때에 참을 수 없는 것을 裏急이라 하고 大便은 急한데 시원하게 排出되지 않고 肛門에 重墜한 感覺이 있는 것을 後重이라 한다.
14) 髖窌(관료) ; 肛門部位. 髖 ; 上兩股間, 엉덩이뼈관. 窌 ; 窟也, 굴료
15) 陰中痛(음중통) ; 男子의 尿道와 女子의 陰戶痛症.
16) 陰疝(음산) ; 睾丸이 당기며 아픈 病症.
17) 漏下(누하) ; 月經時期가 아닌데 出血이 持續的으로 있으며 淋漓하는 病症.
18) 瘈瘲(계종) ; 抽風. 小兒驚風의 한 症狀으로 瘈는 筋肉이 攣縮되는 것이고 瘲은 弛緩되는 것이다.
19) 捷疾(첩질) ; 매우 빠름. 捷 ; 敏疾, 빠를첩. 疾 ; 速也, 빠를질
20) 蹻捷(교첩) ; 발의 움직임이 빠르고 날램. 蹻 ; 蹻蹻武貌, 날쌜교

肌肉之上하고 陽脈의 所行은 通貫六府하고 主持諸表 故로 名爲陽蹻之絡이오 陰蹻는 在肌肉之下하고 陰脈의 所行은 通貫五藏하고 主持諸裏 故로 名爲陰蹻之絡이라 陰蹻의 爲病은 陰急 則陰厥[21]脛直하야 五絡[22]이 不通하야 表和裏病[23]이오 陽蹻의 爲病은 陽急 則狂走目不昧[24]하니 表病裏和라 陰病則熱하니 可灸照海 陽陵泉이오 在膝下一寸의 胻[25]外廉陷中하고 足少陽之合[26]也니 筋病을 治此라 陽病則寒하니 可鍼風池 風府라 風府는 在項後入髮際一寸에 大筋內의 宛宛中하니 督脈 太陽 陽維之會라 又曰 在陽表者는 當汗之[27]하고 在陰裏者는 當下之[28]요 又曰 癲癎이 晝發은 灸陽蹻하고 夜發은 灸陰蹻라 하니라

素問腰痛論에 曰 腰痛으로 不可擧者는 申脈 僕參하면 擧之[29]라 하고 太陽之穴로 陽

張潔古가 말하기를 "蹻는 매우 빠르다는 뜻이니 두 脈이 足跟에서 始作하여 人體로 하여금 빨리 걸을 수 있게 한다. 陽蹻脈은 肌肉의 위에 存在하고 陽脈들의 運行은 六腑를 貫通하며 人體의 表部를 主持하므로 '陽蹻의 絡'이라 하고 陰蹻脈은 肌肉의 아래에 存在하고 陰脈들의 運行은 五臟을 貫通하고 모든 裏部를 主持하므로 '陰蹻의 絡'이라 한다. 陰蹻의 病은 陰이 拘急하게 되니 陰이 厥逆하고 脛部가 硬直되어서 五臟의 絡脈이 通하지 않으므로 表部는 健康하나 裏部에 病變이 發生한 것이고, 陽蹻의 病은 陽이 拘急하게 되니 미쳐서 날뛰고 잠을 자지 못하니 表部는 病들고 裏部는 健康한 것이다. 陰蹻脈에 病變이 생기면 發熱하게 되니 照海·陽陵線에 灸를 하면 治療될 수 있고, 陽陵泉은 무릎 아래 一寸의 胻骨 外側 모서리 陷中에 있으니 足少陽膽經의 合穴이고 筋의 病을 이 穴에서 治療한다. 陽蹻에 病變이 생기면 惡寒하게 되니 風池·風府穴에 刺鍼하면 治療될 수 있다. 風府는 項後 髮際에서 一寸 들어간 大筋內의 구부러진 곳에 있으니 督脈·足太陽·陽維가 會合하는 곳이다. 하였다. 또 "陽蹻에 있는 表病은 宜當 發汗시키고 陰蹻에 있는 裏病은 瀉下시켜야 한다." 하였고, 또 "癲癎에 있어서 晝間에 發作하는 것은 陽蹻脈의 穴을 灸하고, 夜間에 發作하는 것은 陰蹻脈의 穴을 灸하라." 하였다.

《素問·刺腰痛論》에 "腰痛으로 허리를 들 수 없는 境遇에 申脈과 僕參을 刺鍼하면 허리를 들 수 있다. 申脈과 僕參은 太陽經의 穴로 陽蹻脈의 根本이다." 하였고, 또 "會陰脈에 病이 들면 腰痛이 發生하고 痛症이 發作時에는 땀이 물흐르듯 하며, 땀

21) 厥(궐); 氣가 아래에서 위로 逆行하는 것.
22) 五絡(오락); 五臟의 絡脈.
23) 表和裏病(표화이병); 表部는 健康한데 裏部가 病든 것.
24) 昧(매); 冥也, 어두울매
25) 胻(행); 胻骨, 骭骨이라고도 하는데 解剖學上 脛骨이다.
26) 合(합); 合穴. 五腧穴의 하나로 모두 肘關節 或은 膝關節部位에 있다.
27) 汗之(한지); 發汗시켜서 表部의 邪氣를 解除하는 方法.
28) 下之(하지); 瀉下시켜서 裏部의 邪氣를 解除하는 方法.
29) 腰痛不可擧者 申脈僕三擧之; 《素問·刺腰痛論》 "如折不可以俯仰 不可擧 刺足太陽" 文句下의 王冰注 '不可擧 申脈僕參悉主之'를 잘못 引用한 것이다.

蹻之本라 又曰 會陰之脈[30]은 令人으로 腰痛하고 痛上[31]에 漯漯然[32]汗出하고 汗乾하면 令人으로 欲飮하며 飮已면 欲走에 刺直陽之脈[33]上을 三痏하니 在蹻上郄下五寸에 橫居[34]라 視其盛者는 出血이라

王啓玄이 云 足太陽之脈이 循腰下하야 會於後陰 故로 曰會陰이라 直陽之脈은 挾脊下行하야 貫臀하고 至膕[35]하야 循腨하고 過外踝之後하야 條直[36]而行者니 故로 曰直陽之脈也라 蹻는 爲陽蹻所生의 申脈穴也요 蹻上郄下는 乃承筋穴也니 卽腨中央如外陷者의 中也라 太陽脈氣의 所發로 禁鍼刺나 但視其兩腨中央하야 有血絡이 滿盛者는 乃刺之하야 出血이라

又曰 昌陽之脈[37]은 令人으로 腰痛하고 痛引膺[38]하며 目𥇒𥇒[39]然하고 甚則反折[40]舌卷不能言이라 刺內筋[41]을 爲三痏[42]하니 在內踝上 大筋前 太陰後의 上踝二寸所라

王啓玄이 云 陰蹻는 起於然谷之後하야 上內踝之上하고 循陰股하야 入陰 而循腹入胸裏缺盆하고

이 마르면 물을 마시고자 하고 물을 마시고 나면 坐臥不安할 때에 直陽脈上을 三次 刺鍼하니, 그 穴은 蹻上方 申脈과 郄下方 委中 사이의 五寸 中間에 橫으로 位置한 承筋穴이다. 이 곳에 血絡이 盛滿하면 出血시킨다." 하였다.

王啓玄이 註釋하기를, "足太陽脈이 腰下部를 循行하여 後陰에 會合하므로 '會陰'이라 한다. 直陽脈이 脊柱를 挾하고 下行하여 臀部를 貫通하고, 膝膕에 이르러서 腨陽筋을 循行하고, 外踝의 後方을 通過하여 가지를 쳐서 直行하므로 '直陽脈'이라 한다. '蹻'는 陽蹻脈이 發生하는 申脈穴이고, '蹻上郄下'는 承筋穴이니 腨部 中央에서 若干 外側으로 陷沒된 곳에 있다. 承筋은 太陽脈이 發源하는 곳으로 刺鍼을 禁하나, 兩 腨筋의 中央을 살펴 봐서 血絡이 盛滿하면 刺鍼하여 出血시킨다." 하였다.

《素問·刺腰痛論》에 또 말하기를, "昌陽脈에 病變이 생기면 腰痛이 發生하는데 그 痛症이 胸膺部에까지 당기며 눈이 어둡고, 甚하면 腰部가 뒤로 反折되어 앞으로 구부릴 수가 없고, 혀가 卷縮되어 말을 못한다. 治療는 內筋 交信을 三次 刺鍼하니, 內踝 上方의 大筋前方과 足太陰經 後方의 內踝上 二寸에 있다." 하였다.

王啓玄이 註釋하기를 "陰蹻脈은 然谷穴 後方에서 始作하여 內踝위로 上行하고 股部 內側을 循

---

30) 會陰之脈(회음지맥) ; 會陰은 任脈의 經穴이다. 이곳에서 任·衝·督 三脈이 會合하므로 會陰이라 한다. 이곳에서 任脈은 腹部로 走行하고 督脈은 背部로 走行하니 任·督脈을 가리키는 것이다.

31) 痛上(통상) ; '痛止'로 된 本도 있으나 誤植이다.

32) 漯漯然(루루연) ; 땀이 물흐르듯 하는 모양《素問今釋》. 漯 ; 水名, 물이름루

33) 直陽之脈(직양지맥) ; 督脈. 督脈이 人體의 陽을 總督하고 脊柱를 貫通하여 直上하므로 '直陽'이라 한다《素問今釋》. 本書의 王 氷 註와는 다르다.

34) 蹻上郄下五寸橫居(교상극하오촌횡거) ; 蹻는 陽蹻니 申脈穴이고 郄은 委中穴이다. 이 두 穴의 距離가 約 五寸이고 그 가운데에 橫으로 있는 穴은 '承筋'穴이다《類經》.

35) 膕(괵) ; 膝後曲節, 오금괵

36) 條直(조직) ; 經脈이 가지쳐서 直行함.

37) 昌陽之脈(창양지맥) ; 足少陰腎經의 復溜穴에 連系되어 있는 經脈《素問今釋》.

38) 膺(응) ; 胸也, 가슴응

39) 𥇒𥇒(황황) ; 눈이 어두움.

40) 反折(반절) ; 角弓反張. 腰背部가 뒤로 彎曲됨.

41) 內筋(내근) ;《素問今釋》에는 復溜穴이라 하였다.

42) 三痏(삼유) ;《內經》原文에는 '二痏'로 되어 있다.

上出人迎之前하야 入頄[43]內廉하야 屬目內眥하고 會於太陽 陽蹻而上行 故로 病狀이 如此라 內筋은 即陰蹻之郄의 交信穴也라

素問繆刺論에 曰 邪客[44]於足陽蹻之脈하면 令人으로 目痛이 從內眥로 始하니 刺外踝之下半寸所를 各二痏호대 即申脈也라 左刺右하고 右刺左[45]하면 如人行十里頃에 而已[46]라

靈樞經에 曰 目中赤痛이 從內眥로 始하면 取之陰蹻라 交信穴也라

又曰 風痙[47]反折에 先取足太陽及膕中及血絡을 出血하고 若中有寒邪면 取陰蹻及三毛上及血絡을 出血[48]이라

李瀕湖가 曰 足太陽은 京骨穴也니 在足外側小指本節後大骨下의 赤白際陷中하고 鍼三分 灸七壯이오 膕中은 委中穴也니 在曲膝後横文中하고 鍼三分이오 陰蹻는 取交信穴이니 見前이오 三毛는 大敦穴也니 在足大指外側三毛中하고 肝脈之井[49]也며 鍼三分 灸三壯이오 血絡者는 視其處하야 有絡脈盛滿者니 出其血也라

行하여 陰器로 들어가고, 腹部로 循行하여 胸裏와 缺盆위로 들어가고, 人迎穴前方으로 나와서 頄骨 안쪽 모서리로 들어가 目內眥에 屬하고 太陽 陽蹻와 會合하고 上行하기 때문에 陰蹻脈의 病症이 이와 같다. 內筋은 陰蹻脈의 郄穴인 交信穴이다." 하였다.

《素問·繆刺論》에 "邪氣가 足陽蹻脈에 侵襲하면 目痛이 內眥로부터 始作하니, 外踝下 二寸 되는 곳을 各各 二次 刺鍼하는데 即 申脈穴이다. 左側에 病이 있으면 右側에, 右側에 病이 있으면 左側에 刺鍼하여 約 十里程度 걷는 時間이 지나면 治癒된다." 하였다.

《靈樞·熱病篇》에 "눈의 赤痛이 內眥로부터 始作하면 陰蹻脈을 取하여 刺鍼하라. 交信穴이다." 하였다.

또 "風痙으로 反折이 되었을 때에 먼저 足太陽, 膕中과 그곳의 血絡을 出血시키고, 만약 脾胃에 寒邪가 있으면 陰蹻 交信과 三毛上 大敦을 取하여 刺鍼하고, 血絡이 있는 곳을 出血시킨다." 하였다.

李瀕湖가 註解하자면, 足太陽은 京骨穴이니 足外側 小指本節 後方의 大骨下方 赤白肉際의 陷中에 있고 三分 깊이로 刺鍼하며 灸를 七壯한다. 膕中은 委中穴이니 무릎을 구부리면 뒤에 생기는 横文 中央에 있고 三分 깊이로 刺鍼한다. 陰蹻는 交信穴을 取하는 것이니 前文에 있다. 三毛는 大敦穴이니 足大指의 外側 三毛 가운데에 있으며 肝脈의 井穴이고 刺鍼은 三分, 灸는 三壯한다. 血絡은 그곳을 살펴 보아서 絡脈이 盛滿한 것으로 出血시켜야 한다.

---

43) 頄(규) ; 面顴, 광대뼈규
44) 客(객) ; 邪氣가 人體에 侵入함. 客 ; 敵軍, 적군객
45) 左刺右右刺左(좌자우우자좌) ; 繆刺法. 病이 左側에 있으면 右側의 穴位에 刺鍼하고 右側에 病이 있으면 左側의 穴位를 刺鍼하는 鍼法.
46) 已(이) ; 病愈, 병나을이
47) 風痙(풍경) ; 風邪로 因한 痙痓. 痙痓의 主症은 項背强急 口噤 四肢抽搐 角弓反張 等으로 그 原因은 風·寒·濕·痰·火邪가 經絡에 壅滯되기 때문이다.
48) 若中有寒邪 取陰蹻及三毛上 及血絡出血 ; 《靈樞·熱病篇》의 本文에는 "中有寒 取三里 癃取之陰蹻及三毛上 及血絡出血"로 되어 있다. 血絡 ; 表淺部에서 볼 수 있는 絡脈.
49) 井(정) ; 井穴. 五輸穴의 하나로 모두 手指 或은 足趾의 末端에 있다.

又曰 陰蹻와 陽蹻의 陰陽은 相交하니 陽入陰과 陰出陽이 交於目銳眥[50]라 陽氣盛則瞋目[51]하고 陰氣盛則瞑目[52]熱厥[53]하니 取足太陽少陽이라

甲乙經에 曰 人病目閉하야 不得視者는 衛氣가 留於陰하야 不得行於陽이니 留於陰則陰氣盛하고 陰氣盛則陰蹻滿하고 不得入於陽則陽氣虛 故로 目閉也라

病目하야 不得瞑者는 衛氣가 不得入於陰하고 常留於陽이니 留於陽則陽氣滿하고 陽氣滿則陽蹻盛하고 不得入於陰則陰氣虛 故로 目不瞑也라

靈樞에 曰 五穀[54]이 入於胃也에 其糟粕[55]과 津液[56]과 宗氣[57]는 分爲三隧 故로 宗氣는 積於胸中하야 出於喉嚨하야 以貫心肺 而行呼吸焉하고 營氣[58]者는 泌[59]其津液하야 注[60]之於脈하야 化而爲血하야 以榮[61]四末[62]하고 內注五藏六府하야 以應

또 "陰蹻脈과 陽蹻脈은 陰陽이 서로 交叉하는데 陽脈이 陰으로 들어가고 陰脈이 陽으로 나가는 것이 目銳眥에서 交叉하니, 陽氣가 偏盛하면 눈을 부릅뜨고 陰氣가 偏盛하면 눈을 감고 熱厥이 되니 足太陽과 足少陽을 取하여 刺鍼한다." 하였다.

《甲乙經》에 "눈이 閉塞되어 보이지 않는 疾病은 衛氣가 陰經에 留滯되어 陽經으로 流行하지 못하기 때문이니, 衛氣가 陰經에 머물러 있으면 陰氣가 盛하게 되고 陰氣가 盛하면 陰蹻脈이 盛滿하고, 陽經으로 流行하지 못하면 陽氣가 虛하므로 눈이 閉塞된다." 하였다.

《靈樞 · 大惑論》에 "눈에 病이 發生하여 감지 못하는 것은 衛氣가 陰으로 들어가지 못하고 恒常 陽에 머물러 있기 때문이니 衛氣가 陽에 머무르면 陽氣가 盛滿하게 되고 陽氣가 盛滿하면 陽蹻脈도 盛滿하게 되며 陰으로 들어가지 못하면 陰氣가 虛하여 지므로 눈을 감지 못한다." 하였다.

《靈樞 · 邪客篇》에 "飮食物이 胃에 들어간 뒤에 消化吸收하는 過程에서 糟粕과 津液과 宗氣가 세 가닥의 經路로 나누어지니, 宗氣는 胸中에 聚積되어 喉嚨으로 나와서 心肺를 貫通하고 呼吸하는 氣로 運行된다. 營氣는 津液을 分泌하여 經脈

---

50) 目銳眥(목예제) ; 外眥, 外眼角. 眥 ; 眶, 눈가제
51) 瞋目(진목) ; 눈을 부릅뜸. 瞋 ; 怒而張目, 눈부릅뜰진
52) 瞑目(명목) ; 눈을 감음. 瞑 ; 翕目, 눈감을명
53) 熱厥(열궐) ; 胸腹部에 灼熱감이 있고 目赤 煩躁 口渴 便秘 尿赤 舌苔黃 等의 症狀이 있으며 手足이 厥冷한 病症.
54) 五穀(오곡) ; 粳米 小豆 麥 大豆 黃黍 等의 五種 穀類. 여기서는 飮食物을 總稱함.
55) 糟粕(조박) ; 찌꺼기.
56) 津液(진액) ; 飮食의 精微가 胃 · 脾 · 肺 三焦 等 臟腑의 作用을 通過하여 化生된 營養物質.
57) 宗氣(종기) ; 體內에서 水穀의 精微가 化生한 營氣 및 衛氣와 外部에서 吸入한 大氣가 總合하여 形成된 것이 胸中에 쌓인 것으로 宗氣는 人體의 氣가 運動하고 輸布되는 出發點이다.
58) 營氣(영기) ; 血脈 가운데서 營運하는 精氣로 水穀에서 發生하고 脾胃에 根源을 두며 中焦에서 나오는데 血液을 化生하고 온 몸을 營養하는 作用을 가지고 있다.
59) 泌(비) ; 泉水涓流貌, 흐를비
60) 注(주) ; 灌也, 물댈주
61) 榮(영) ; 濡潤하게 營養함.
62) 四末(사말) ; 四肢의 末梢.

刻[63]數焉하고 衛氣[64]者는 出其悍[65]氣之慓疾[66]하야 而先於四末分肉[67]皮膚之閒 而不休焉하며 晝日에 行於陽하고 夜行於陰하야 常從足少陰分閒으로 行於五藏六府라 今厥氣[68]가 客於五藏六府 則衛氣가 獨衛[69]其外하고 行於陽하야 不得入於陰하고 行於陽則陽氣盛하며 陽氣盛則陽蹻陷[70]하고 不得入於陰則陰氣虛 故로 目不瞑也라 治는 當補其不足하고 瀉其有餘하야 以通其道而去其邪하나니 飮以半夏湯一劑면 陰陽이 已通하야 其臥立[71]至라 其方은 用流水千里以外者八升을 揚[72]之萬遍[73]하야 取其淸五升을 煮[74]之호대 炊[75]以葦[76]薪[77]火하고 沸置秫米[78]一升과 治半

가운데로 滲注하게 하고 血液으로 變化시켜 밖으로는 四肢를 濡潤하게 營養하고 안으로는 五臟六腑에 流注하며 그것이 온 몸으로 周行하는 時間이 一晝夜의 百刻에 相應한다. 衛氣는 滑利하고 疾悍한 水穀의 氣에서 나오므로 이것도 慓疾한 特性을 가지고 있으며 먼저 四肢의 分肉과 皮膚사이로 쉬지 않고 運行하니, 낮에는 表와 腑가 屬한 陽部分으로 運行하고 밤에는 裏와 臟이 屬한 陰部分으로 運行하는데 늘 足少陰腎經의 分間으로부터 始作하여 五臟六腑로 運行한다. 이제 逆亂된 氣가 五臟六腑로 侵襲하면 衛氣가 오직 體表만을 護衛하고 陽部分으로만 運行되어 陰部分으로 들어갈 수 없으니, 陽部分으로만 運行하면 陽氣가 偏盛하게 되고 陽氣가 偏盛하면 陽蹻脈의 氣가 下陷하게 되고, 衛氣가 陰部分으로 들어가지 못하면 陰氣가 虛하게 되므로 잠이 오지 않는다. 治療法은 바로 不足한 것은 補하고 有餘한 것은 瀉하여서 脈道를 通하게 하고 邪氣를 除去하여야 하니, 半夏湯 一劑를 服用하면 內外의 陰陽이 곧 通하게 되어 곧바로 잠들게 된다. 處方內容은 千

63) 刻(각) ; 시각각. 古代에는 一晝夜를 百刻으로 나누었음《難經·第一難》.
64) 衛氣(위기) ; 陽氣의 一種으로 水穀에서 發生하고 脾胃에 根源을 두며 中焦에서 나와 血脈의 밖으로 運行하며 그 性質이 剛悍하고 運行이 迅速하며 流利한데 內外를 溫養하고 肌表의 護衛, 外邪에 抗拒, 腠理의 滋養, 汗孔의 開閉 等의 機能을 가지고 있다.
65) 悍(한) ; 性急, 빠를한
66) 慓疾(표질) ; 날램. 慓 ; 急也, 급할표
67) 分肉(분육) ; 肌肉의 外層을 白肉, 內層을 赤肉이라 하여 赤白으로 分離되는데 그 境界가 分明하므로 '分肉'이라 한다.
68) 厥氣(궐기) ; 逆亂된 氣.
69) 衛(위) ; 護也, 호위할위
70) 陽氣盛則陽蹻陷 ; 이 文句 가운데에 '陷'字가 《甲乙經》《內經太素》에 모두 '滿'字로 되어 있고, 《靈樞·大惑論》에는 "陽氣盛則陽蹻盛"이라 하였다.
71) 立(입) ; 速也, 속할입
72) 揚(양) ; 攪動의 뜻《素問白話解》.
73) 遍(편) ; 一次爲一遍, 번편
74) 煮(자) ; 烹也, 다릴자
75) 炊(취) ; 燃也, 불땔취
76) 葦(위) ; 갈대위
77) 薪(신) ; 柴也, 땔나무신
78) 秫米(출미) ; 《爾雅》에는 粘粟, 糯粟, 黃糯라 하였고 《本草綱目》에는 '粱米之粘者'라 하였다. 秫 ; 粘粟, 차조출

夏五合하야 徐炊하야 令至一升半하면 去其滓[79]하고 飮汁一小杯호대 日三稍益하야 以知爲度[80]라 故로 其病新發者는 覆杯[81]則臥하야 汗出則已요 久者는 三飮而已니라

李瀕湖가 云 靈樞에 有云 足太陽之筋[82]이 爲目上網[83]하고 足陽明之筋이 爲目下網[84]하니 寒則筋急하야 目不合하고 熱則筋縱하야 目不開라 하고 又云 壯者는 氣血이 盛하야 肌肉이 滑하고 營衛가 不失其常 故로 晝精[85]而夜瞑하고 老人은 氣血이 衰하고 氣道가 澁하며 衛氣가 內伐[86] 故로 晝不精而夜不瞑이라 하며 又云 多臥者는 腸胃大而皮膚澁[87]하고 分肉이 不解하야 衛氣의 行이 遲故也라 하니라 張子和[88]가 云 思氣[89]所至하면 爲不眠이나 爲嗜臥라 하고 巢元方[90]이 云 脾病은 困倦[91]而嗜

里 以上 흘러온 長流水 八升을 그릇에 담아서 一萬番 휘저은 다음 淸水 五升을 取하여 갈대로 불을 때어 끓이고, 물이 끓으면 秫米 一升과 法製한 半夏 五合을 넣고 弱한 불로 徐徐히 달여 물이 一升半이 되면 짜서 찌꺼기를 버리고 그 藥汁을 작은 盞으로 每日 三回 마시되 조금씩 量을 늘려서 效驗이 있는 것으로 度數를 삼는다. 그 效果가 顯著하므로 病이 오래 되지 않았으면 服藥 後에 바로 잠들어서 땀이 나면 完治된 것이고, 病이 오래 되었으면 三劑를 服用하면 完治된다." 하였다.

李瀕湖가 論하자면, 《靈樞·經筋篇》에 "足太陽筋의 支筋이 目上網이 되고, 足陽明의 支筋이 目下網이 되니, 寒冷하면 筋이 拘急하므로 눈이 감겨지지 않고, 熱이 있으면 筋이 늘어지므로 눈을 뜰 수 없다." 하였고, 《靈樞·營衛生會篇》에 "壯年은 血氣가 旺盛하므로 肌肉이 潤滑하고 營衛의 運行이 正常을 喪失하지 않으므로 낮에는 눈이 밝고 밤에는 어두우며, 老人은 氣血이 衰殘하고 氣道가 澁滯하며 衛氣의 需要를 內部에서 빼앗아 와야 하기 때문에 눈이 낮에는 어둡고 밤에는 밝다." 하였으며, 또 《靈樞·大惑論》에 "잠을 많이 자는 사람은 腸胃가 比較的 크고 皮膚가 澁滯하며 分肉간이 滑利하지 않아 衛氣의 運行도 느리기 때문이다." 하였다. 張子和는 "思慮로 因하여 邪氣가 發生하면 잠을 이루지 못하나 눕기를 좋아한다." 하였고, 巢元方은 脾의 病症은 疲困하고 倦怠로워 잘 눕고, 膽의 病症은 흔히 煩燥症이 생기고 잠을 못잔다." 하였으며,

---

79) 滓(재); 澱也, 찌끼재

80) 度(도); 도수도

81) 覆杯(복배); 잔으로 마심. 覆; 敗也, 넘어뜨릴복

82) 足太陽之筋(족태양지근); 十二經筋 中 足太陽經의 循行部位에 分布된 筋肉群. 全身의 體表筋肉을 十二經脈의 循行部位에 依據하여 分類한 것을 '十二經筋,이라 한다.

83) 目上網(목상망); 目網은 밖으로 眼瞼에 이어지고 안으로 眼瞼結膜에 이어지는 곳으로 속눈썹이 附生하는 곳이며 眼弦, 瞼弦, 胞弦, 目屑, 眼楞이라고도 한다. 目上網은 足太陽筋의 支筋이 눈의 上胞를 網維하는 것을 가리킨다.

84) 目下網(목하망); 足陽明筋 支筋이 눈의 下胞를 網維하는 것을 가리킨다.

85) 精(정); 明也, 밝을정

86) 伐(벌); 征也, 칠벌

87) 腸胃大而皮膚澁(장위대이피부삽); 《靈樞·大惑論》 本文에는 "腸胃大而皮膚濕"으로 되어 있으나 《內經太素》《甲乙經》에는 '澁'으로 되어 있다.

88) 張子和(장자화); 張從正. 金代(1156~1228)의 著名한 醫學家. 字는 子和. 號는 戴人. 睢州 考城人. 藥을 쓰는데 寒凉藥에 치우쳤으며 汗·吐·下 三法을 잘 運用하였다. 著書로 《儒門事親》이 있다.

89) 思氣(사기); 思慮過度로 因하여 氣機가 鬱結됨.

90) 巢元方(소원방); 隋代의 醫學家. 著書로 《諸病源候論》이 있다.

臥하고 膽病은 多煩而不眠이라 하며 王叔和의 脈經에 云 水流夜疾하고 有聲者는 土休故也요 人亦應之하야 人이 夜臥則脾不動搖하야 脈爲之數疾也라 하고 一云 脾之候는 在瞼[92]하니 瞼動則知脾能消化也요 脾病則瞼澁하고 嗜臥矣라 하야 數說이 皆論目閉目不瞑하야 雖不言及二蹻나 蓋亦不離乎陰陽營衛虛實之理하니 可互攷者也라

王叔和의 《脈經》에 "물이 밤에 빨리 흐르고 소리가 나는 것은 土氣가 休息하기 때문이고, 人體도 이에 相應하여 밤에 잠이 들면 脾가 動搖하지 않으므로 脈搏이 빠르다." 하였고, 또 "脾의 徵候는 눈시울에 있느니, 눈시울이 잘 움직이면 脾가 消化를 잘 시키는 것임을 알 수 있고, 脾에 病變이 생기면 눈시울이 깔깔하고 잘 눕는다." 하여, 여러 說들이 모두 눈의 閉塞과 不眠症에 對하여 論하여 비록 陰蹻 陽蹻에 對하여는 言及하지 않았으나, 大蓋가 또한 陰陽·營衛·虛實의 理致에 벗어나지 않으니 서로를 比較하여 詳考할만한 것들이다.

衝 脈

衝은 爲經脈之海[1]요 又曰血海[2]라 其脈은 與任脈으로 皆起於少腹之內의 胞[3]中하고 其浮而外者[4]는 起於氣衝하야 一名氣街라 在少腹毛[5]中兩旁各二寸에 橫骨[6]兩端의 動脈宛宛中하니 足陽明穴也라 竝足陽明과 少陰의 二經之間하고 循腹하야 上行至橫骨하고 足陽明은 去腹中行二寸하고 少陰은 去腹中行五分하며 衝脈은 行於二經之間이라 ○ 橫骨은 在陰上橫骨中에 宛如偃月[7]의 去腹中行一寸半이라 挾臍左右各五分하고 上行하야 歷[8]太赫 橫骨上一寸의 去腹中行一寸半이라 氣穴 即胞門[9]이오 一名子戶니 太赫上一寸의 去腹中行一寸半으

衝脈은 '經脈의 海'가 되고, 또 '血海'라고도 한다. 그 脈은 任脈과 같이 少腹內의 胞中에서 始作하고, 그 脈이 表淺部로 浮上하여 나오는 것은 氣衝穴에서 始作하여 氣衝은 氣街라고도 한다. 氣衝은 少腹 陰毛가운데서 兩쪽으로 各各 二寸 떨어진 恥骨兩端의 動脈이 구부러진 곳에 있으니, 足陽明經의 穴이다. 足陽明과 足少陰 두 經脈 사이를 竝行하고, 腹部를 循行 上行하여 足少陰腎經의 橫骨穴에 이르고, 足陽明經은 腹部正中線에서 二寸 떨어져 있고, 足少陰經은 五分 떨어져 있으며, 衝脈은 두 經脈사이로 走行한다. ○ 橫骨穴은 陰毛上 橫骨 中央에 구부러진 곳이 偃月처럼 생긴 곳에서 正中線으로부터 一寸半 떨어진 곳에 있다. 臍部의 左右 各五分을 挾하고 上行하여 足少陰腎經의 穴들인

91) 困倦(곤권) ; 매우 疲困하여 倦怠로움.
92) 瞼(검) ; 目上下弦, 눈시울검
1) 經脈之海(경맥지해) ; 衝脈. 衝脈이 모든 經脈의 氣血을 總領하는 要衝으로 十二經脈의 氣血을 調節하므로 '經脈의 海'라 한다.
2) 血海(혈해) ; ① 四海의 하나로 衝脈. ② 肝臟. ③ 經穴名. 여기서는 ①을 가리킨다.
3) 胞(포) ; ① 女性의 子宮과 男性의 前立腺. ② 胎盤. ③ 膀胱. ④ 眼瞼. 여기서는 ①을 가리킨다.
4) 浮而外者(부이외자) ; 身體의 深部에서 表淺部로 浮上하여 나오는 經脈.
5) 少腹毛(소복모) ; 陰毛.
6) 橫骨(횡골) ; ① 恥骨. ② 足少陰腎經에 屬한 穴名. ③ 舌骨. 여기서는 ①을 가리킨다.
7) 偃月(언월) ; 활 모양의 달.
8) 歷(력) ; 過也, 지낼력
9) 胞門(포문) ; 子戶. 經外穴로 關元穴 左旁 二寸을 胞門이라 하고, 右旁을 子戶라 한다.

로 少陰과 衝脈之會라 四滿 氣穴上一寸이라 中注 四滿上一寸이라 肓[10]腧[11] 中注上一寸이라 商曲 肓腧上一寸이라 石關 商曲上一寸이라 陰都 石關上一寸이라 通谷 陰都上一寸이라 幽門 通谷上一寸의 夾巨厥兩旁 各五分陷中이라 至胸中而散하니 凡二十四穴이라

靈樞經에 曰 衝任은 皆起於胞中하고 上循背裏[12]하야 爲經絡之海하고 其浮而外者는 循腹右上行[13]하야 會於咽喉하고 別而絡脣口하니 血氣가 盛則充膚熱肉하고 血이 獨盛則澹滲[14]皮膚하야 生毫毛[15]라 婦人은 有餘於氣하고 不足於血하며 月下數脫血[16]하야 任衝이 竝傷하고 脈이 不榮[17]其口脣 故로 髭鬚[18]가 不生이라 宦者[19]는 去其宗筋[20]하야 傷其衝任하야 血瀉不復하고 皮膚內結하야 脣口不榮 故로 鬚亦不生이라 天宦[21]은 不脫於血이나 而任衝이 不盛하고 宗筋이 不强하며 有氣無血하야

太赫, 太赫은 橫骨上方 一寸의 正中線에서 一寸半 떨어진 곳에 있다. 氣穴, 곧 胞門穴이고, 子戶라고도 하니 太赫上方 一寸 正中線에서 一寸半 떨어진 곳에 있고, 少陰과 衝脈이 會合한다. 四滿, 四滿은 氣穴上方 一寸에 있다. 中注, 中注는 四滿위 一寸에 있다. 肓腧, 肓腧는 中注위 一寸에 있다. 商曲, 商曲은 肓腧위 一寸에 있다. 石關, 石關은 商曲위 一寸에 있다. 陰都, 陰都는 石關위 一寸에 있다. 通谷, 通谷은 陰都위 一寸에 있다. 幽門, 幽門은 通谷위 一寸에 巨闕穴을 挾한 兩方의 各 五分 陷中에 있다. 等을 지나 胸中에 이르러 散布되니, 모두 24穴이다.

《靈樞·五音五味篇》에 "衝脈과 任脈은 모두 胞中에서 始作하고, 위로 脊柱의 裏部를 循行하여 十二經絡의 海가 되고, 體表로 浮上하여 走行하는 脈은 腹部를 循行하고 上行하여 咽喉에서 會合하고, 別脈이 脣口를 網絡하니, 血氣가 旺盛하면 皮膚를 充實하게 하고 肌肉을 溫熱하게 하여 血만이 旺盛하게 되면 皮膚로 스며들어 毫毛가 生長한다. 婦人은 氣가 有餘하고 血이 不足하며 매달 月經을 排出하므로 衝脈과 任脈이 損傷을 받아 口脣을 營養하지 못하므로 髭鬚가 나지 않는다. 宦者는 宗筋을 除去하여 衝脈과 任脈이 損傷을 받아 瀉出된 血液이 正常的인 運行으로 恢復되지 않고 皮膚내에 留結되어 口脣을 營養하지 못하므로 髭鬚가 또한 나지 않는다. 天宦은 一般 宦者들처럼 宗筋을 除去하지도 않고 婦人들처럼 月經으로 血液이 배출되지 않으나 衝脈과 任脈이 旺盛하지 못하고 宗筋의 機能이 强

10) 肓(황); 心下膈上, 명치끝황
11) 腧(수); 五臟腧穴, 침주는혈수
12) 上循背裏; 《甲乙經》에는 '背'字가 '脊'으로 되어 있다. 本譯에서는 이를 따른다.
13) 循腹右上行; 《甲乙經》에는 '右'字가 없다. 本譯에서는 이를 따른다.
14) 澹滲(담삼); 물이 스며듬. 澹; 動也, 움직일담. 滲; 물이스며흐르는모양삼
15) 毫毛(호모); ① 皮膚上의 細毛. ② 눈섭 가운데의 長毛. 여기서는 ①의 뜻.
16) 數脫血(삭탈혈); 婦女들이 매달 月經을 排出하는 것.
17) 榮(영); 營養의 뜻《白話解》.
18) 髭鬚(자수); 髭는 입위의 수염이고, 鬚는 턱수염이다.
19) 宦者(환자); 去勢한 男子.
20) 宗筋(종근); 陰莖.
21) 天宦(천환); 先天的으로 性機能이 不具인 男子.

脣口不榮 故로 鬚亦不生이라 하니라

素問水熱穴論에 曰 三陰之所交가 結於脚也에 踝上에 各一行者는 此는 腎脈之下行也요 名曰太衝이라 하니라

王啓玄이 曰 腎脈이 與衝脈으로 竝下行하야 循足하고 合而盛大 故로 曰太衝[22]이오 一云 衝脈이 起於氣衝하야 衝直而通 故로 謂之衝이라

素問陰陽離合論에 曰 聖人이 南面[23]而立하야 前曰廣明[24]이오 後曰太衝이라 太衝之地를 名曰少陰이오 其衝在下를 名曰太陰이라 하니라

啓玄이 曰 心藏은 在南 故로 前曰廣明이오 衝脈은 在北 故로 後曰太衝이오 足少陰腎脈은 與衝脈으로 合而盛大 故로 曰太衝이오 兩脈이 相合하야 爲表裏也라 衝脈은 在脾之下 故로 曰其衝在下를 名曰太陰이라

靈樞經에 曰 帝曰 少陰之脈이 獨下行은 何也오 岐伯이 曰 不然하니다 夫衝脈者는 五藏六府之海也라 其上者는 出於頏顙[25]하야 滲諸陽하며 灌諸精하고 其下者는 注於少陰之大絡[26]하고 起於腎下하야 出於氣街하고 循陰股內廉하야 斜入膕中하고

健하지 못하며 氣를 생하기는 하되 衝任의 血海에는 血이 없어서 口脣을 營養하지 못하므로 髭鬚가 또한 나지 않는다." 하였다.

《素問·水熱穴論》에 "足三陰經이 脚上에서 相交하는데, 內踝上의 左右 各 一行은 腎脈이 下行하는 것이고, 이를 '太衝'이라 한다." 하였다.

王啓玄이 註釋하기를, "腎脈이 衝脈과 竝列 下行하여 足部를 循行하고 다시 會合하여 盛大하게 되므로 '太衝'이라 하고, 또 衝脈이 氣衝에서 始作하여 衝直하게 通하므로 '衝'이라 한다." 하였다.

《素問·陰陽離合論》에 "聖人이 南쪽을 向하여 서서 胸前을 '廣明'이라 하고, 背後를 '太衝'이라 한다. 太衝이 始作하는 곳을 '少陰'이라 하고 太衝의 아래에 있는 것을 '太陰'이라 한다." 하였다.

啓玄이 註釋하기를, "心臟은 南쪽에 있으므로 胸前을 '廣明'이라 하고, 衝脈은 北쪽에 있으므로 背後를 '太衝'이라 하고, 足少陰腎脈은 衝脈과 相合하여 盛大하게 되므로 '太衝'이라 하며 두 脈이 相合하여 表裏關係가 된다. 衝脈은 脾脈의 아래에 있으므로 衝脈의 아래에 있는 것을 '太陰'이라 한다." 하였다.

《靈樞·逆順肥瘦篇》에 "黃帝 말씀하시기를, 足三陰經이 모두 足部로부터 腹部로 上行하는데 足少陰脈만이 홀로 下行하는 것은 어째서입니까? 岐伯이 答하기를, 그것은 足少陰脈이 아니고 衝脈이 足少陰經과 合하여 下行하는 旁支입니다. 衝脈은 五臟六腑의 海이기 때문에 上行하는 脈은 頏顙으로 나가서 모든 陽精을 滲

22) 太衝(태충); 衝脈으로 陰에 屬한 部位를 말한다.

23) 南面(남면); 南쪽으로 向함. 南; 向也, 향할면

24) 廣明(광명); 廣은 크다는 뜻이고, 明은 陽이란 뜻이니 廣明은 陽이 盛하다는 뜻으로 人體의 陽에 屬한 部位를 말한다《素問今釋》.

25) 頏顙(항상); 咽部 윗쪽의 上顎洞과 코가 相通하는 部位로 軟口蓋의 後部. 頏; 頸也, 목항. 顙; 額也, 이마상

26) 少陰之大絡(소음지대락); 足少陰經의 大鐘穴.

伏行[27]骭骨[28]內廉하야 竝少陰之經하고 下入內踝之後하야 入足下라 其別者는 竝於少陰하야 滲三陰[29]하고 斜入踝하야 伏行出跗屬[30]하고 下循跗上하고 入大指之閒하야 滲諸絡而溫足脛肌肉 故로 其脈이 常動[31]이라 別絡이 結則跗上이 不動하고 不動則厥하며 厥則寒矣니다

王海藏[32]이 曰 手少陽三焦는 相火[33]로 爲一府[34]요 右腎命門도 爲相火요 心包主[35]도 亦名相火니 其脈을 同診[36]이라 腎은 爲生氣之門으로 出而治臍下하고 分三岐하야 上衝하야 夾臍하고 過天樞하야 上至膻中[37]兩乳閒하니 元氣[38]가 所系焉이라 又足三焦太陽之別은 竝足太陽正路하야 入絡膀胱하야 約下焦[39]라 三焦者는 從頭至心

灌하고 下行하는 脈은 足少陰腎經의 大絡인 大鐘穴로 流注하고, 다시 外腎아래에서 始作하여 氣街로 나와 陰股의 안쪽 모서리를 循行하여 膕中으로 빗겨 들어가고, 骭骨의 內廉을 隱伏 走行하여 足少陰經과 竝行하고, 아래로 內踝 後方으로 들어가 다시 足心으로 들어간다. 그 別脈은 足少陽經과 竝行하여 厥陰·太陰·少陰의 三陰經으로 滲灌하고 內踝로 빗겨 들어가 隱伏 走行하는 脈이 跟骨結節上緣으로 다시 나오고, 下行하여 발등위를 循行하여 大指 사이로 들어가 모든 絡脈을 滲灌하고 足經의 肌肉을 溫濡하게 하므로 跗上脈이 恒常 搏動한다. 別脈이 鬱結되면 跗上脈이 搏動하지 않고, 搏動하지 않으면 氣血이 厥逆하게 되고 厥逆하면 寒冷한 症狀들이 나타납니다." 하였다.

王海藏이 말하기를, "手少陽三焦는 相火로 하나의 腑가 되고, 右腎의 命門도 相火이고 心包主도 相火라고 하니, 三焦 命門 心包의 세 脈을 右尺部에서 같이 診脈한다. 腎은 生氣의 門으로 그 脈이 나와서 臍下를 主治하고 세 갈래로 나누어져 衝脈으로 올라가 臍部를 挾하여 天樞穴을 通過하고 上行하여 兩乳間에 있는 膻

27) 伏行(복행); 經脈이 深部로 隱伏하여 走行함.
28) 骭骨(한골); 足脛骨의 小腿側. 骭; 脛骨, 정강이뼈한
29) 三陰(삼음); 足厥·陰太·陰少陰의 三經.
30) 伏行出跗屬(복행출부속); 原文에는 '伏行出屬跗屬'으로 되어 있으나, 《靈樞》 本文에는 앞의 '屬'字가 없으므로 訂正한다. 跗屬; 跟骨結節의 上緣《靈樞校釋》. 跗; 足背, 발등부
31) 動(동); 搏動. 脈이 搏動하는 것.
32) 王海藏(왕해장); 王好古. 元代(1200~?)의 著名한 醫學家. 字는 進之, 號는 海藏. 趙州人. 著書로 《陰證略例》《湯液本草》《醫壘元戎》《此事難知》《仲景詳辨》《活人節要歌括》《斑疹論》《傷寒辨惑論》等이 있다.
33) 相火(상화); 君火에 相對하여 말하는 것으로 君火와 相火는 相互 配合되어 臟腑를 溫養하는 機能을 갖는다.
34) 府(부); 腑와 混用한다.
35) 心包主(심포주); 心包絡. 心臟의 外膜으로 氣血循環의 通路인 絡脈을 가지고 있다. 心包의 經脈을 手心主라고도 한다.
36) 其脈同診(기맥동진); 三焦 命門 心包를 모두 右尺部에서 診脈한다.
37) 膻中(전중); 任脈에 屬한 穴名. 兩乳間 陷中에 있다.
38) 元氣(원기); 原氣. 人體 生命活動의 源泉으로 元陰氣와 元陽氣를 包含하는데 先天의 精이 化生하고 後天的으로 攝取하는 營養에 依하여 繼續 滋養된다.
39) 約下焦(약하초); 錦章書局本에는 '約下焉'으로 되어 있다. 約; 制御, 制約의 뜻.

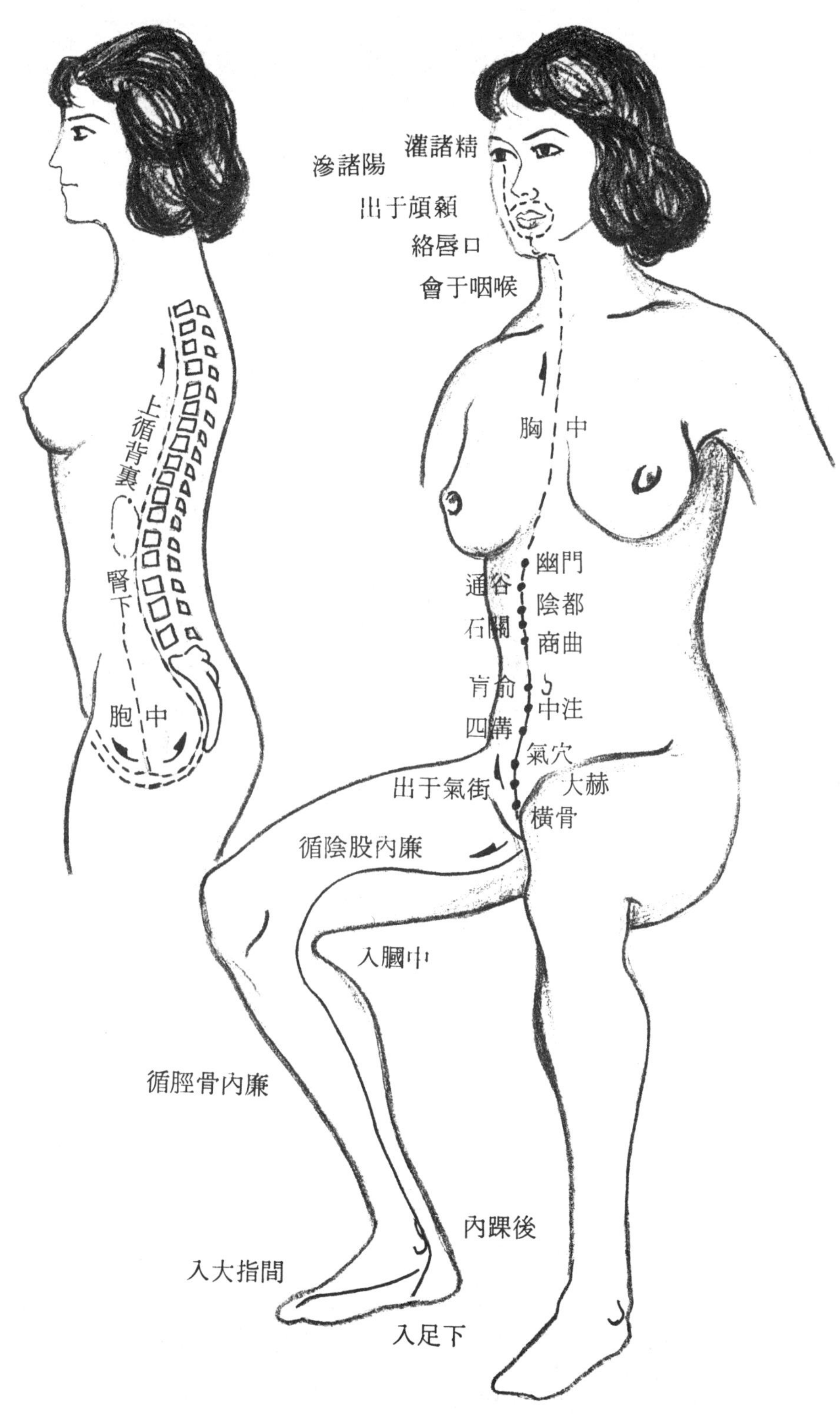

灌諸精
滲諸陽
出于頏顙
絡唇口
會于咽喉
上循背裏
腎下
胞中
胸中
幽門
通谷
陰都
石關
商曲
肓俞
中注
四满
氣穴
大赫
出于氣街
橫骨
循陰股內廉
入膕中
循脛骨內廉
內踝後
入大指間
入足下

衝脈穴圖

하고 心至臍하고 臍至足하야 爲上中下三焦나 其實은 眞元[40]一氣[41]也라 故로 曰 有藏無府라 脈訣에 云 三焦는 無狀히 空有名하고 寄在胸中膈相應이라 하고 一云 其府는 在氣街中이라 하고 上焦는 在胃上口하며 治[42]在膻中하고 中焦는 在胃管하며 治在臍旁하고 下焦는 在臍下의 膀胱上口하며 治在臍라 하고 經[43]에 曰 原氣者는 三焦之別使[44]也요 腎間動氣[45]者는 眞元一氣니 分爲三路하야 人之生命也요 十二經之根本也라 하니라

李瀕湖가 曰 三焦는 即命門之用으로 與衝任督과 相通者라 故로 附著於此하니라.

中穴에 이르니 元氣가 連繫되어 있다. 또 足三焦 太陽의 別脈은 足太陽經의 正路와 竝行하여 膀胱으로 들어가 絡하여 下焦를 制約한다. 三焦는 頭部에서 心部에 이르고 心部에서 臍部에 이르며 臍部에서 足部에 이르러 上·中·下의 三焦가 되나, 實際에 있어서는 眞元의 一氣일 뿐이다. 그러므로 臟은 있고 腑는 없다고 한다. 《脈訣》에 '三焦는 形狀은 없이 빈 이름만 있고, 胸中에 붙어있어 膈膜과 相應한다." 하였고, 또 '三焦의 腑는 氣街 가운데 있다.' 하였으며, '上焦는 胃上口에 있고 그것의 治療는 膻中穴에서 하며, 中焦는 胃管에 있고 그것의 治療는 臍旁에서 하며, 下焦는 臍下의 膀胱上口에 있고 그것의 治療는 臍部에서 한다.' 하였으며, 《難經》에 '原氣는 三焦의 別使이고, 腎間動氣는 眞元의 一氣이니 세 길로 나누어져 人體의 生命을 營爲하고 十二經脈의 根本이 된다.'" 하였다.

李瀕湖가 論하자면 三焦는 곧 命門의 用으로 衝·任·督脈과 相通하는 것이므로 이 條에 附記한다.

衝脈爲病

越人의 難經에 曰 衝脈爲病은 逆氣[1]而裏急[2]이라 하니라

衝脈의 病理와 病證

秦越人의 《難經·二十九難》에 "衝脈이 病들면 逆氣가 되고 腹痛拘急이 發生한다." 하였다.

---

40) 眞元(진원) ; 元氣, 眞氣, 原氣. 人體가 태어나기 以前의 精氣.
41) 一氣(일기) ; 萬物을 構成하는 基本物質.
42) 治(치) ; 滑伯仁은 '司'와 같다 하였다. 治 ; 監督, 감독할치
43) 經(경) ; 《難經·八難》을 指稱한듯 함.
44) 別使(별사) ; 特別한 使臣.
45) 腎間動氣(신간동기) ; 元氣. 兩腎 사이에서 생기는 熱에너지와 動力이며 實際는 命門相火의 作用이다. 人體의 臟腑와 經絡의 活動 및 三焦의 氣化作用은 모두 腎間動氣에 依存하므로 이를 生氣의 原 또는 生命의 根源이라 한다.
1) 逆氣(역기) ; 氣逆. 氣가 逆上하여 順調롭지 못한 病理. 肺氣가 逆하면 喘促 咳嗽가, 胃氣가 逆하면 嘔吐 呃逆이, 肝氣가 逆하면 頭痛 眩暈 昏倒 吐血 等이 發生한다《靈樞·雜病》.
2) 裏急(이급) ; 《難經譯釋》에 '腹痛拘急'이라 하였다.

靈樞經에 曰 氣逆上에 刺膺中陷下[3]者와 與下胸動脈[4]하고 腹痛에 刺臍左右動脈[5]하고 按[6]之면 立[7]已[8]요 不已에 刺氣街하고 按之면 立已라 하니라

李東垣[9]이 曰 秋冬之月에 胃脈四道[10]에 爲衝脈이 所逆하야 脇下少陽脈二道 而反上行을 名曰厥逆[11]이라 其證이 氣上衝[12]하며 咽不得息 而喘息有音[13]不得臥하니 宜調中益氣湯[14]에 加吳茱萸五分호대 隨氣多少하야 用之라 脾胃論 夏月에 有此하면 乃大熱之證이니 用黃蓮 黃蘗 知母各等分을 酒洗炒하고 爲末하야 白湯[15]에 和丸[16]하야 每服에 一二百丸을 空心[17]에 白湯下하고 即以美膳으로 壓之[18]하야 不令

《靈樞經·雜病篇》에 氣逆上衝에 胸前 兩方의 肌肉이 隆起한 陷中의 穴位 膺窓 或은 屋翳 와 下胸部의 動脈 膻中 或은 中府 에 刺鍼하고, 腹痛에 臍旁 左右에 動脈이 搏動하는 곳을 天樞 刺鍼하고 그 곳을 按摩하면 即時 止痛이 되고, 止痛되지 않으면 다시 氣街穴을 刺鍼한 뒤에 그곳을 按摩하면 即時 止痛이 된다." 하였다.

李東垣이 말하기를 "겨울철에 胃脈四道에 衝脈의 氣가 逆入하면 脇下의 手少陽三焦·足少陽膽 두 脈道의 氣가 下行할 것이 도리어 上行하는 것을 '厥逆'이라 한다. 그 證이 氣가 上衝하며 呼吸이 困難하고, 喘息이 發生하는데 痰聲이 나며 눕지 못하니, 調中益氣湯에 吳茱萸 五分을 加味하여 病勢의 輕重을 따라 쓴다.《脾胃論》에 있다.

여름에 이러한 證이 있으면 熱이 甚한 證이니, 黃連 黃蘗 知母 各等分을 酒洗

3) 膺中陷下(응중함하) ; 景岳은 足陽明經의 '屋翳'穴이라 하였고, 馬蒔는 '膺窓'穴이라 하였다.

4) 下胸動脈(하흉동맥) ; 景岳은 手太陰經의 '中府'穴이라 하였고, 馬蒔는 任脈의 '膻中'穴이라 하였다.

5) 臍左右動脈(제좌우동맥) ;《白話解》에 天樞穴이라 하였다.

6) 按(안) ; 按摩.

7) 立(입) ; 速也, 속할입

8) 已(이) ; 病癒, 병나을이

9) 李東垣(이동원) ; 李杲. 金代(1180～1251)의 著名한 醫學家. 字는 明之. 自號는 東垣老人. 眞定人이다. 스승은 張元素이고, 弟子로는 羅天益 王好古 等이 있으며, 著書로《脾胃論》《內外傷辨惑論》《蘭室秘藏》《醫學發明》《藥象論》等이 있다.

10) 胃脈四道(위맥사도) ; 胃氣가 四肢로 가는 脈道.《素問·太陰陽明論》에 '四肢는 모두 胃에서 氣를 받는다.('四肢皆稟氣於胃' 而不得至經 必因於脾乃得稟也 今脾病不能爲胃行其津液 四肢不得水穀氣 氣日以衰 脈道不利 筋骨肌肉 皆無氣以生 故不用也)' 하였다.

11) 厥逆(궐역) ; 氣가 아래에서 위로 逆行하는 것이며, 通常 腹部에서 心脇部로 올라가는데 대개 寒邪의 病에 屬한다.

12) 衝(충) ; 突也, 찌를충

13) 喘息有音(천식유음) ; 呼吸이 促急하고 喉間에서 痰이 끓는 소리가 나는 것.

14) 調中益氣湯(조중익기탕) ; 飢飽勞役 損傷脾胃 元氣不足 四肢倦怠 肢節疼痛 身體沈重 等을 治療하는 處方으로, 橘皮 黃栢 各二分, 升麻 柴胡 各三分, 人蔘 炙甘草 蒼朮 各五分, 黃芪一錢으로 構成되어 있다.

15) 白湯(백탕) ; 白沸湯. 아무것도 넣지 않고 끓인 물.

16) 和丸(화환) ; 반죽을 하여 丸藥을 만듬. 和 ; 調味, 섞을화

17) 空心(공심) ; 빈속.

18) 美膳壓之(미선압지) ; 藥을 服用한 뒤에 이어서 肉脯나 魚脯 等의 맛있는 飯饌을 먹어서 藥氣를 누르는 것.

停留胃中하고 直至下元[19]하야 以瀉衝脈之邪也라 蓋此病은 隨四時寒熱溫凉하야 治之라 하니라

又曰 凡逆氣上衝에 或兼裏急하고 或作躁熱[20]은 皆衝脈의 逆也라 若內傷[21]에 病此하면 宜補中益氣湯[22]에 加炒蘗 炒連 知母하야 以泄衝脈이라 ○ 凡腎火旺 及任督衝三脈이 盛者는 則宜用酒炒黃蘗 知母나 亦不可久服하니 恐[23]妨[24]胃也라 ○ 或腹中刺痛과 或裏急에 宜多用甘草하고 或虛坐[25]而大便不得者는 皆屬血虛요 血虛則裏急하니 宜用當歸라 ○ 逆氣裏急하고 膈咽不通하며 大便不行者는 宜升陽瀉濕湯[26]을 主之라 方見蘭室秘藏이라 ○ 痲木[27]에 厥氣上衝과 逆氣上行하야

炒하고 粉末하여 白湯으로 반죽하고 丸을 만들어서 每回마다 100~200丸을 빈속에 白湯으로 服用하고, 이어서 美膳을 먹어서 藥氣를 눌러 藥氣가 胃中에 머무르지 않고 곧바로 下元에 이르러 衝脈의 邪氣를 瀉하게 하여야 한다. 大蓋 이 病은 四時의 寒熱溫涼을 따라서 治療하여야 한다." 하였고,

또 "모든 逆氣上衝에 있어서 裏急後重을 兼하거나 煩躁發熱이 發作하면 모두 衝脈이 逆上하는 것이다. 內傷에 이러한 病症이 있으면 補中益氣湯에 黃蘗炒 黃連炒 知母를 加味하여 衝脈을 宣泄시켜야 한다. ○ 腎火가 旺盛하거나 任·督·衝三脈이 旺盛하여 病이 發生하였을 때는 酒炒한 黃蘗 知母를 써야 하나 長期間 服用하여서는 안되니 胃를 害칠까 念慮되기 때문이다. ○ 腹中刺痛과 裏急後重에는 흔히 甘草를 使用하고, 虛坐만 하고 大便을 못보는 것은 血虛에 屬하고 血虛하면 裏急後重하게 되니 이러한 때는 當歸를 써야만 한다. ○ 氣逆上衝하고 裏急後重하며 胸膈과 咽喉가 通快하지 못하며 大便을 못보는 境遇에는 升陽瀉濕湯을 主로 쓴다. 《蘭室秘藏》에 있다. ○ 痲木症에 厥氣가 上衝하거나 逆氣가 上行하여 귀가 어

---

19) 下元(하원) ; 腎氣.

20) 躁熱(조열) ; 煩躁 發熱.

21) 內傷(내상) ; 病의 原因과 症狀의 分類上 七情不節 飮食飢飽 勞倦 性交過度 等으로 臟氣를 內部에서 損傷시킨 病症.

22) 補中益氣湯(보중익기탕) ; 脾胃氣虛 渴喜熱飮 頭痛惡寒 少氣懶言 飮食無味 四肢乏力 等을 治療하는 處方으로 黃芪 炙甘草 各五分, 人蔘 白朮 各三分, 當歸身二分, 陳皮 升麻 柴胡 各二分으로 構成되어 있다.

23) 恐(공) ; 慮也, 염려할공

24) 妨(방) ; 障害, 방해할방

25) 虛坐(허좌) ; 虛坐責努. 便意는 頻數한데 大便이 나오지 않는 現象.

26) 升陽瀉濕湯(승양사습탕) ; 靑皮 槐子 各二分, 生地黃 熟地黃 黃蘗 各三分, 當歸身 甘草梢 各四分, 蒼朮五分, 升麻七分, 黃芪一錢, 桃仁十個로 構成되어 있다. 本文에는 '升陽瀉熱湯'으로 되어 있으나, 《蘭室秘藏·大便結燥門》에 '升陽湯 一名升陽瀉濕湯 治膈咽不通 逆氣裏急 大便不行'으로 되어 있으므로 訂正한다.

27) 痲木(마목) ; 痲는 痛感도 搔痒感도 아닌 것이 마치 벌레가 肌肉 內部에 기어다니는 것 같으며, 이러한 感覺이 손으로 눌러도 그치지 않고 긁으면 더욱 심하여지는 症狀이다. 木은 아프지도 가렵지도 않으며 만지거나 눌러도 感覺이 없는 症狀이다.

妄聞妄見者는 宜神功丸[28]을 主之라 하니라 方見蘭室秘藏이라
孫眞人[29]의 千金方에 云 欬唾[30]하며 手足이 厥逆하고 氣從小腹으로 上衝胸咽하고 其面이 翕[31]熱如醉하고 因復下流陰股하면 小便難하고 時復冒[32]者로 寸脈이 沈하고 尺脈이 微에 宜茯苓五味子湯으로 以治其氣衝하니 其方은 用茯苓 五味子二錢 桂心 甘草一錢을 水煎服호대 胸滿者는 去桂라 하니라
程篁墩[33]이 曰 太平侯[34]의病이 膻中痛하고 喘嘔呑酸[35]하고 臍上의 一點氣가 上至咽喉하야 如氷하고 每子後申時에 輒[36]發이라 醫以爲大寒이나 不效라
祝橘泉[37]이 曰 此는 得之大醉及厚味[38]過多니 子後申時에 相火가 自下騰[39]上 故로 作痛也라 以二陳[40]에 加芩蓮梔子蒼朮하야 數飮而愈라 하니라

듭거나 눈이 어두우면 神功丸을 主로 쓴다. 《蘭室秘藏》에 있다." 하였다.

孫眞人의 《千金方》에 "咳嗽 唾血하며 手足이 厥逆하고 氣가 小腹으로부터 胸膈과 咽喉로 上衝하고 얼굴에 熱이 확근 나서 술에 취한 것 같고, 氣가 다시 陰部와 股脚部로 下流하면 小便을 보기 어려우며, 이러한 症狀들이 때로 發作하면서 寸脈이 沈하고 尺脈이 微할 때에 茯苓五味子湯으로 氣가 上衝하는 것을 治療하여야 하니, 處方은 茯苓 五味子二錢 桂心 甘草一錢을 淸水에 煎湯하여 服用하는데 胸滿症이 있으면 桂心을 빼고 쓴다." 하였다.

程篁墩이 말하기를 "太平侯의 病이 膻中部가 아프고 喘息 嘔吐 呑酸症이 있으며, 臍部 上方에서 一點의 氣가 위로 咽喉에까지 이르고 臍部가 얼음 처럼 寒冷하며 每日 子時에서 申時사이에 忽然히 發作하였다. 醫師들이 大寒證으로 治療하였으나 效果가 없었다."

祝橘泉이 "이 病은 술을 過飮하고 기름진 飮食을 過多하게 먹어서 얻은 것이니, 子時에서 申時사이에 相火가 아래에서 위로 升騰하므로 그 時間에 痛症이 發作하는 것이므로 二陳湯에 黃芩 黃連 梔子 蒼朮을 加味하여 數次例 服用하였더니 治

28) 神功丸(신공환) ; 口臭牙疳 齒牙脫落出血 痢疾 血崩 痲木厥氣上衝 逆氣上行 妄見妄聞 等을 治療하는 處方으로, 蘭香葉 當歸身 藿香葉 木香 各一錢, 升麻二錢, 生地黃酒洗 生甘草 各三錢으로 構成되어 있고, 細末蒸甁하여 綠豆大로 丸을 만들어 食間에 諡인 물로 一二百丸씩 服用한다.
29) 孫眞人(손진인) ; 孫思邈. 唐代의 著名한 醫學家. 著書로 《千金要方》과 《千金翼方》이 있다.
30) 欬唾(해타) ; 咳嗽와 唾血.
31) 翕(흡) ; 盛也, 성할흡
32) 冒(모) ; 犯, 衝犯의 뜻. 《素問·五藏生成篇》에 "下厥上冒 過在足太陰陽明"이라 하였다.
33) 程篁墩(정황돈) ; 明代의 程敏正. 休寧人 著書로 《橘泉翁傳》이 있다.
34) 太平侯(태평후) ; 未詳.
35) 呑酸(탄산) ; 胃中의 酸水가 넘치는 것.
36) 輒(첩) ; 忽然, 문득첩
37) 祝橘泉(축귤천) ; 明代의 醫家 祝仲寧. 四明出身.
38) 厚味(후미) ; 기름진 음식.
39) 騰(등) ; 升也, 날칠등
40) 二陳(이진) ; 二陳湯. 痰으로 因하여 嘔吐惡心 頭眩心悸 中脘不快 寒熱 等을 治療하는 處方으로, 半夏 橘紅 各五兩, 茯苓三兩, 炙甘草一兩半으로 構成되어 있다.

素問痿論에 曰 治痿[41]에 獨取陽明者는 何也오 曰 陽明者는 五藏六府之海也라 主潤宗筋하고 宗筋은 主束[42]骨而利機關[43]이라 衝脈者는 經脈之海로 主滲[44]灌[45]谿谷[46]하고 與陽明으로 合於宗筋하고 會於氣街 而陽明이 爲之長[47]이라 皆屬於帶脈而絡於督脈 故로 陽明虛 則宗筋이 縱하고 帶脈이 不引 故로 足痿不用이라 治之는 當各補其營 而通其腧하고 調其虛實하고 和其逆順하고 筋脈骨肉이 各以其時受月[48]則病已라 하니라 謂肝甲乙 心丙丁 脾戊己의 主氣法[49]時月也라

李東垣이 曰 暑月에 病甚 則傳腎肝하야 爲痿厥[50]하니 痿는 乃四肢痿軟이오 厥은 乃四肢如火하고 或如氷하며 心煩하니 衝脈氣의 逆上이오 甚則火逆을 名曰厥逆이라 故로 痿厥二病은 多相須[51]也라 經에 曰 下氣不足 則痿厥心悗[52]이라 하니 宜以淸

癒되었다." 하였다.

《素問·痿論》에 "痿證을 治療할 때에 오직 陽明脈만을 取하는 것은 어째서인가? 答하기를 陽明經은 五臟六腑의 海로 主로 宗筋을 濡潤하고, 宗筋은 主로 骨節을 約束하여 關節의 機能을 圓滑하게 한다. 衝脈은 經脈의 海로 主로 氣와 血을 谿와 谷으로 滲灌하고 陽明經과 宗脈에서 會合하며 다시 氣街穴에서 交會하는데, 그 가운데에 陽明經이 모든 經脈을 統率하여 우두머리가 되고, 또 모든 經脈이 帶脈에 屬하고 督脈을 絡하므로 陽明經이 虛하면 宗筋이 弛緃되고 帶脈이 諸經脈을 잡아 당기지 못하므로 다리가 痿弱하게 되어 쓰지 못한다. 治療하는 方法은 陽明經 以外에도 病을 發生시킨 該當 經脈의 營穴을 補하고 그 經의 腧穴을 疏通시키고, 虛實에 따라 補法과 瀉法으로 調節하고 逆氣인가 順氣인가를 따라 和順하게 하고, 筋脈과 骨肉이 季節에 따라 受病하는 狀況에 根據하여 適當한 鍼刺法을 쓰면 그 病이 治癒된다." 하였다. '其時受月'은 肝은 甲乙, 心은 丙丁, 脾는 戊己로 四時와 月數에 따라서 主氣하는 것을 말한다.

李東垣이 말하기를 "여름철에 病이 甚하여지면 邪氣를 肝·腎에 傳하여 痿厥이 되니, 痿는 四肢에 힘이 없어서 쓰지 못하는 것이고, 厥은 四肢가 불처럼 뜨겁던지 어름처럼 차며 가슴이 답답하니 衝脈의 氣가 逆上하기 때문이고, 甚하여 火가 逆上하는 것을 厥逆이라 한다. 그러므로 痿와 厥 두 病은 흔히 서로 兼하여 나타

41) 痿(위) ; 肢體가 萎弱하여 쓰지 못하는 病症.
42) 束(속) ; 縛也, 묶을속. 約束.
43) 機關(기관) ; 關節을 뜻함.
44) 滲(삼) ; 流貌, 스며흐를삼
45) 灌(관) ; 漑也, 물댈관
46) 谿谷(계곡) ; 谿와 谷은 모두 肢體 筋肉間의 間隙 或은 陷凹部를 말하는데, 작은 凹陷部를 谿라 하고, 큰 凹陷部를 谷이라 한다.
47) 長(장) ; 孟也, 맏장
48) 各以其時受月(각이기시수월) ; 四時에 五臟의 氣가 各各 旺하는 달을 따라서 治穴을 選定하는 法則을 세움.
49) 法(법) ; 效也, 본받을법
50) 痿厥(위궐) ; 痿證과 厥證이 合한 證.

燥[53]去濕熱[54]之藥이라 或生脈散[55]에 合四苓散[56]하고 加酒洗黃蘗知母하야 以洩[57]其濕熱이라 하니라

李瀕湖가 曰 濕熱이 成痿는 乃不足中에 有餘也니 宜滲洩之藥이오 若精血枯涸[58]하야 成痿는 乃不足中에 之不足也니 全要峻補[59]之藥이라

靈樞經에 曰 胸氣有街하고 腹氣有街하고 頭氣有街하고 脛氣有街[60] 故로 氣在頭者는 止之於腦[61]하고 氣在胸者는 止之膺與背腧[62]하고 氣在腹者는 止之背腧與衝脈과 於臍之左右之動脈[63]하고 氣在脛者는 止之於氣街[64]與承山[65]과 踝上以下[66]라

난다. 《靈樞·口問篇》에 '下部의 正氣가 不足하면 痿厥이 發生하며 或 心胸이 滿悶하다.' 하였다. 淸躁하고 濕熱을 除去하는 藥을 써야 하니 生脈散에 四苓散을 合하고 酒炒한 黃蘗·知母를 加味 服用하여 그 濕熱을 滲洩시켜야 한다." 하였다.

李瀕湖가 論하자면 濕熱로 痿厥이 形成된 것은 不足한 가운데 有餘한 것이니 滲洩시키는 藥을 써야 하나, 만약 精血이 枯涸하여 形成된 痿厥은 不足한 가운데 不足한 것이니 要컨대 全的으로 峻補하는 藥을 써야 한다.

《靈樞·衛氣篇》에 "胸部, 腹部, 頭部, 脛部에 氣가 모이는 道路가 있어서 各部의 氣는 모두 一定한 區域으로 走行한다. 그러므로 氣가 頭部에 있어서 發生한 病變은 腦部에 있는 穴位 百會 를 取하여 制止하고, 胸部의 境遇는 膺部에 있는 穴들과 背部 七椎 以上에 있는 背腧穴들에서, 腹部의 境遇는 背部 七椎 以下의 背腧穴들과 衝脈의 循行經路에 있는 穴과 臍左右動脈 肓腧·天樞 에서, 脛部의 境遇는 氣衝·承山穴과 足踝의 上下處에 있는 穴들을 取하여 制止한다. 以上의 穴들에는

---

51) 須(수) ; 待也, 기다릴수
52) 心悗(심만) ; 心憒憒. 心中이 煩亂하여 自制할 수 없는 症狀.
53) 淸燥(청조) ; 潤燥·凉燥·滋潤하는 藥을 써서 燥熱證을 治療하는 方法.
54) 濕熱(습열) ; 濕과 熱이 結合된 病邪.
55) 生脈散(생맥산) ; 熱傷元氣 肢體倦怠 氣短口渴 汗出不止를 治療하는 處方으로, 人蔘五錢, 麥門冬 五味子 各三錢으로 構成되어 있다.
56) 四苓散(사령산) ; 小便赤少 大便溏泄을 治療하는 處方으로 茯苓 猪苓 澤瀉 白朮 各等分으로 構成되어 있다.
57) 洩(설) ; 漏也, 샐설
58) 涸(후·학) ; 竭也, 마를후·학
59) 峻補(준보) ; 補法의 一種. 峻烈하게 補益하는 藥을 써서 氣血이 매우 虛하거나 陰陽이 暴脫된 것을 治療하는 方法.
60) 胸氣有街·腹氣有街·頭氣有街·脛氣有街(흉기유가 · 복기유가·두기유가·경기유가) ; 胸部·腹部·頭部·足脛部에 氣가 모이는 道路가 있음을 말함. 《靈樞·衛氣篇》
61) 氣在頭者 止之於腦(기재두자 지지어뇌) ; 氣가 頭部에 있어서 發生한 病變은 腦部(百會穴)을 取하여 治療한다.
62) 膺與背腧(응여배수) ; 앞의 膺部와 뒤의 七椎 以上의 背腧穴.
63) 臍之左右之動脈(제지좌우지동맥) ; 臍左右의 動脈인 肓腧 天樞穴.
64) 氣街(기가) ; 氣衝穴. 鼠蹊動脈部에 있는 胃經에 屬한 穴.
65) 承山(승산) ; 膀胱經에 屬한 穴로 腓腸筋 中央에 있다.
66) 踝上以下(과상이하) ; 足踝 上下處에 있는 穴들.

取此者는 用毫鍼[67]하야 先按在上하야 久應手[68]라야 乃刺而與之[69]요 所治者는 頭痛眩仆[70]와 腹痛中滿[71]暴脹[72] 及有新積[73]作痛이라 하니라

素問擧痛論에 曰 寒氣가 客於衝脈하면 衝脈이 起於關元하야 隨腹直上하니 寒氣客則脈不通하고 脈不通則氣因之 故로 喘動이 應手[74]라 하니라

王叔和의 脈經에 曰 兩手脈이 浮之[75]에 俱有陽[76]하고 沈之[77]에 俱有陰[78]하야 陰陽이 皆盛[79]하면 此는 衝督之脈也라 衝督之脈은 爲十二經之道路也니 衝督이 用事[80]則十二經이 不復朝於寸口하야 其人이 苦[81]恍惚[82]狂癡[83]라 하니라

毫鍼으로 刺鍼하는데, 먼저 該當穴을 오래도록 按壓하여 氣가 이르러서 指端에 脈의 搏動이 感應된 뒤에야 鍼刺手法을 施行한다. 이들 各部의 氣街에 屬한 穴들이 主治하는 病症은 頭痛·眩仆·腹痛·中滿·暴脹. 오래되지 않은 積聚로 因한 痛症等을 治療한다." 하였다.

《素問·擧痛論》에 "寒氣가 衝脈에 侵襲하면, 衝脈이 關元에서 始作하여 腹裏를 따라서 直上하므로 寒氣가 侵襲하면 脈이 通하지 않고, 脈이 通하지 않으므로 氣가 이로 因하여 逆上하여 腹部를 만지면 脈의 搏動이 손에 感應된다.' 하였다.

王叔和의 《脈經·卷二 平奇經八脈病 第四》에 "兩手의 脈象이 浮取하였을 때에 모두 陽脈이 나타나고, 沈取하였을 때에 모두 陰脈이 나타나면서 陰陽脈이 모두 盛實하면 이는 衝脈과 督脈이다. 衝脈과 督脈은 十二經의 道路가 되니 奇經에 屬한 衝·督脈이 用事하게 되면 正經인 十二經脈이 다시 寸口에 朝會하지 못하여 恍惚 狂症 癡症으로 苦痛을 받는다." 하였고,

---

67) 毫鍼(호침) ; 古代 九鍼의 一種. 길이는 5分에서 5寸까지 多樣한데 人體의 穴位를 鍼刺하여 治療目的에 到達하는데 쓰인다.
68) 應手(응수) ; 應指. 《靈樞》 本文에는 "應於手"로 되어 있다. 손가락에 脈이 搏動하는 感을 느낌.
69) 刺而與之(자이여지) ; 鍼刺의 手法을 進行함.
70) 眩仆(현부) ; 眩暈으로 쓰러지는 症狀.
71) 中滿(중만) ; 배가 脹滿한 症狀.
72) 暴脹(폭창) ; 腹部가 갑자기 脹滿함.
73) 積(적) ; 胸腹腔에 積塊를 形成하는 類의 病證.
74) 喘動應手(천동응수) ; 脈의 搏動이 손에 應함. 《素問白話解》에 '喘動은 脈의 搏動을 뜻한다.' 하여 腹部에 搏動이 應手하는 것이라 하였고, 《素問今釋》은 痛處가 甚히 跳動하는 것이라 하였다. 全體 文章으로 보아 白話解의 註釋이 妥當하다.
75) 浮之(부지) ; 浮取. 橈骨動脈 診脈部位를 가볍게 눌러서 診脈하는 方法.
76) 陽(양) ; 陽脈. 浮·滑·長 等의 脈.
77) 沈之(침지) ; 沈取. 橈骨動脈 診脈部位를 무겁게 눌러서 診脈하는 方法.
78) 陰(음) ; 陰脈. 沈·澁·短 等의 脈.
79) 盛(성) ; 實하고 盛한 脈象.
80) 用事(용사) ; 일을 主張하여 處理함.
81) 苦 ; 各本에 모두 '若'字로 되어 있으나, 《脈經》에 '苦'字로 되어 있으므로 고친다.
82) 恍惚(황홀) ; 神思가 安定하지 못하고 慌亂하여 主見이 없음.
83) 狂癡(광치) ; 미친 사람과 바보.

又曰 脈來[84]에 中央이 堅實하고 徑至關[85]者는 衝脈也라 動[86]하면 苦小腹痛이 上搶[87]心하고 有瘕疝[88]하고 遺溺[89]하고 脇支滿煩[90]하고 女子는 絶孕[91]이라 하니라

又曰 尺寸이 俱牢[92]하야 直上直下하면 此는 乃衝脈이니 胸中에 有寒疝也라 하니라

張仲景이 曰 傷寒에 動氣[93]가 在右하면 不可發汗이니 汗之則衄[94]而渴하고 心苦煩[95]이라 飮水即吐에 先以五苓散[96]하고 次以竹葉湯[97]이라 不可下니 下之則津液이 內竭하야 頭眩咽燥하고 鼻乾心悸라 竹葉湯이라 ○ 動氣가 在左도 不可發汗이니 汗之則頭眩汗不止하고 筋惕肉瞤[98]하니 此는 爲難治요 或先用防風白朮牡蠣湯[99]하고 次用小建中湯[100]

또 같은 篇에 "脈의 搏動이 中央이 堅實하고 關部로 直達되는 것은 衝脈이다. 이러한 脈이 搏動하면 小腹痛이 逆上하여 胸部로 치밀고 瘕疝 遺溺 脇支煩滿 等으로 괴로워하며, 女子는 不姙症이 된다." 하였고,

또 "尺部와 寸部에 모두 牢脈象이 있으면서 直上 直下하면 이는 衝脈이니 胸中에 寒疝이 있는 症狀이 나타난다." 하였다.

張仲景이 말하기를 "傷寒에 動氣가 臍右側에 있을 때에 發汗劑를 써서는 안되니, 發汗을 시키면 衄血 渴症 心苦煩이 발생한다. 물을 마시면 곧 吐하는 症狀에 먼저 五苓散을 投與하고 다음에 竹葉湯을 쓴다. 下劑를 써서는 안되니, 瀉下시키면 津液이 內部에서 乏竭되어 頭眩 咽燥 鼻乾 心悸 等症이 發生한다. 竹葉湯을 쓴다. ○ 動氣가 臍左側에 있어도 發汗劑를 써서는 안되니. 發汗시키면 頭眩 汗不止 筋惕肉瞤

---

84) 脈來(맥래); 脈이 骨肉 部分으로부터 皮膚로 나오는 것.
85) 中央堅實徑至關(중앙견실경지관); 中間이 堅實한 脈의 搏動이 關部로 直達되는 것.
86) 動(동); ① 脈이 搏動하는 것. ② 脈動. 脈搏이 和緩 平靜한 것을 '靜'이라 하고, 太過하거나 不及한 것을 '動'이라 한다《入門》. 여기서는 ①의 뜻이다.
87) 搶(창); 刺也, 찌를창
88) 瘕疝(하산); 小腹部가 熱痛하며 尿孔에서 粘液이 流出되는 病症.
89) 遺溺(유뇨); ① 夜尿症, ② 小便失禁.
90) 脇支滿煩(협지만번); 옆구리가 그득하고 답답한 症狀.
91) 絶孕(절잉); 不姙症.
92) 牢(노); 沈脈 같기도 하고 伏脈 같기도 하면서 세게 누르면 實하고 弦長한 脈象.
93) 動氣(동기); 배꼽 上下左右에서 脈이 搏動하는 것.
94) 衄(뉵); ; 鼻血, 코피뉵
95) 心苦煩(심고번); 가슴이 답답하여 괴로움.
96) 五苓散(오령산); 太陽病 發汗後에 汗出脈浮하고 小便不利하며 微熱消渴하는 症과 中風發熱이 六七日에 不解하고 煩燥하며 表裏證이 함께 있으며 渴欲飮水나 水入即吐하는 證을 治療하는 處方으로, 猪苓 白朮 茯苓 各十八銖, 澤瀉一兩六銖, 桂枝半兩으로 構成되어 있다.
97) 竹葉湯(죽엽탕); 産後中風 發熱面赤 喘息頭痛을 治療하는 處方으로, 竹葉一握, 葛根三兩, 防風 桔梗 桂枝 人蔘 甘草 各一兩, 炮附子一枚, 大棗十五枚, 生薑五兩으로 構成되어 있다.
98) 筋惕肉瞤(근척육순); 筋肉이 跳動하며 痙攣하는 것. 惕; 두려워할척. 瞤; 目動, 눈꿈적거릴순
99) 防風白朮牡蠣湯(방풍백출무려탕); 衝脈의 氣가 肝을 犯하여 頭眩汗不出 筋惕肉瞤 腹內拘急 食下動氣反劇 身雖有熱이나 臥則欲蜷을 治療하는 處方으로, 防風 白朮 牡蠣粉 各等分으로 構成되어 있다.
100) 小建中湯(소건중탕); 虛勞裏急 悸衄 腹中痛 夢失精 四肢酸疼 手足煩熱 咽乾口燥와 虛勞痿黃 小便不利 및 傷寒의 陽脈濇 陰脈弦 腹中急痛 等을 治療하는 處方으로, 桂枝 生薑 各三兩, 炙甘草二兩, 大棗十二枚, 芍藥六兩, 飴糖一升으로 構成되어 있다.

이라 不可下니 下之則腹裏拘急[101]이 不止하고 動氣가 反劇하며 身雖有熱이나 反欲拳[102]이라 先服甘草乾薑湯[103]하고 次服小建中湯이라 ○ 動氣가 在上도 不可發汗이니 汗之則氣上衝하야 正在心端[104]이라 李根湯[105]이라 不可下니 下之則掌握熱煩[106]하고 身熱汗泄하야 欲水自灌[107]이라 竹葉湯이라 ○ 動氣가 在下도 不可發汗이니 汗之則無汗하고 心中大煩하고 骨節疼하고 頭痛目運[108]하고 惡寒吐穀이오 先服大陳皮湯[109]하고 次服小建中湯이라 不可下니 下之則腹滿하고 卒起頭眩하고 食則下淸穀하고 心下痞堅[110]이라 하니라 甘草瀉心湯[111]이라

李瀕湖가 曰 此는 乃臍之左右上下에 有氣築築然[112]하고 牢而痛이니 正衝任足少陰太陰四經의 病也

等症이 發生하니 이는 難治證이다. 或 防風白朮牡蠣湯을 먼저 쓰고 小建中湯을 다음에 쓰면 治療될 수도 있다. 下劑를 써서도 안되니, 瀉下하면 腹裏拘急이 그치지 않고 動氣가 더욱 甚하여지며 熱이 나지만 몸은 굽히고 눕고자 한다. 甘草乾薑湯을 먼저 쓰고 小建中湯을 다음에 쓴다. ○ 動氣가 臍上部에 있을 때에도 發汗劑를 써서는 안되니, 發汗시키면 氣가 上衝하여 心端에까지 이른다. 李根湯을 쓴다. 下劑를 써서도 안되니, 瀉下시키면 손을 움켜쥐는 症과 煩燥가 생기며 熱이 나고 땀을 흘려 물을 繼續 마시고자 한다. 竹葉湯을 쓴다. ○ 動氣가 臍下部에 있어도 發汗劑를 쓰면 안되니, 發汗을 시키면 땀이 나지 않고 心中이 매우 煩燥하고 骨筋疼痛 頭痛 目運 惡寒 吐穀 等症이 發生한다. 大陳皮湯을 먼저 쓰고 小建中湯을 다음에 쓴다. 下劑를 써서도 안되니, 瀉下하면 腹滿이 일어나고 갑자기 頭眩症이 發生하며 飮食을 먹으면 淸穀을 泄瀉하고 心下가 痞堅하여진다. 甘草瀉心湯을 쓴다." 하였다.

李瀕湖가 論하자면 動氣는 배꼽 上下左右에서 脈이 펄떡 펄떡 搏動하며 누르면 단단하고 아픈 것이니, 衝·任·足少陰·足太陰 四經의 病이다. 成無已의 註釋文에 배꼽의 左側은 肝, 右側은 肺, 上部는 心, 下部는 脾라 하였으나 四臟이 邪氣를 兼하고 있는 것은 살피지 못하였다.

---

101) 腹裏拘急(복리구급) ; 뱃속이 당김.

102) 拳(권) ; 身踡. 몸이 오그라 들고 누울 때에 몸을 굽히고 눕는 症狀. 拳은 踡과 通用함.

103) 甘草乾薑湯(감초건강탕) ; 傷寒에 誤汗後 四肢厥冷 咽中乾 煩燥吐逆 및 肺痿吐沫而不渴 等을 治療하는 處方으로, 炙甘草四兩, 乾薑二兩으로 構成되어 있다.

104) 心端(심단) ; 心頭. 心臟搏動部位.

105) 李根湯(이근탕) ; 李根皮湯. 賁豚氣衝心 呼吸短氣 發作有時 等을 治療하는 處方으로 李根皮八兩, 半夏七兩, 炮薑 肉桂 赤茯苓 各三兩, 人蔘 炙甘草各二兩, 附子一兩을 粗末하여 每番에 五·七錢을 水煎服한다.

106) 熱煩(열번) ; 煩熱. 가슴이 답답하고 熱이 나는 症狀.

107) 欲水自灌(욕수자관) ; 渴症이 나서 물을 繼續 마시려 하는 症狀.

108) 目運(목운) ; 眩暈, 眩運. 어지럼증.

109) 大陳皮湯(대진피탕) ; 大橘皮湯. 傷寒의 口噦胸滿 虛煩不安을 治療하는 處方으로, 橘皮 炙甘草 各一兩, 人蔘二兩, 生薑四兩으로 構成됨.

110) 心下痞堅(심하비견) ; 心下痞硬. 명치끝이 그득하면서 단단하게 만져지는 것.

111) 甘草瀉心湯(감초사심탕) ; 傷寒中風을 醫反下之하야 其人이 下利를 日數十行하고 穀不化 腹中雷鳴 心下痞硬而滿 乾嘔心煩不得安 및 狐惑病 蝕于上部를 治療하는 處方으로, 炙甘草四兩, 黃芩 乾薑 各三兩, 黃連一兩, 半夏半升, 大棗十二枚로 構成됨.

112) 築築然(축축연) ; 두드리는 모양, 손으로 치는 모양. 築 ; 擊也, 칠축.

라 成無已[113]의 註文에 以爲左肝右肺요 上心下脾라 하나 蓋未審四臟이 乃兼邪耳라

岐伯[114]이 曰 海에 有東西南北하고 人亦有四海하야 以應之라 胃者는 水穀之海로 其輸[115]는 上在氣街하고 下至三里[116]하며 衝脈은 爲十二經之海로 其輸는 上在於大杼[117]하고 下出於巨虛之上下廉[118]하며 膻中者는 爲氣之海로 其輸는 上在於柱骨之上下[119]하고 前在人迎[120]하며 腦는 爲髓之海로 其輸는 上在於蓋[121]하고 下在風府[122]라 ○ 氣海가 有餘하면 氣滿胸中[123]하며 悗息[124]面赤하고 氣海가 不足 則氣少不足以言이라 ○ 血海가 有餘 則常想其身大하며 怫然[125]不知其所病[126]하고 血海가 不足하면 亦常想其身小하며 狹然[127]不知其所病이라 ○ 水穀之海가 有餘 則腹滿하고 水穀之海가 不足 則饑不受食[128]이라 ○ 髓海가 有餘 則輕勁多力[129]하

《靈樞·海論篇》에 岐伯이 말하기를 "東·西·南·北 四海가 있고 人體에도 四海가 있어서 相應한다. 胃는 '水穀의 海'로 輸穴이 위로는 氣街穴에 있고 아래로는 足三里穴에 이르며, 衝脈은 '十二經의 海로 輸穴이 위로는 大杼穴에 있고 아래로는 上巨虛와 下巨虛穴로 나가며, 膻中은 '氣의 海'로 輸穴이 위로는 啞門과 大椎穴에 있고 앞으로는 人迎穴에 있으며, 腦는 '髓의 海'로 輸穴이 위로는 百會穴에 있고 아래로는 風府穴에 있다. ○ 氣海가 有餘하면 氣滿胸中 悗息 面赤 等症이 發生하고, 氣海가 不足하면 元氣가 不足하여 말을 가볍고 느리게 힘없이 하게 된다. ○ 血海가 有餘하면 自己 몸이 늘 크다고 느끼며, 마음이 憂鬱하나 밖으로 뚜렷한 病症이 나타나지 않고, 血海가 不足하면 自己 몸이 늘 작다고 느끼고 외롭고 쓸쓸하여 활달하지 못하나 밖으로 뚜렷한 病症이 나타나지 않는다. ○ 水穀의 海가 有餘하면 腹部가 脹滿하고, 水穀의 海가 不足하면 배는 고프지만 飮

113) 成無已(성무이) ; 金代(11世紀)의 醫學家. 1144年에 《內經》《難經》等의 理論에 根據하여 《註解傷寒論》十卷을 註解함. 그 外 著書로 《傷寒明理論》《傷寒論方》이 있다.

114) 岐伯(기백) ; 岐伯 以下는 《靈樞·海論篇》에서 岐伯이 黃帝의 質問에 對하여 答한 內容이다.

115) 輸(수) ; 氣血이 輸注되고 出入하는 重要한 穴位《靈樞白話解》.

116) 三里(삼리) ; 足三里. 足陽明胃經에 屬한 穴로 膝下 三寸의 胻骨 外廉에 있다.

117) 大杼(대저) ; 足太陽膀胱經에 屬한 穴로 項部 第一胸椎下 兩方 各一寸五分의 陷中에 있다.

118) 巨虛之上下廉(거허지상하렴) ; 巨虛上廉과 巨虛下廉으로, 足陽明胃經에 屬한 上巨虛·下巨虛穴의 別名이다. 上巨虛는 三里下三寸에, 下巨虛는 上巨虛下三寸 部位에 있다.

119) 柱骨之上下(주골지상하) ; 柱骨은 天柱骨로 頸椎를 가리킨다. 柱骨之上은 第一頸椎下의 啞門穴이고 柱骨之下는 第七頸椎下의 大椎穴로 모두 督脈에 屬한다.

120) 人迎(인영) ; 足陽明胃經에 屬한 穴로, 頸動脈이 應手하는 곳에 있고, 結喉를 俠한다.

121) 蓋(개) ; 蓋는 腦髓의 덮개로 督脈의 百會穴.

122) 風府(풍부) ; 督脈에 屬한 穴로, 項後髮際에서 一寸 들어간 大筋內의 움푹 들어간 곳에 있다.

123) 氣滿胸中(기만흉중) ; 가슴이 답답한 症狀.

124) 悗息(만식) ; 가슴이 답답하고 마음이 不安하며 喘息을 兼함.

125) 怫然(불연) ; 마음이 憂鬱하여 氣分이 펴지 않는 모양, 불끈하고 성내는 모양. 怫 ; 鬱也, 답답할불

126) 不知其所病(부지기소병) ; 病의 進展이 緩慢하여 病症이 外部로 나타나지 않음. 現代病理上 疾病의 潛伏期로 볼 수 있다.

127) 狹然(협연) ; 索然不廣, 외롭고 쓸쓸하여 활달하지 못한 모양 《類經》. 狹 ; 隘也, 좁을협

야 自過其度[130]하고 髓海가 不足 則腦轉[131]耳鳴하고 脛痠[132]眩冒[133]하며 目無所見하며 懈怠[134]安臥라 하니라

食을 먹지 못한다. ○ 髓海가 有餘하면 몸이 가볍고 精神과 體力이 强盛하여 一般的인 壽命보다 오래 살 수 있고, 髓海가 不足하면 腦轉 耳鳴 脛痠 眩冒 目不明 懈怠安臥 等症이 發生한다.” 하였다.

任　脈

任은 爲陰脈之海라 其脈은 起於中極之下의 少腹之內에 會陰之分[1]하야 在兩陰之間이라 上行而外出하고 循曲骨하야 橫骨[2]上의 毛際陷中[3]이라 上毛際하야 至中極하고 臍下四寸이오 膀胱之募[4]라 同足厥陰 太陰 少陰과 竝行腹裏하야 循關元하고 臍下三寸이오 小腸之募요 三陰 任脈之會라 歷[5]石門 即丹田이오 一名命門이니 在臍下二寸이오 三焦의 募也라 氣海하야 臍下一寸半의 宛宛中[6]하니 男子의 生氣之海라 會足少陰 衝脈於陰交하고 臍下一寸의 當膀胱上口요 三焦之募라 循神闕 臍中央이라 水分하야 臍上一寸의 當小腸下口라

任脈은 ‘陰脈의 海’가 된다. 그 經脈은 中極穴 아래 少腹內의 會陰 部位에서 始作하여 會陰은 前陰과 後陰사이에 있다. 上行하고 表部로 나가 曲骨을 循行하여 曲骨은 橫骨위의 陰毛 가장자리 陷中에 있다. 毛際로 上行하여서 中極에 이르고, 中極은 臍下 四寸에 있고, 膀胱經의 募穴이다. 足厥陰·太陰·少陰經과 腹裏로 竝行하여 關元을 循行하고, 關元은 臍下 三寸에 있고, 小腸經의 募穴로 三陰經과 任脈이 會合하는 곳이다. 石門, 即 丹田이고, 또한 命門이라고도 하니 臍下 二寸에 있고 三焦經의 募穴이다. 氣海를 氣海는 臍下 一寸半의 屈曲된 가운데에 있으니 男子에 있어서는 生氣의 海이다. 지나 陰交에서 足少陰 衝脈과 交會하고, 陰交는 臍下 一寸의 膀胱上口에 該當되는 곳에 있고 三焦經의 募穴이다. 神闕, 神闕은 배꼽의 中央이다. 水分 水分은 臍上 一寸의 小腸下口에 있다. 을 循行하

---

128) 饑不受食(기불수식) ; 饑不欲食. 배고픈 감은 있지만 飮食을 먹고 싶은 생각이 없는 症狀.
129) 輕勁多力(경경다력) ; 몸이 가볍고 精神과 體力이 强盛함.
130) 自過其度(자과기도) ; 一般的인 壽命보다 오래 살음.
131) 腦轉(뇌전) ; 頭旋. 어지럼증. 眩暈과 같은 뜻으로 쓰인다.
132) 脛痠(경산) ; 小腿部가 시큰거리면서 아픔.
133) 眩冒(현모) ; 眩暈과 같음.
134) 懈怠(해태) ; 懈惰, 懶怠. 몸시 게으름.

1) 分(분) ; 位也, 지위분
2) 橫骨(횡골) ; 恥骨.
3) 毛際陷中(모제함중) ; 陰毛 가장자리에 움푹 들어간 곳.
4) 募(모) ; 募穴. 胸腹部에 있는 穴가운데 臟腑의 氣가 모이는 穴로 十二臟腑에 一個씩 모두 十二個가 있다.
5) 歷(력) ; 次也, 지날력
6) 宛宛中(완완중) ; 屈曲된 가운데.

會足太陰於下脘하고 臍上二寸의 當胃下口라 歷建里하야 臍上三寸이라 會手太陽 少陽 足陽明於中脘하고 臍上四寸의 胃之募也라 上上脘 臍上五寸이라 巨闕 鳩尾下一寸의 心之募也라 鳩尾 蔽骨[7]下五分이라 中庭 膻中下一寸六分의 陷中이라 膻中 玉堂下一寸六分의 直兩乳間이라 玉堂 紫宮下一寸六分이라 紫宮 華蓋下一寸六分이라 華蓋 璇璣下一寸이라 璇璣하고 天突下一寸이라 上喉嚨[8]하야 會陰維於天突 廉泉하고 天突은 在結喉下四寸의 宛宛中이오 廉泉은 在結喉上의 舌下中央이라 上頤[9]하고 循承漿하야 與手足陽明 督脈으로 會하고 脣下陷中이라 環[10]脣上하야 至下齗交[11]하고 復出하야 分行循面하야 繫兩目下之中央하고 至承泣而終하니 目下七分의 直瞳子陷中에 二穴이라 凡二十七穴이라
○ 難經과 甲乙經엔 竝無循面以下之說이라
任脈之別絡[12]을 名曰 尾翳[13]니 下鳩尾하야 散於腹이라 實則腹皮痛하고 虛則癢搔[14]라

여 下脘에서 足太陰經과 會合하고, 下脘은 臍上 二寸의 胃下口에 該當되는 곳에 있다. 建里 建里는 臍上 三寸에 있다.를 지나 中脘에서 手太陽·少陽經 足陽明經과 會合하고, 中脘은 臍上 四寸에 있고, 胃經의 募穴이다. 上脘, 上脘은 臍上 五寸에 있다. 巨闕, 巨闕은 鳩尾下 一寸에 있고, 心經의 募穴이다. 鳩尾, 鳩尾는 蔽骨下 五分에 있다. 中庭, 中庭은 膻中下 一寸六分의 陷中에 있다. 膻中, 膻中은 玉堂下 一寸六分의 兩乳 直線上 中間에 있다. 玉堂 紫宮下一寸六分에 있다. 紫宮, 紫宮은 華蓋下 一寸六分에 있다. 華蓋, 華蓋는 璇璣下 一寸에 있다. 璇璣 璇璣는 天突下 一寸에 있다.로 上行하고, 喉嚨으로 올라가서 天突과 厭泉에서 陰維脈과 交會하고, 天突은 結喉下 四寸의 屈曲된 陷中에 있고, 厭泉은 結喉 上方과 舌根 下方의 中央에 있다. 頤部로 올라가 承漿을 循行하여 手足陽明·督脈과 交會하고, 承漿은 입술 아래 陷中에 잇다. 口脣上을 環行하여 아래로 齗交에서 交叉하고, 다시 나와서 둘로 나누어져 얼굴로 循行하여 兩 目下의 中央에 連繫되고, 承泣에 이르러서 그치니, 承泣은 눈아래 七分의 瞳子와 直線上 陷中에 左右 두 穴이 있다. 모두 27穴이다. ○《難經》과《甲乙經》에는 모두 '循面' 以下의 말이 없다.

任脈의 別絡을 尾翳라 하니 그 脈이 鳩尾部로 下行하여 腹部에 散布된다. 이 別絡이 實하면 腹皮에 痛症이 發生하고 虛하면 腹皮에 搔癢이 發生한다.

---

7) 蔽骨(폐골); 髑骬, 鳩尾, 蔽心骨. 胸骨體의 下方 胸骨劍狀突起.
8) 喉嚨(후롱); 喉腔.
9) 頤(이); 頦部의 外上方, 口角의 外下方, 腮部의 下方部位. 頤; 頷也, 턱이
10) 環(환); 經脈이 四方을 둘러싸는 것.
11) 齗交(은교); 督脈에 屬한 穴로 上脣系帶와 齒齗이 相接하는 곳에 있다. 督脈 任脈 足陽明이 會合한다.
12) 任脈之別絡(임맥지별락); 本文에는 '任衝之別絡'으로 되어 있으나《靈樞·經脈篇》에 '任脈之別絡'으로 되어 있으므로 이에 고친다. 別絡; 絡穴, 別. 全身의 十六絡脈에는 各各 經脈과 連絡되는 하나의 穴位가 있다. 그중에 十四經에서 나오는 十四個의 絡穴과 脾의 大絡인 大包穴, 胃의 大絡인 虛里穴을 合하여 十六絡穴이 된다.
13) 尾翳(미예); 鳩尾穴의 異名.
14) 癢搔(양소); 搔癢. 가려움症. 癢; 搔病, 가려울양

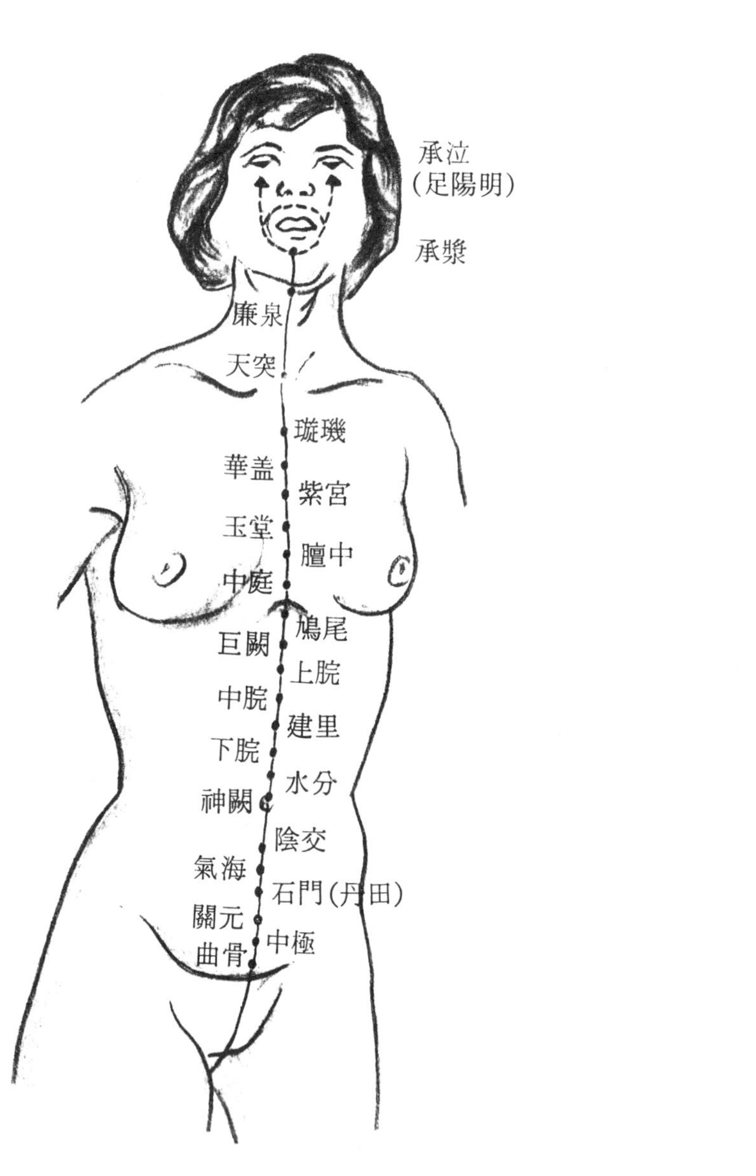
承泣
(足陽明)
承漿
廉泉
天突
璇璣
華盖
紫宮
玉堂
膻中
中庭
鳩尾
巨闕
上脘
中脘
建里
下脘
水分
神闕
陰交
氣海
石門(丹田)
關元
中極
曲骨

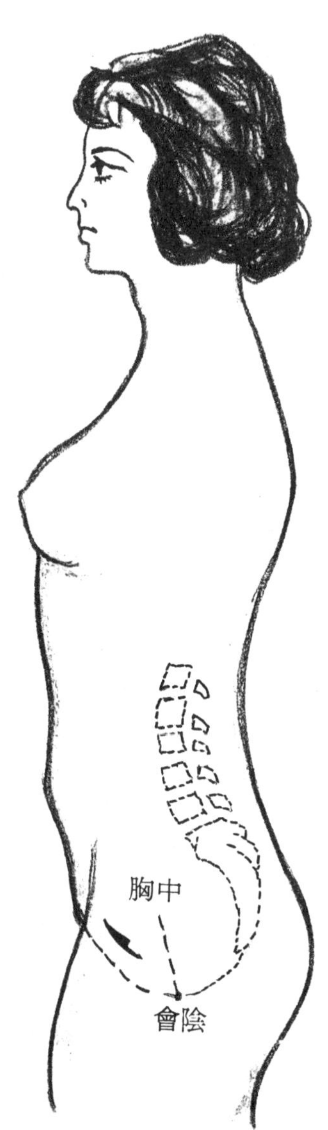
胸中
會陰

任脈穴圖

靈樞經에 曰 缺盆之中은 任脈也니 名曰天突이오 其側動脈은 人迎으로 足陽明也라 하니라

《靈樞 · 本輸篇》에 "左右의 缺盆穴 中間의 正中線은 任脈이니, 缺盆穴과 平行하는 任脈의 穴을 天突이라 하고, 正中線 側面의 動脈은 人迎穴로 足陽明經에 屬한다." 하였다.

任脈爲病

素問에 曰 任脈이 爲病하면 男子는 內結七疝[1]하고 女子는 帶下[2]瘕聚[3]라 하고
又曰 女子는 二七而天癸[4]至하고 任脈이 通하며 太衝脈이 盛하야 月事以時下라 七七에 任脈이 虛하고 太衝脈이 衰하며 天癸가 竭[5]하야 地道가 不通[6] 故로 形壞[7]而無子[8]라 하니라
又曰 上氣有音[9]者는 治其缺盆中이라 하니라 謂天突穴也니 陰維 任脈之會로 刺一寸 灸三壯이라

任脈의 病理와 病證

《素問 · 骨空論》에 "任脈의 病變은 男子에 있어서는 七疝이 腹內에 結成되고, 女子에 있어서는 帶下와 瘕聚가 發生한다." 하였고,

또《素問 · 上古天眞論》에 "女子는 十四歲에 天癸가 이르고 任脈이 通하며 太衝脈이 盛하여 月經이 때에 맞춰 나온다. 四十九歲에 任脈이 虛하고 太衝脈이 衰少하여 天癸가 마르고 月經이 閉止되므로 身體가 衰殘하여져서 姙娠을 할 수 없다." 하였다.

또《素問 · 骨空論》에 "病氣가 上逆하여 喘息으로 소리가 날 때에는 兩 缺盆中央에 있는 穴에서 治療한다." 하였다. 天突穴을 말하니 陰維와 任脈이 交會하는 穴이며 一寸 깊이로 刺鍼하고 灸는 三壯한다.

---

1) 七疝(칠산) ; 寒疝 · 水疝 · 筋疝 · 血疝 · 氣疝 · 狐疝 · 㿗疝으로, 寒疝은 一種의 急性腹痛, 水疝은 陰囊腫脹, 筋疝은 陰莖의 萎縮疼痛, 血疝은 陰囊部의 瘀血腫痛, 氣疝은 陰囊偏墜腫痛, 狐疝은 脫腸, 㿗疝은 睾丸水腫이다.
2) 帶下(대하) ; 婦女의 陰道에서 流出되는 粘膩한 物質.
3) 瘕聚(하취) ; 婦女의 臍下에 硬塊가 생겨서 밀면 移動하고 痛處가 一定하지 않은 病症.
4) 天癸(천계) ; 人體의 生長發育과 生殖機能을 促進시키는 데에 반드시 必要한 物質.
5) 竭(갈) ; 盡也, 다할갈
6) 地道不通(지도불통) ; 月經이 끊어져서 다시 나오지 못함.
7) 壞(괴) ; 毁也, 무너뜨릴괴
8) 無子(무자) ; 姙娠을 할 수 없음.
9) 上氣有音(상기유음) ; 病氣가 逆上하여 喘息으로 呼吸에 소리가 남.

脈經에 曰 寸口脈來에 緊細實長이 至關者는 任脈也라 動[10]하면 苦少腹繞[11]臍下引橫骨[12]陰中[13]切痛[14]하니 取關元하야 治之라 하니라

又曰 橫寸口邊脈[15]이 丸丸[16]者는 任脈也라 苦腹中에 有氣如指[17]하야 上搶[18]心하야 不得俛仰[19]拘急[20]이라 하니라

《脈經·卷二 平奇經八脈病 第四》에 "寸口脈의 脈象이 緊細하면서 實長한 것이 關部에 이르면 이는 任脈의 脈象이다. 이러한 脈이 動하면 少腹의 甚한 痛症이 배꼽 周圍까지 이르고 아래로는 橫骨과 陰中을 당기면서 아픈 症狀으로 괴로워하니, 關元穴을 取하여 治療한다." 하였고,

또 같은 篇에 "脈이 寸口 가장자리에 橫으로 걸쳐 있고 그 脈象이 구슬과 같이 동글 동글하면 이는 任脈의 病이다. 病症은 腹中에 그득한 氣運이 心部로 逆上하여 치받고 몸을 굽히고 펴지 못하며 四肢가 拘攣하여 屈伸하기 어렵다." 하였다.

督 脈

督은 乃陽脈之海라 其脈은 起於腎下의 胞[1]中하야 至於少腹하고 乃下行於腰橫骨[2]하야 圍[3]之中央하고 繫[4]溺孔之端[5]하야 男子는 循莖[6]下하야 至簒[7]하고 女子는 絡陰器하고 合[8]簒閒하야 俱繞簒後의 屛翳[9]穴이라 前陰後陰之閒也라 別[10]은 繞臀하야 至

督脈은 곧 '陽脈의 海'이다. 그 脈은 腎아래 胞中에서 始作하여 少腹에 이르고 이어서 恥骨로 下行하여 그 中央을 에워 싸고 尿道外口端에 連繫되어 男子는 陰莖을 循行하고 下行하여 簒部에 이르고, 女子는 陰器를 絡하고 簒部 사이에서 會

10) 動(동); ① 脈이 搏動함. ② 脈動. 脈搏이 和緩 平靜한 것을 '靜'이라 하고, 太過하거나 不及한 것을 '動'이라 한다《入門》. 여기서는 ①의 뜻으로 본다.
11) 繞(요); 圍也, 둘릴요
12) 橫骨(횡골); 下橫骨, 蓋骨. 解剖學上의 恥骨.
13) 陰中(음중); 前陰
14) 切痛(절통); 痛症이 甚함.
15) 橫寸口邊脈(횡촌구변맥); 寸口 가장자리에 橫으로 걸쳐 있는 脈.
16) 丸丸(환환); 구슬과 같이 동글 동글한 脈象.
17) 指(지);《脈經校釋》에 '斥'字의 뜻으로 하여 充斥(곽참)으로 解釋하였다. 指; 斥也, 물리칠지
18) 搶(창); 突也, 받을창
19) 不得俛仰(부득면앙); 몸을 굽히고 펴지 못함. 俛; 頫首, 구부릴면. 仰; 擧首望, 우러러볼앙
20) 拘急(구급); 四肢가 拘攣하여 屈伸하기 어려운 症狀.
1) 胞(포); 女子에 있어서는 子宮이고 男子에 있어서는 前立腺이다.
2) 腰橫骨(요횡골); 下橫骨. 解剖學上으로 恥骨. 舌骨도 橫骨이라 하므로 腰橫骨로 區分한 것 같다.
3) 圍(위); 環也, 에울위
4) 繫(계); 維也, 맬계
5) 溺孔之端(뇨공지단); 溺道外口의 끝.
6) 莖(경); 陰莖.
7) 簒(찬); 會陰, 下極, 屛翳. 外生殖器의 後方 肛門의 前方部位.

少陰與太陽하고 中絡[11]者는 合少陰하야 上股內廉하야 由會陽하고 在陰尾 尻骨[12]兩旁에 凡二穴이라 貫[13]脊하야 會於長强穴하니 在骶骨[14]端이라 與少陰으로 會하고 竝脊裏하고 上行하야 歷腰腧 二十一椎下라 陽關 十六椎下라 命門 十四椎下라 懸樞 十三椎下라 脊中 十一椎下라 中樞 十椎下라 筋縮 九椎下라 至陽 七寸下라 靈臺 六椎下라 神道 五椎下라 身柱 三椎下라 陶道 大椎下라 大椎하야 一椎下라 與手足三陽으로 會合하고 上瘂門하야 項後入髮際五分이라 會陽維하고 入繫舌本[15]하야 上至風府하야 項後入髮際一寸의 大筋內宛宛中이라 會足太陽 陽維하고 同入腦中하야 循腦戶 在枕骨[16]上이라 强閒 百會後三寸이라 後頂하고 百會後一寸半이라 上巓하야 歷百會 頂中央旋毛[17]中이라 前頂 百會前一寸半이라 顖會 百會前三寸이니 即顖門이라 上星하고 顖會前一寸이라 至神庭하야 顖會前二寸의 直鼻上의 入髮際五分이라 爲足太陽 督脈之會하고 循額中하야 至鼻柱하

合하여 男女 모두 簒部 뒤의 屛翳穴을 에워 싼다. 屛翳는 前後陰사이에 있다. 別絡은 臀部를 둘러 싸고 足少陰과 足太陽經에 이르고, 中絡은 足少陰經과 會合하여 股部 안쪽 모서리로 上行하여 會陽을 經由하고, 會陽은 尻骨 兩旁에 두 穴이 있다. 脊柱를 貫通하여 長强穴에서 會合하니 長强은 骶骨端에 있다. 이곳에서 足少陰經과 會合하고, 脊裏로 幷行하고 上行하여 腰腧, 腰腧는 二十一椎下에 있다. 陽關, 陽關은 十六椎下에 있다. 命門, 命門은 十四椎下에 있다. 懸樞, 懸樞는 十三椎下에 있다. 脊中, 脊中은 十一椎下에 있다. 中樞, 中樞는 十椎下에 있다. 筋縮, 筋縮은 九椎下에 있다. 至陽, 至陽은 七椎下에 있다. 靈臺, 靈臺는 六椎下에 있다. 神道, 神道는 五椎下에 있다. 身柱, 身柱는 三椎下에 있다. 陶道穴 陶道는 大椎下에 있다.를 지나 大椎穴 大椎는 一椎下에 있다.에서 手·足少陽經과 會合하고, 瘂門穴 瘂門은 頭項後髮際에서 五分 들어간 곳에 있다.로 上行하여 陽維脈과 會合하고, 舌本으로 들어가 上行하여 風府 風府는 頭項後 髮際에서 一寸 들어간 大筋 內의 움푹 들어간 곳에 있다. 穴에 이르러 足太陽經 陽維脈과 會合하고 督脈 太陽 陽維脈이 다 같이 腦中으로 들어가 腦戶, 腦戶는 枕骨위에 있다. 强間, 强間은 百會 뒤의 三寸에 있다. 後頂穴 後頂은 百會 뒤의 一寸半에 있다.를 循行하고, 巓頂으로 上行하여 百會, 百會는 정수리 가마 가운데에 있다. 前頂, 前頂은 百會 앞 一寸半에 있다. 顖會, 顖會는 百會 앞 二寸에 있으니 即 顖門穴이다. 上星穴 上星은 顖會 앞 一寸에 있다.를 지나 神庭穴 神庭은 顖會 앞 二寸의 코에서 髮際로 直上하여 五分 들어간 곳에 있다.에 이르러 足太陽經과 督脈이 會合하고, 額部 中央을 循行하여 鼻柱

8) 合(합); 會合.
9) 屛翳(병예); 會陰穴의 別名.
10) 別(별); 別絡.
11) 中絡(중락); 中間의 絡脈.
12) 尻骨(고골); 解剖學上의 骶骨(仙骨)
13) 貫(관); 經脈이 中間을 貫通하여 나가는 것.
14) 骶骨(저골); 尾閭, 尾骶, 骶端, 窮骨. 脊椎骨 最下端에 있는 骨. 骶; 臀也, 꽁무니끝저
15) 舌本(설본); 舌根.
16) 枕骨(침골); 玉枕骨. 解剖學上 後頭骨.
17) 頂中央旋毛(정중앙선모); 머리의 가마.

고 經素髎 鼻準頭也라 水溝하야 即人中이라 會手足陽明하고 至兌端하야 在脣上端이라 入齗交하야 上齒縫中이라 與任脈 足陽明으로 交會而終하니 凡三十一穴이라 督脈別絡의 自長强으로 走任脈者는 由少腹하고 直上하야 貫臍中央하고 上貫心하야 入喉하고 上頤環脣하야 上繫兩目之下의 中央하고 會太陽於目內眥의 睛明穴하고 見陰蹻下라 上額하야 與足厥陰으로 同會於巓하고 入絡於腦하니라 又別은 自腦로 下項하야 循肩胛[18]하야 與手足太陽 少陽으로 會於大杼하니 第一椎下兩旁去脊中一寸五分의 陷中이라 內挾脊하야 抵[19]腰中하고 入循膂[20]하고 絡腎이라 ○ 難經[21]에 曰 督脈 任脈은 四尺五寸이니 合은 共九尺이라 하니라 ○ 靈樞經[22]에 曰 頸中央之脈은 督脈也니 名曰風府라 하니라

張潔古가 曰 督者는 都[23]也니 爲陽脈之都綱[24]이오 任者는 妊也니 爲陰脈之妊養이라 하니라

王海藏이 曰 陰蹻와 陽蹻는 同起跟中하야 乃氣竝[25]而相連하고 任脈과 督脈은 同

에 이르고, 素髎, 素髎는 鼻準頭이다. 水溝穴 水溝는 即 人中이다.을 지나 手·足陽明과 會合하고, 兌端 兌端은 입술의 上端이다.에 이르러 齗交穴 齗交는 上齒縫 中央에 있다.로 들어가 任脈 足陽明經과 交會하고 그치니, 모두 31穴이다. 督脈의 別絡가운데 長强으로부터 任脈으로 走行하는 것은 少腹을 經由하고, 直上하여 臍中央을 貫通하고 위로 心을 貫通하여 喉嚨으로 들어가고, 頤部로 올라가서 입술을 環行하여 위로 兩目의 아래 中央에 連繫되고, 目內眥의 睛明穴에서 足太陽經과 會合하고, 陰蹻脈條에 있다. 額部로 上行하여 足厥陰經과 巓頂에서 같이 會合하고, 안으로 들어가 腦를 絡한다. 또다른 別絡은 腦로부터 項部로 下行하여 肩胛을 循行하여 大杼에서 手·足大陽 少陽經과 會合하니, 大杼는 第一椎 아래에서 脊柱로부터 一寸五分 떨어진 兩旁에 있다. 안으로 脊柱를 挾하여 腰中에 다다르고, 안으로 들어가 膂筋을 循行하고 腎을 絡한다. ○《難經·二十三難》에 "督脈과 任脈의 길이는 各各 四尺五寸이니 合하면 九尺이다." 하였고, ○《靈樞·本輸篇》에 "頸部 中央은 督脈에 屬하니 그곳의 穴을 風府라 한다." 하였다.

張潔古가 말하기를 "督은 都의 뜻이니 陽脈의 都綱(모두 統括함)이 되고, 任은 妊의 뜻이니 陰脈의 妊養(姙娠하여 기름)이 된다." 하였다.

王海藏이 말하기를 "陰蹻와 陽蹻脈은 모두 跟中에서 始作하여 氣가 서로 竝合하고 서로 連結되며, 任脈과 督脈은 모두 中極穴의 下方 胞中에서 始作하여 水溝

18) 肩胛(견갑); 肩胛部. '肩岬'으로 된 本도 있다.
19) 抵(저); 經脈이 어느 部分에 到達하는 것. 抵; 至也, 다다를저
20) 膂(여); 膂筋. 背部 脊椎骨 左右兩側의 背部筋肉群.
21) 難經(난경); 〈二十三難〉.
22) 靈樞經(영추경), 〈本輸篇 第二〉.
23) 都(도); 總也, 모두도
24) 綱(강); 統括, 통괄할강
25) 氣竝(기병); '氣井'으로 된 本도 있으나 誤植이다.

起中極之下하야 乃水溝[26]而相接이라 하니라

滑伯仁[27]이 曰 任督二脈은 一源而二岐로 一은 行於身之前하고 一은 行於身之後하니 人身之有任督은 猶天地之有子午하야 可以分하고 可以合이라 分之면 以見陰陽之不離요 合之면 以見渾淪[28]之無閒하야 一而二요 二而一者也라 하니라

李瀕湖가 曰 任督二脈은 人身之子午也니 乃丹家의 陽火陰符의 升降之道[29]요 坎水離火의 交媾之鄕[30]이라 故로 魏伯陽[31]의 參同契[32]에 云 上閉[33]則稱有하고 下閉[34]則稱無하니 無者以奉上은 上有神德이 居[35]라 此는 兩孔穴[36]法이오 金과 氣도 亦相須[37]라 하고 崔希範[38]의 天元入藥經에 云 上鵲橋와 下鵲橋[39]는 天應星하고 地應潮[40]하며 歸根竅[41]와 復命關[42]은 貫尾閭[43]하고 通泥丸[44]이라하며 大

穴에서 서로 接續된다." 하였다.

滑伯仁이 말하기를 "任·督 두 脈은 根源은 하나 이나 두 가닥으로, 任脈은 身體의 前面으로 走行하고 督脈은 後面으로 走行하니 人體의 任·督脈은 마치 天地의 子午線과 같아서 나눌 수도 있고 合할 수도 있다. 나누면 陰陽으로 나타날 뿐이고, 合하면 渾淪하여 間隔이 없어서 하나가 곧 둘이 되고 둘이 곧 하나가 되는 것이다." 하였다.

李瀕湖가 論하자면 任·督 두 脈은 人體의 子午線이니 곧 丹家에서 말하는 陽火와 陰符가 升降하는 길이고 坎水와 離火가 交媾하는 곳이다. 그러므로 魏伯陽의《參同契》에 "위가 막힌 것을 有라 하고 아래가 막힌 것을 無라 하는데, 無라는 것으로 위를 받드니 위에는 神明이 자리잡게 된다. 이것이 두 孔穴의 法이며 金과 氣도 서로 기다린다." 하였고, 崔希範의《天元入藥經》에 "上鵲橋와 下鵲橋는 天으로는 星辰에 應하고 地로는 潮水에 應하며, 歸根竅와 復命關은

26) 水溝(수구); 督脈에 屬한 穴로 鼻柱下 人中에 있다. 別名으로 人中 鬼宮 鬼客廳鬼市 等이 있다.

27) 滑伯仁(활백인); 元代의 醫學家 滑 壽. 字는 伯仁. 號는 攖寧生. 著書로《讀素問鈔》《難經本義》《診家樞要》《十四經發揮》等이 있다.

28) 渾淪(혼륜); 分離하지 않는 모양. 渾; 雜也, 섞일혼. 淪; 沒也, 빠질륜

29) 陽火陰符升降之道(양화음부승강지도); 陽火와 陰符가 升降하는 길 即 任督脈. 丹家에서 小周天 行功時에 督脈을 타고 올라가는 것을 陽火라 하고, 任脈을 타고 내려오는 것을 陰符라 한다. 또한 陽氣가 發하면 그 熱이 있으므로 陽火라 하고, 天地의 기틀에 符合하여서 萬物을 生育하는 것을 陰符라 한다《國譯參同契闡幽》.

30) 坎水離火交媾之鄕(감수이화교구지향); '坎離交媾之鄕' 또는 '黃庭'과 같음. 即 '中'이다. 黃은 中央의 色이고 庭은 四方의 中央이다. 人體 밖으로는 天中 人中 地中이고 人體內에는 腦中 腎中 脾中이다.

31) 魏伯陽(위백양); 東漢 桓帝(A.D. 147～167)時代의 仙人으로 會稽上虞人. 著書로《周易參同契》가 있다.

32) 參同契(참동계);《參同契·第七章 兩竅互用》

33) 上閉(상폐); 上은 身體의 上部 即 頭部이고, 閉는 閉目 掩耳 塞兌의 뜻으로, 耳目口의 三關을 閉塞하여 腦神의 外向的 聯系를 斷切하므로써 身體 밖의 環境으로 因한 妨害를 받지 않게 하는 修練方法.

34) 下閉(하폐); 下는 身體의 下部로 陰이고, 閉는 閉藏이니 陰精이 閉藏되어 外泄하지 않는 것이다.

35) 神德居(신덕거); '神德基', '神明居'라고 한데도 있어서 한결같지 않다. 神德; 神의 功德. 神明; 精神意識, 思惟活動.

36) 兩孔穴(양공혈); 玄門과 牝門.

37) 金氣亦相須(금기역상수);《參同契闡幽》에는 '金炁亦上胥'로 되어 있다. 須; 待也, 기다릴수

38) 崔希範(최희범); 南宋의 醫學家 崔嘉彦. 字는 希範이고, 號는 紫虛道人이다.

39) 上鵲橋下鵲橋(상작교하작교); 鵲橋는 人體의 舌을 比喩한 것이다. 煉功할 때에 혀로 上腭을 핥으면

道三章直指[45]에 云 脩丹之士[46]의 身中一竅를 名曰玄牝이라 하니 正在乾之下 坤之上과 震之西 兌之東에 坎離交媾之地로 在人身天地之正中[47]하야 八脈九竅十二經十五絡이 聯輳[48]하고 虛閒[49]一穴에 空懸黍珠[50]하니 醫書에 謂之任督二脈이라 此는 元氣之所由生이오 眞息[51]之所由起니 脩丹之士가 不明此竅 則眞息이 不生하야 神化[52]가 無基也라 하고 兪琰[53]註參同契에 云 人身의 氣血이 往來循環은 晝夜로 不停하니 醫書에 有任督二脈하야 人能通此二脈 則百脈이 皆通이라 하고 黃庭經[54]에 言 皆在心[55]하니 內運天經하야 晝夜存之면 自長生이라 하니 天經은 乃吾身之黃道[56]로 呼吸이 往來於此也라 鹿은 運尾閭하야 能通督脈하고 龜는 納鼻息하야 能通任脈이라 故로 二物이 皆

尾閭와 泥丸宮을 貫通한다." 하였고, 《大道三章直指》에 "脩丹之士의 身體中 한 孔竅를 '玄牝'이라 하니 바로 乾의 아래, 坤의 위, 震의 西쪽, 兌의 東쪽에 坎水와 離火가 交媾하는 곳으로 小天地인 人體의 正中央에 있어서 奇經八脈과 上七 下二의 九竅와 十二經脈과 十五絡脈이 서로 이어지고, 그곳의 빈 사이에 한 穴이 기장쌀알 크기로 매달려 있으니, 醫書에서 任脈과 督脈이라 한다. 이 玄牝은 元氣가 發生하는 곳이고 眞息이 일어나는 곳이니, 脩丹之士가 이 孔竅에 對하여 잘 알지 못하면 眞息이 發生하지 않아 神化하는데에 基本이 없는 것이다." 하였고, 兪琰이 註한 《參同契》에 "人體의 氣血이 往來하고 循環하는 것은 晝夜로 멈추지 않으니 醫書에 任·督 두 脈이 있어서 사람들이 이 두 脈을 通할 수 있으면 모든 脈이 다 通한다." 하였고, 《黃庭經》에 "五臟六腑는 모두 神을 가지고 있으니 안으로 天經을 運行하여 晝夜로 이를 存續시키면

溝渠가 있어서 陰陽을 通하게 하는 作用이 있다. 이를 '上鵲橋 下鵲橋'라 한다.

40) 天應星地應潮(천응성지응조); 人體와 自然界는 相應하므로 乾坤 日月 星辰의 陰陽이 交會함에 따라 人體도 이와 相應한다. 그러므로 煉功하여 火氣를 일으킬 때에 眞氣가 騰騰히 上升하여 마치 潮水가 처음 일듯 直上하여 逆流하는 것을 '天應星地應潮'라 한다.

41) 歸根竅(귀근규); 祖竅의 異名. 一名 玄牝之門. 心과 臍사이의 正中央. 心에서 臍까지가 八寸四分이니 心에서 四寸二分 떨어진 곳이다. 祖竅의 異名으로 玄牝 先天主人 萬象主宰 太極之蒂 混沌之根 至善之地 凝結之所 虛無之谷 造化之源 不二法門 甚深法界 復命關 中黃宮 希夷部 總持門 極東國 虛空藏 西南鄕 戊己門 眞一處 黃婆舍 守一壇 淨土 西方 黃中 正位 這個 神室 眞土 黃庭 等이 있다.

42) 復命關(복명관); 下丹田의 異名.

43) 尾閭(미려); ① 尾骶骨의 末節. ② 長强穴.

44) 泥丸(이환); 泥丸宮. 腦의 一部分으로 人體의 神이 모이는 곳이다.

45) 大道三章直指(대도삼장직지); 未詳. 元代 陳希白의 《規中指南》 玄牝條에 《大道三章直指》의 內容이 斷片的으로 記載되어 있다함《奇經八脈考校注》.

46) 脩丹之士(수단지사); 丹道를 修行하는 사람.

47) 乾之下 坤之上 震之西 兌之東 坎離交媾之地 在人身天地之正中(건지하 곤지상 진지서 태지동 감리교구지지 재인신천지지정중); 人體의 上部인 乾의 아래. 下部인 坤의 위, 동쪽인 震의 西쪽, 西쪽인 兌의 東쪽에 坎水와 離火가 交會하는 곳으로 小天地인 人體의 正中央 即 祖竅의 位置를 說明한 것.

48) 聯輳(연주); 서로 이어짐.

49) 虛閒(허간); 빈 사이.

50) 黍珠(서주); 기장쌀알.

51) 眞息(진식); 煉功하는 사람이 入靜한 狀態下에서 매우 고르고 細緩하며 깊숙히 들여마시는 一種의 呼吸.

52) 神化(신화); 神妙한 變化.

53) 兪琰(유염); 仙術理論家(1258~1314). 字는 玉吾, 自號로 全陽子, 林屋山人, 石澗道人 等이 있다. 著書는 《周易參同契發揮》《陰符經注》《沁園春丹詞註解》《席上腐談》 等이 있다.

54) 黃庭經(황정경); 丹學書로 《上淸黃庭外景經》과 《上淸黃庭內景經》을 가리킨다.

55) 皆在心(개재심); 五臟六腑가 모두 神을 가지고 있음. 皆는 五臟六腑이고, 心은 神을 뜻한다.

56) 黃道(황도); ① 太陽이 運行하는 軌道. ② 中宮에 金丹이 凝結하여 生成되는 곳.

長壽라 하니 此數說은 皆丹家의 河車[57]妙旨也요 而藥物火候[58]는 自有別傳이라

王海藏이 曰 張平叔[59]이 言鉛[60]은 乃北方正氣[61]一點이 初生之眞陽[62]으로 爲丹母[63]요 其蟲은 爲龜니 即坎之二陰[64]也며 地軸[65]也요 一陽[66]은 爲蛇니 天根[67]也라 陽生於子하고 藏之命門하야 元氣之所繫하고 出入於此라 其用은 在臍下하니 爲天地之根[68]이오 玄牝之門[69]으로通厥陰이라 分三岐하야 爲三車[70]하니 一念之非하면 降而爲漏요 一念之是면 守而成鉛하야 升而接離하고 補而成乾[71]하야 陰歸陽化[72]하

저절로 長生한다." 하였으니, 天經은 곧 人體의 黃道로 呼吸이 이곳으로 往來한다. 사슴은 尾閭를 運行하여 督脈을 通하게 할 수 있고, 거북이는 鼻息으로 納氣하여 任脈을 通하게 할 수 있다. 그러므로 두 動物은 모두 長壽한다. 이 몇가지 說은 丹家의 河車(任·督脈)에 對한 玄妙한 趣旨이고, 藥物火候論은 예로부터 別途로 傳하여 오는 것이 있다.

王海藏이 張平叔이 말한 것을 引用하기를 "鉛은 곧 北方의 正氣 一點이 처음으로 生하는 眞陽으로 이것이 丹母이고, 그것에 相應하는 獸蟲은 거북이니 即人體에 있어서는 坎方의 前後二陰이며 地軸이고 一陽은 그 獸蟲이 뱀이 되니 天根이다. 陽은 子에서 發生하고 命門에 貯藏되어 元氣가 이곳에 매여 있고 이곳에서 出入한다. 그 作用은 臍下에 있으니 人體의 根本이 되는 玄牝의 門으로 厥陰經과 相通한다. 이 玄牝의 門은 세 갈래로 나뉘어져 羊車 鹿車 牛車의 三車가 되니, 한번의 생각이 잘못되면 水火가 下降하여 새어나가고, 한번의 생각이 옳으면 水火

57) 河車(하거); ① 任脈과 督脈. ② 正氣와 腎氣.

58) 藥物火候(약물화후); 藥物火候論. 丹家의 專論으로 藥物·火侯·性命·眞息에 대한 뜻을 詳細히 記述하였다.

59) 張平叔(장평숙); 張伯端. 北宋(984~1082)의 著名한 丹家. 字는 平叔, 一名 用成. 號는 紫陽眞人. 天台人. 著書로《悟眞篇》이 있다.

60) 鉛(연); 腎이 水에 屬하여 元陽의 眞氣를 간직하고 있음을 比喩한 것.

61) 北方正氣(북방정기); 腎氣.

62) 眞陽(진양); 腎陽, 元陽, 眞火, 命門火, 先天之火. 人體 熱에너지의 源泉.

63) 丹母(단모); 陰陽交媾之母. 心中의 一陰과 腎中의 一陽이 結合하는 것.

64) 二陰(이음); 前陰과 後陰.

65) 地軸(지축); 虛危穴로 即 尾閭穴이다. 異名으로 天人合發之機 子母分胎之路 任督接交之處 陰陽變化之鄕 九靈鐵鼓 三足金蟾 太玄關 藏金斗 生死穴 朝天嶺 氣海門 曹溪路 三岔口 平易穴 咸池 陰端 禁門 會陰 長强 魄門 陰蹻 桃康 人門 會陽 鬼路 穀道 龍虎穴 三岔骨 河車路 上天梯 等이 있다.

66) 一陽(일양); 처음 發生하는 陽氣.

67) 天根(천근); 一陽이 發生하는 곳.

68) 天地之根(천지지근); 天地는 人體이니 곧 人體의 根本이다.

69) 玄牝之門(현빈지문); 人體의 正中. 玄關一竅, 衆妙之門이라고도 한다.

70) 三車(삼거); 羊車·鹿車·牛車. 水火를 실어나르는 것을 河車라 한다. 河車가 尾閭에서 泥丸으로 水火를 실어나르는 데에는 三關에 부딪힌다. 尾閭關에서 夾脊關까지 가는 데에는 그 運行이 緩慢하므로 '羊車'라 하고, 夾脊關에서 玉枕關까지는 運行이 조금 빠르므로 '鹿車'라 하고, 玉枕에서 泥丸까지는 그 힘이 매우 커서 그 關을 지나가므로 '牛車'라 한다.

71) 乾(건); 道德 精神 意識이 穩全하고 安定된 사람.

72) 陰歸陽化(음귀양화); 陰神이 陽神으로 化하는 것. 丹을 修練하여 멀리 볼 수 있고 멀리 感得할 수 있는 能力을 '陰神'이라 한다. 陰神이 더욱 進展하여 堅固하여지면 人體로부터 나가 飛騰變化하여 하고자 하는 것을 任意로 할 수 있다. 이를 '陽神'이라 한다.

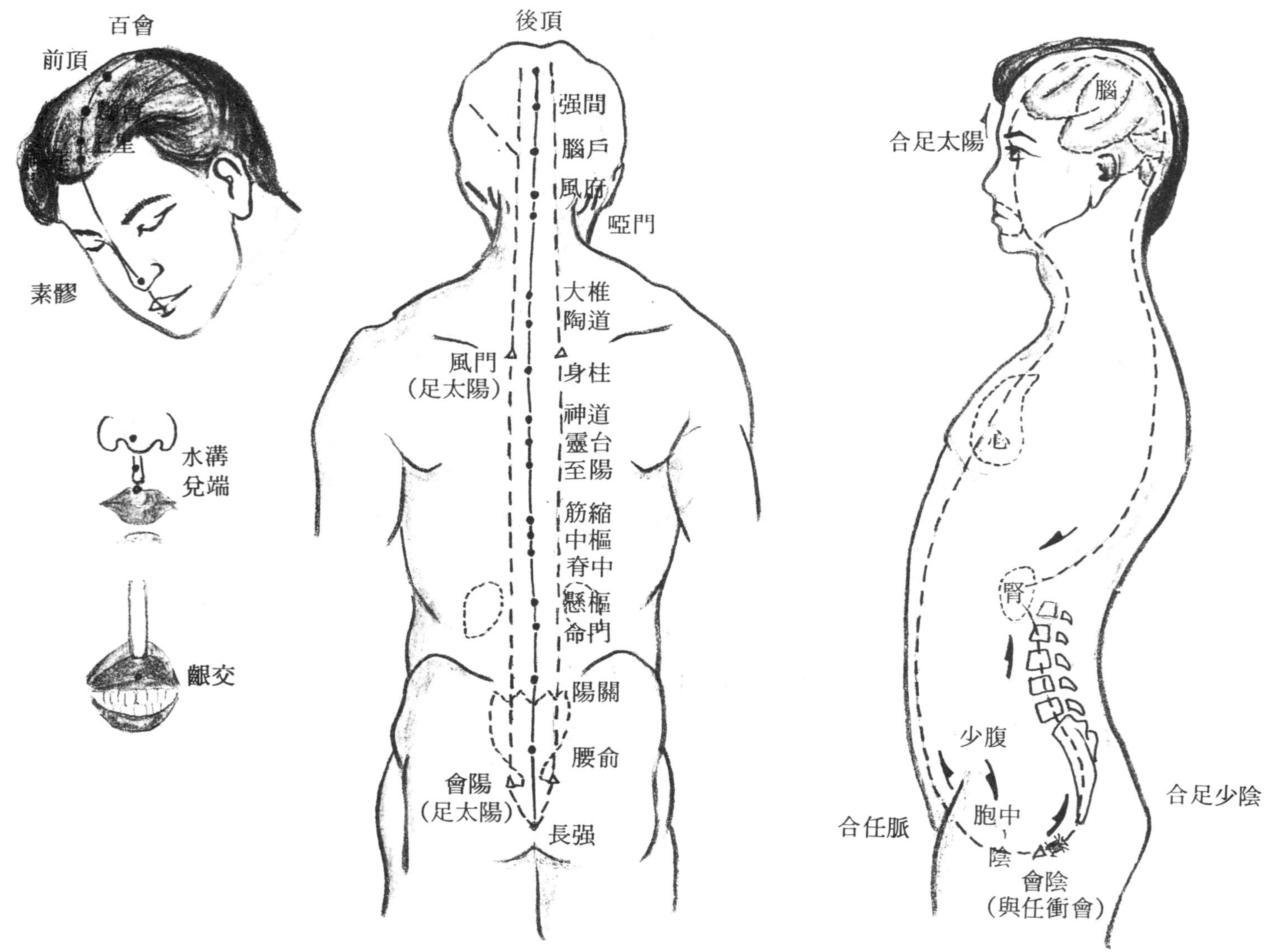

百會
前頂
上星
素髎
水溝
兌端
齦交
後頂
強間
腦戶
風府
啞門
大椎
陶道
風門
(足太陽)
身柱
神道
靈台
至陽
筋縮
中樞
脊中
懸樞
命門
陽關
腰俞
會陽
(足太陽)
長強
合足太陽
腦
心
腎
少腹
胞中
陰
會陰
(與任衝會)
合任脈
合足少陰

督脈穴圖

니 是以로 還元하야 至虛至靜하야 道法[73]이 自然히 飛升而僊[74]이라 하니라

를 지켜서 鉛을 이루어 이것이 上升하여 離火에 接續되고, 더욱 補充되어 乾을 形成하여 陰神이 陽神으로 變하니, 이러므로 陰陽의 神이 제자리로 돌아가서 至極히 虛靜하게 되어 道法이 自然히 飛升하여 神仙이 될 수 있다." 하였다.

督脈爲病

素問骨空論에 云 督脈에 生疾하면 從少腹으로 上衝心而痛하고 不得前後[1]의 爲衝疝[2]하고 女子는 爲不孕하며 癃[3]痔[4] 遺溺 嗌乾[5]하니 治在骨上[6]하고 謂腰橫骨上毛際中의 曲骨穴也라 甚者는 在臍下營이라 臍下一寸의 陰交穴也라

王啓玄이 曰 此는 乃任衝二脈之病으로 不知何以屬之督脈이라

李瀕湖가 曰 督脈이 雖行于背 而別絡이 自長强으로 走任脈者는 則由少腹直上하야 貫臍中하고 貫心하야 入喉하고 上頤하야 環唇 而入於目之內眥 故로 顯此諸證하나니 啓玄은 蓋未深攷爾라

素問[7]에 曰 督脈이 實則脊强反折[8]하고 虛則頭重 高搖之[9]하니 挾脊之有過者[10]는

督脈의 病理와 病證

《素問·骨空論》에 "督脈에 病變이 發生하면 少腹에서 心臟部位로 치밀면서 아프고, 大小便을 보지 못하는 衝疝이 發生하며, 女子에 있어서는 不姙症이 되고, 男女 모두에 癃閉 痔疾 遺溺 嗌乾症이 發生하니 治療穴은 骨上 骨上은 腰橫骨上 毛際 가운데에 있는 曲骨穴이다.에 있고, 甚한 境遇에는 臍下營 臍下營은 臍下 一寸에 있는 陰交穴이다.에서 治療한다" 하였다.

王啓玄이 註釋하기를 "〈骨空論〉에서 말한 病은 任·衝 두 脈의 病인데 어찌해서 督脈에 屬한다고 하였는지 모르겠다." 하였다.

李瀕湖가 論하자면, 督脈이 비록 背部로 走行하지만 別絡이 長强穴로부터 任脈으로 走行하는 것은 少腹으로부터 直上하여 臍中을 貫通하고, 心을 貫通하여 咽喉로 들어가고 頤部로 올라가서 입술을 環走하고 目內眥로 들어가기 때문에 이러한 證候들이 나타나니, 王啓玄이 깊이 詳考하지 못하였을 따름이다.

《靈樞·經脈篇》에 "督脈이 實하면 脊柱가 强直하여 굽혔다 폈다 하지 못하고,

73) 道法(도법); 仙道로 養生하는 方法.
74) 飛升而僊(비승이선); 陽神이 身體 밖으로 飛升하여 神仙이 됨. 僊; 仙의 古字.
1) 不得前後(부득전후); 大小便이 나오지 않거나 大小便을 失禁하는 것.
2) 衝疝(충산); 疝症의 하나. 아랫배가 치밀어 오르면서 아프고 허리를 구부리기 힘들며 때로 大小便이 나오지 않는다.
3) 癃(융); 癃閉. 小便이 시원하게 나오지 않고 방울방울 떨어지며 下腹部가 緩慢하게 脹滿하는 것을 '癃'이라 하고, 小便이 전혀 通하지 않는 것을 '閉'라 한다.
4) 痔(치); 肛門에 腫脹이 생겨서 아프거나 出血이 있는 病症.
5) 嗌乾(액건); 咽乾. 목안이 마르는 症狀.
6) 骨上(골상); 恥骨위 陰毛中의 曲骨穴.
7) 素問(소문); 《靈樞·經脈篇》의 "實則脊强, 虛則頭重, 高搖之, 挾脊之有過者, 取之所別也"를 《素問》

取之所別[11]也라 하니라

秦越人의 難經에 曰 督脈爲病은 脊强而厥[12]이라 하니라

王海藏이 曰 此病에 宜用羌活 獨活 防風 荊芥 細辛 藁本 黃連 大黃 附子 烏頭 蒼耳之類라 하니라

張仲景의 金匱에 云 脊强者는 五痓[13]之總名으로 其證이 卒口噤[14]背反張[15]而瘛瘲[16]하야 諸藥으로 不已[17]엔 可灸身柱[18]大椎[19]陶道[20]穴이라 하니라

又曰 痓家의 脈은 築築[21]而弦하야 直上下行이라 하니라

王叔和의 脈經에 曰 尺寸이 俱浮하고 直上直下하면 此는 爲督脈이니 腰背强痛하야

虛하면 머리가 무겁고 흔들리니, 脊柱를 挾한 經脈에 病變이 發生하여 생긴 病은 그 別絡인 長强穴을 취하여 治療한다." 하였다.

秦越人의 《難經·十二九難》에 "督脈에 病變이 생기면 脊强과 昏厥이 나타난다." 하였다.

王海藏은 "督脈病에 羌活 獨活 防風 荊芥 細辛 藁本 黃連 大黃 附子 烏頭 蒼耳 等의 藥을 써야 한다." 하였다.

張仲景의 《金匱要略》에 "脊强症은 五痓의 總稱으로, 그 證이 갑자기 口噤 背反張 瘛瘲이 發生하여 모든 藥을 써도 治療되지 않을 때엔 身柱 大椎 陶道穴을 灸하면 治療된다." 하였다.

또 "痓病 患者의 脈은 强한 弦脈이 直上 直下한다." 하였다.

王叔和의 《脈經》에 "尺·寸이 모두 浮하고 直上 直下하면 이는 督脈에 病이 있는 것이니, 症狀은 腰背가 强痛하여 구부렸다 폈다 할 수 없고, 大人은 癲癎이 되

으로 잘못 引用한 것이므로 本譯에서는 《靈樞》로 고쳐 解釋한다.

8) 脊强反折(척강반절); 등이 뻣뻣하여 굽혔다 폈다 하지 못하는 症狀.

9) 高搖之(고요지); 머리가 흔들림 《白話解》.

10) 挾脊之有過者(협척지유과자); 脊柱를 挾한 經脈에 病變이 發生하여 생긴 疾病. 過는 病變의 뜻이다.

11) 소별(所別); 督脈의 絡穴인 長强穴이다.

12) 厥(궐); 《難經譯釋》에 '昏厥'로 譯하였다. 昏厥(혼궐); 突然히 쓰러져서 四肢가 逆冷하고 昏蒙하여 人事不省이 되는 症候.

13) 五痓(오치); 痙痓. 身熱足寒하며 頸項이 强急하고 背部가 反張하며 갑자기 口噤하고 頭部만 搖動하는 急性熱病.

14) 口噤(구금); 이를 악물고 입을 다물어 벌리지 못하는 症狀.

15) 背反張(배반장); 角弓反張. 患者의 頭項이 强直하고 腰背가 젖혀져서 마치 角弓처럼 뒤로 彎曲된 症狀.

16) 瘛瘲(계종); 抽搐. 小兒驚風症候의 하나. '瘛'는 筋肉이 당기며 攣縮되는 것이고, '瘲'은 筋肉이 弛緩되어 늘어지는 것으로 瘛와 瘲이 驚風에서 反復하여 나타난다.

17) 已(이); 病癒, 병나을이

18) 身柱(신주); 督脈經에 屬한 穴로 第三 胸椎節下에 있다.

19) 大椎(대추); 督脈經에 屬한 穴로 第七 頸椎節下에 있다.

20) 陶道(도도); 督脈經에 屬한 穴로 第一 胸椎節下에 있다.

21) 築築(축축); 힘있게 치는 모양.

不得俛仰[22]하며 大人은 癲病[23]하고 小兒는 風癎[24]이라 하니라
又曰 脈來에 中央이 浮[25]하고 直上下動者는 督脈也니 動하면 苦腰背膝寒하고 大人은 癲이오 小兒는 癎이니 宜灸頂上[26]三壯[27]이라
素問風論에 曰 風氣[28]가 循風府而上 則爲腦風[29]하고 風이 入係頭[30] 則爲目風[31] 眼寒이라 하니라
王啓玄이 云 腦戶[32]는 乃督脈足太陽之會故也라

고, 小兒는 風癎이 된다." 하였다.

또 "脈搏이 關部가 浮하고 그 搏動이 直上 直下하면 督脈의 脈象이다. 이러한 脈이 搏動하면 腰背部와 膝部의 寒冷으로 괴로워 하고, 大人은 癲證이 되고 小兒는 癎證이 되니, 頂上을 三壯 灸한다." 하였다.

《素問·風論》에 "風邪가 風府穴을 따라 上行하면 腦風이 되고, 風邪가 頭中에 있는 目係로 侵入하면 目風이 되어 目痛 眼寒 畏風羞澁 等症이 나타난다." 하였다.

王啓玄이 註釋하기를 "風府위의 腦戶穴은 곧 督脈과 足太陽經이 會合하기 때문이다." 하였다.

帶　脈

帶脈者는 起於季脇[1]의 足厥陰之章門穴하야 同足少陽과 循帶脈穴하고 章門은 足厥陰少陽之會로 在季肋骨端의 肘尖盡處[2]가 是穴이라 ○ 帶脈穴은 屬足少陽經하고 在季脇下一寸

帶脈은 季脇에 있는 足厥陰肝經의 章門穴에서 始作하여 足少陽經과 같이 帶脈穴을 循行하고, 章門은 足厥陰·少陽經이 會合하는 穴로 第十二肋骨端의 팔꿈치가 닿는 곳이 이 穴이다. ○ 帶脈은 足少陽經에 屬하고 季脇 아래 一寸八分의 陷中에 있다. 身體를 한 바퀴 에워싸서 마치 띠를 띤 것 같고, 또 足少陽經과 五樞, 五樞는 帶脈下 三寸에 있다.

---

22) 俛仰(면앙); 구부렸다 폈다함.
23) 癲病(전병); 癲癎. 發作性 情志異常의 疾病. 發作할 때에 갑자기 精神을 잃고 涎沫을 吐하며 눈을 上視하고 四肢에 痙攣이 나며 猪羊의 울음소리를 내는데 覺醒된 뒤에는 疲困感 以外에 正常人과 같으며 往往 不定期的으로 發作을 反復한다.
24) 風癎(풍간); 風邪에 感觸되어 發生하는 癎病으로 小兒의 急驚風이 이에 該當한다.
25) 中央浮(중앙부); 《脈經校釋》에 關部가 浮한 것이라 하였다.
26) 頂上(정상); 頭頂에 있는 顖會穴에서 小兒의 驚癎을 治療하므로 이 穴이 아닌가 생각된다.
27) 壯(장); 뜸을 뜰 때에 艾柱 하나를 一壯이라 한다.
28) 風氣(풍기); 風邪.
29) 腦風(뇌풍); 風邪가 腦로 들어가서 惹起되는 病症. 主症은 項背惡寒 腦戶穴冷感惡風이 있으며 劇烈한 頭痛이 齒頰에 까지 미친다.
30) 風入係頭(풍입계두); 《白話解》에 '風邪가 頭中에 있는 目係로 侵入하는 것.'이라 하였다.
31) 目風(목풍); 《白話解》에 '目痛 眼寒 畏風羞澁한 症狀'이라 하였다.
32) 腦戶(뇌호); 督脈經에 屬한 穴로 枕骨上 强間後 一寸五分에 있다.
1) 季脇(계협); 季肋, 軟肋. 側胸의 第11~12肋軟骨部位.
2) 季肋骨端肘尖盡處(계륵골단주첨진처); 側胸 第12肋軟骨部位의 끝으로 팔꿈치가 닿는 곳.

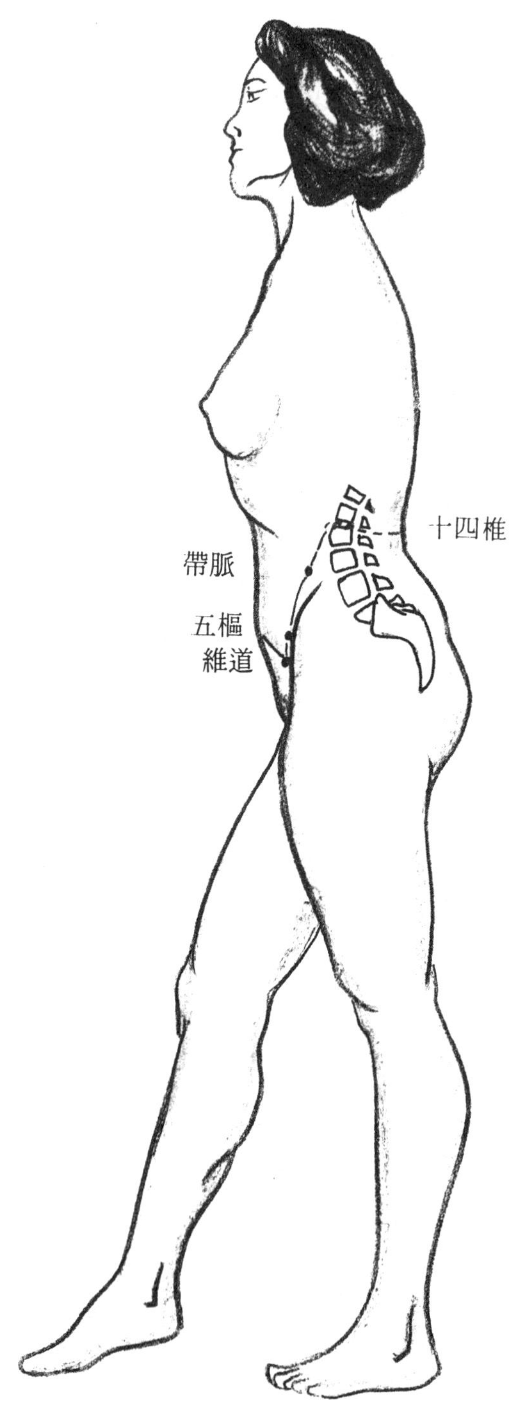

帶脈穴圖

八分의 陷中이라 圍[3]身一周[4]하야 如束帶[5]然이오 又與足少陽으로 會於五樞 帶脈下三寸이라 維道하니 章門下五寸三分이라 凡八穴이라

靈樞經[6]에 曰 足少陰之正[7]은 至膕[8]中하야 別走太陽而合하고 上至腎하고 當十四椎하야 出[9]屬[10]帶脈이라

楊氏[11]가 曰 帶脈은 總束諸脈하야 使不妄行하니 如人束帶而前垂 故로 名이오 婦人의 惡露[12]는 隨帶脈而下 故로 謂之帶下[13]라

維道에서 維道는 章門下 五寸三分에 있다. 會合하니, 모두 8穴이다.

《靈樞·經別篇》에 "足少陰의 正經은 膝膕窩中에 이르러 別走하여 太陽經과 會合하고, 上行하여 腎臟에 이르며, 바로 十四椎 兩旁의 腎兪穴에서 나와 帶脈에 屬한다." 하였다.

楊玄操가 말하기를 "帶脈은 모든 經脈을 묶어서 經脈들로 하여금 함부로 運行하지 못하게 하니, 마치 사람이 띠를 띠어서 앞으로 늘어지게 한 것과 같으므로 '帶脈'이라 하고, 婦人들의 惡露가 帶脈을 따라서 나오므로 '帶下'라 한다." 하였다.

帶脈爲病

秦越人이 曰 帶之爲病은 腹滿하고 腰溶溶[1]如坐水中[2]이라 하니라 溶溶은 緩慢貌라

帶脈의 病理와 病證

秦越人이 말하기를 "帶脈에 病變이 發生하면 腹部가 脹滿하고, 허리가 힘이 없으며 물속에 앉아 있는 것처럼 寒冷한 感覺을 느낀다." 하였다. 溶溶은 느린 모양이다.

---

3) 圍(위) ; 環也, 에울위
4) 周(주) ; 匝也, 두를주
5) 束帶(속대) ; 띠를 띰.
6) 靈樞經(영추경) ;《靈樞·經別篇》.
7) 正(정) ; 正經으로 十二經脈이 循行하는 通路 以外에 나머지의 別行하는 一部分《靈樞白話解》.
8) 膕(괵) ; 膝後曲節, 오금괵
9) 出(출) ; 經脈이 深部에서 淺部로 갑자기 나가는 것.
10) 屬(속) ; 經脈이 本藏과 서로 連結되는 것.
11) 楊氏(양씨) ; 楊玄操. 陽氏 以下의 文章은《難經·二十八難》을 陽玄操가 註釋한 글이다.
12) 惡露(악로) ; 產後 陰道에서 排出되는 瘀濁敗血物質.
13) 帶下(대하) ; 婦女의 陰道에서 流出되는 粘膩한 物質.
1) 溶溶(용용) ;《難經譯釋》에 '無力한 모양'이라 하여 本書의 註解보다 나은 것 같다.
2) 如坐水中(여좌수중) ;《難經譯釋》에 '물 속에 앉아 있는 것 처럼 寒冷한 感覺'이라 하였다.

明堂[3]에 曰 帶脈二穴은 主腰腹縱[4]하야 溶溶如囊[5]水之狀하고 婦人은 少腹痛 裏急後重[6] 瘛瘲月事不調 赤白帶下[7]하니 可鍼六分 灸七壯이라 하니라
張潔古가 曰 帶脈之病을 太陰이 主之하니 宜灸章門二穴에 三壯이라 하니라
素問에 曰 邪客[8]於太陰之絡하면 令人으로 腰痛이 引小腹하고 控眇[9]하야 不可以仰息[10]이라 하니라 眇는 謂季脇下之空軟處라
張仲景이 曰 大病이 瘥[11]後에 腰以下에 有水氣[12]면 牡蠣澤瀉散[13]을 主之요 若不已면 灸章門穴이라 하니라
王叔和가 曰 帶脈의 爲病은 左右로 遶[14]臍腰脊痛하야 衝陰股[15]也라
王海藏이 曰 小兒㿗疝[16]에 可灸章門三壯而愈하니 以其與帶脈으로 行於厥陰之

《黃帝明堂經》에 "帶脈 두 穴은 腰腹部가 늘어져 힘이 없어서 마치 물자루와 같은 形狀이 되는 것과 婦人에 있어서는 少腹痛 裏急後重 瘛瘲 月經不調 赤白帶下를 主治하는데, 六分 깊이로 刺鍼하고 灸를 七壯씩 한다." 하였다.

張潔古가 말하기를 "帶脈의 病變을 太陰經에서 主治하니 足太陰脾經의 章門 두 穴에 灸를 三壯한다." 하였다.

《素問·繆刺論篇》에 "邪氣가 足太陰脾經의 絡脈에 侵入하면 腰痛이 發生하여 少腹과 脇下의 虛軟處를 牽引하여 深呼吸을 할 수 없다." 하였다. 眇는 季脇下의 空軟處를 말한다.

張仲景이 말하기를 "甚한 病이 治癒된 뒤 腰部 以下에 水腫이 發生하면 牡蠣澤瀉散을 主治藥으로 쓰고, 萬若 病이 낫지 않으면 章門穴을 灸한다." 하였다.

王叔和가 말하기를 "帶脈의 病症은 痛症이 左右로 臍部와 腰脊部를 둘러싸고, 그 痛症이 股內側의 陰部에 가까운 곳으로 向하여 당긴다." 하였다.

王海藏이 말하기를 "小兒의 㿗疝에 章門穴에 灸를 三壯하면 治癒될 수 있으니,

---

3) 明堂(명당); 《黃帝明堂經》. 最初의 鍼灸專門書籍으로 撰人은 未詳.
4) 縱(종); 緩也, 늘어질종
5) 囊(낭); 袋也, 자루낭
6) 裏急後重(이급후중); 大便을 보기 前에 참을 수 없이 急한 것을 '裏急'이라 하고, 大便을 볼 때에는 시원히 排出되지 않고 肛門에 重墜한 感이 있는 것을 '後重'이라 하는데 이는 痢疾의 主症이다.
7) 赤白帶下(적백대하); 婦女의 陰道에서 流出되는 紅白色의 粘濁한 分泌物.
8) 邪客(사객); 邪氣가 人體에 侵入하는 것.
9) 控眇(공묘); 脇下 兩傍의 虛軟處가 당기는 症狀. 控; 引也, 당길공. 眇; 脇下兩傍虛軟處, 허구리묘.
10) 不可以仰息(불가이앙식); 《素問今釋》에 '深呼吸을 할 수 없는 것'이라 하였다. 錦章書局 本에 '不可以養息'으로 되어 있으나 誤植이다.
11) 瘥(채); 病除, 병나을채
12) 水氣(수기); 水液이 體內에 停留하여 생기는 病症이나, 《金匱要略》에서는 '水腫'을 뜻한다.
13) 牡蠣澤瀉散(무려택사산); 重病이 治癒된 뒤에 腰以下의 水腫을 治療하는 處方으로, 煅牡蠣 澤瀉 蜀漆 炒葶藶子 炒商陸 海藻 瓜蔞根 各等分을 細沫하여 每番에 方寸匕씩 一日에 三回 服用한다.
14) 遶(요); 圍也, 둘릴요
15) 陰股(음고); 大腿部.
16) 㿗疝(퇴산); 睾丸이 腫大堅硬하며 重墜脹痛하거나 或 無感覺하여 痛痒을 느끼지 못하는 病症.

分 而太陰이 主之라 하니라

又曰 女子經病血崩[17]이 久而成枯[18]者는 宜澁之[19]益之[20]요 血閉[21]久而成竭[22]者는 宜益之破之[23]라 破血에 有三治하니 始則四物에 入紅花하야 調黃芪肉桂하고 次則四物에 入紅花하야 調鯪鯉甲[24]桃仁桂童子小便[25]을 和[26]酒煎服하고 末則四物에 入紅花하야 調[27]易老沒藥散[28]이라 하니라

張子和가 曰 十二經與奇經七脈이 皆上下로 周流나 惟帶脈은 起小腹之側의 季脇之下하야 環身一周하고 絡腰而過하야 如束帶之狀하고 而衝任二脈은 循腹脇하고 夾臍旁하야 傳流於氣衝하고 屬於帶脈하며 絡於督脈하니 衝任督三脈은 同起而異行하니 一源而三岐나 皆絡帶脈이라 因諸經이 上下往來에 遺熱於帶脈之閒하면

그 穴이 帶脈과 함께 足厥陰經의 部分으로 走行은 하되 足太陰經이 이를 主宰하기 때문이다." 하였다.

또 "女子의 月經病이나 血崩이 오래 되어 血枯가 形成되었으면 澁劑와 補益劑를 쓰고, 血閉가 오래 되어 血竭이 되었으면 補益劑와 破血劑를 쓴다. 破血하는 데에 세가지 治法이 있으니, 처음에는 四物湯에 紅花와 黃芪 肉桂를 加味하여 쓰고, 다음에는 四物湯에 紅花와 鯪鯉甲 桃仁 肉桂 童子便을 加味하여 술을 넣어 煎湯 服用하고, 마지막에는 四物湯에 紅花를 加味하여 易老沒藥散을 調服한다." 하였다.

張子和가 말하기를 "十二經脈과 奇經의 七脈이 모두 上下로 周流하나, 오직 帶脈만은 少腹의 側面 季脇下部에서 始作하여 身體를 한바퀴 돌아서 腰部를 絡하고 지나가 마치 띠를 띤 形狀이고, 衝·任 두 脈은 腹部와 脇部를 循行하고 臍部의 兩旁을 夾하여 氣衝으로 傳流하고 帶脈에 屬하며 督脈에 絡하니, 衝·任·督 세 脈은 같은 곳에서 始作하여 다른 곳으로 走行하므로 根源은 하나로 가닥이 셋이나 모두 帶脈을 絡한다. 모든 經脈이 上下로 往來할 때에 帶脈 部分에 熱을 남겨 놓으면 留滯된 熱이 鬱滯되어 막히므로 白色物質이 가득차 넘쳐 小便을 따라

---

17) 血崩(혈붕) ; 月經時期가 아닌데 出血하여 多量의 血液이 流出되는 病症.
18) 枯(고) ; 血枯. 大失血 後에 血液이 不足하여 惹起되는 疾病.
19) 澁之(삽지) ; 澁可去脫. 牡蠣 龍骨 等의 收斂하는 藥을 써서 滑脫을 鞏固히 하는 治法.
20) 益之(익지) ; 補法, 補益, 補養. 氣血陰陽의 不足을 補養하여 各種 虛證을 治療하는 方法.
21) 血閉(혈폐) ; 經閉. 月經이 三個月 以上 中斷되는 病症.
22) 竭(갈) ; 盡也, 다할갈
23) 破之(파지) ; 破血. 祛瘀藥 中에서 比較的 峻烈한 藥物인 大黃 桃仁 紅花 穿山甲 等을 使用하여 瘀血을 除去하는 方法.
24) 鯪鯉甲(능이갑) ; 穿山甲.
25) 童子小便(동자소변) ; 童便. 七歲 以下 男兒의 小便.
26) 和(화) ; 合也, 합할화
27) 調(조) ; ; 調服. 어떤 藥에 다른 藥을 타서 먹음.
28) 易老沒藥散(역노몰약산) ; 婦人의 瘀血腹痛을 治療하는 處方으로, 沒藥 紅花 玄胡索 當歸 各等分을 細末하여 每番에 二錢씩 물에 타서 服用한다.

客熱[29]이 鬱抑[30]하야 白物이 滿溢[31]하야 隨溲[32]而下하야 綿綿不絶[33]하니 是爲白帶라 內經에 云 思想無窮[34]하야 所願不得커나 意淫於外[35]커나 入房太甚[36]하야 發爲筋痿[37]及爲白淫[38]이라 하니 白淫者는 白物의 淫衍[39]이 如精之狀하야 男子는 因溲而下하고 女子는 綿綿而下也라 皆從濕熱하야 治之니 與治痢로 同法이라 赤白痢[40]는 乃邪熱[41]이 傳於大腸이오 赤白帶는 乃邪熱이 傳於小腸이어늘 後世에 皆以赤爲熱이오 白爲寒이라 하야 流誤千載하니 是는 醫誤之矣라 又曰 資生經[42]에 載一婦人이 患赤白帶下에 有人이 爲灸氣海나 未效하야 次日에 爲灸帶脈穴하니 有鬼附耳云 昨日의 灸도 亦好나 只灸我不著요 今灸着[43]我하야 我去矣리니 可爲酒食으로 祭我하라 其家如其言히 祭之하니 遂愈라 하니라 予初에 怪其事나 因思晋景公의

繼續하여 그치지 않고 흐르니 이것이 白帶下이다. 《素問·痿論篇》에 “慾望은 끝이 없는데 願하는 바는 滿足스럽지 못하거나, 밖으로 淫亂한 마음을 늘 가지고 있거나, 色慾이 過多하면 筋痿와 白淫이 發生한다.” 하였으니, ‘白淫’은 精液狀態의 白色物質이 넘쳐 흘러서 男子는 小便을 본 뒤에 나오고 女子는 그치지 않고 繼續 흘러 나온다. 白帶下는 그 原因인 濕熱을 治療하여야 하니 痢疾의 治療法과 같다. 赤·白痢는 邪熱이 大腸으로 傳入된 것이고, 赤·白帶下는 邪熱이 小腸으로 轉入된 것인데, 後世 사람들은 모두 ‘赤痢와 赤帶下는 熱로 因한 것이고, 白痢와 白帶下는 寒으로 因한다.’ 하여 千餘年間이나 잘못 傳하여 왔으니 이는 醫師들의 過誤이다.

또 《鍼灸資生經》에 “한 婦人이 白帶下에 罹患되었는데 某醫師가 氣海穴을 灸하였으나 效果가 없어서 다음날에 帶脈穴을 灸하였더니, 患者에 붙어 있던 鬼神이 말하기를 ‘어제의 灸도 좋았으나 그 灸는 나에게 미치지 못하였고, 오늘의 灸는 나에게 다달아서 내가 이제 떠나갈 것이니 酒食을 마련하여 나에게 祭祀를 지내라’ 하여, 그 집에서 鬼神의 말대로 祭祀를 지냈더니 드디어 그 病이 治癒되었

29) 客熱(객열) ; 留滯된 熱. 客은 留·止의 뜻이다.
30) 鬱抑(울억) ; 鬱滯되어 막힘. 抑 ; 遏也, 막을억
31) 滿溢(만일) ; 가득 차서 넘음.
32) 溲(수) ; 溺也, 오줌수
33) 綿綿不絶(면면불절) ; 오래도록 계속하여 끊어지지 않음.
34) 思想無窮(사상무궁) ; 어떤 일을 하고자 하는 慾望이 끊이지 않음.
35) 意淫於外(의음어외) ; 밖으로 淫亂한 마음을 품음.
36) 入房太甚(입방태심) ; 性生活을 過度하게 함.
37) 筋痿(근위) ; 口苦 筋肉痙攣 陰莖弛緩 滑精 等이 나타나는 病症.
38) 白淫(백음) ; 男子에 있어서는 滑精과 白濁이고, 女子에 있어서는 帶下이다.
39) 淫衍(음연) ; 넘쳐흐름. 淫 ; 溢也, 넘칠음. 衍 ; 水溢, 물이넘칠연
40) 赤白痢(적백리) ; 濕熱痢. 赤色의 便을 下痢하며 或은 魚腦와 같이 粘稠하고 臭穢한 便을 下痢하는데, 排便回數가 頻繁하고 裏急後重하다.
41) 邪熱(사열) ; 熱邪.
42) 資生經(자생경) ; 宋代(1220年) 王執中이 撰한 《鍼灸資生經》.
43) 着(착) ; 到着, 다다를착

膏盲二鬼之事[44]하니 乃虛勞已甚하면 鬼得乘虛하야 居之라 此婦도 亦或勞心虛損故로 鬼居之요 灸既着穴하면 不得不去라 自是로 凡有病此者는 每爲之按此穴하면 莫不應手酸痛하고 令歸[45]灸之면 無有不愈하니 其穴은 在兩脅季肋之下一寸八分이라 若更灸百會穴하면 尤佳하니 內經에 云 上有病하면 下取之하고 下有病하면 上取之[46]와 又曰 上者下之하고 下者上之[47]가 是矣라

劉宗厚[48]가 曰 帶下는 多本於陰虛陽竭하니 營氣가 不升하야 經脈이 凝澁[49]하고 衛氣가 下陷[50]하야 精氣가 積滯於下焦奇經之分하야 蘊釀[51]而成하야 以帶脈爲病하니 得名이오 亦以病形而名이라 白者는 屬氣하고 赤者는 屬血이라 多因醉飽房勞[52]와

다."고 記載되어 있다. 내가 처음에는 그 일을 怪異하게 여겼으나, 晉景公膏肓二鬼의 古事를 생각하여 보니, 虛勞가 이미 甚하여지면 鬼神이 虛한 틈을 타서 들어오게 된다. 이 婦人도 勞心虛損하기 때문에 鬼神이 들어온 것이고 帶脈穴에 灸하여 그 效果가 다달았으면 나가지 않을 수 없는 것이다. 이로부터 帶下患者에 帶脈穴을 눌러보면 酸痛을 느끼지 않는 사람이 없고 이 穴에 灸를 하면 낫지 않는 사람이 없으니, 그 穴은 兩 季肋下 一寸八分 部位에 있다. 다시 百會穴을 加하여 灸하면 더욱 效果가 있으니, 《靈樞 · 終始篇》에 "病이 上部에 있으면 下部에 있는 穴을 取하여 治療하고, 下部에 있으면 上部에 있는 穴을 取하여 治療한다."고 한 것과 《素問 · 五常政大論》에 "病이 上部에 있으면 下部에서 取하고, 下部에 있으면 上部에서 取한다."고 한 말이 이 原理이다.

劉宗厚가 말하기를 "帶下의 根本原因은 흔히 陰이 虛하고 陽이 竭盡된 데에 있으니, 營氣가 上升하지 못하여 經脈이 凝澁하고 衛氣가 下陷하여 下焦의 奇經部分에 積滯된 精氣가 蘊釀하여 帶脈에 病이 發生하게 되니 '帶下'란 病名을 얻은 것이고, 病의 症狀이 腰部 以下에 있으므로 病名을 '帶下'라 하며, 白帶下는 氣

44) 晉景公膏肓二鬼之事(진경공고황이귀지사) ; 春秋時代 晉景公이 病이 나서 秦나라의 名醫 醫緩을 불러 治療하기를 請하였다. 醫緩이 到着하기 前날 景公의 꿈에 두 더벅머리 童子病魔가 나타나서 서로 말하기를 이제 오는 醫緩은 名醫인데 어떻게 하면 좋을까? 물으니 한 童子가 말하기를 "'膏'의 위와 '肓'의 아래에 숨으면 된다" 하였다. 醫緩이 到着하여 景公을 診察하고는 "病이 '膏'의 위와 '肓'의 아래에 있기 때문에 鍼을 놓아도 到達하지 못하고 藥을 써도 미치지 못하므로 公의 病은 治療할 수 없읍니다."라고한 古事.

45) 歸(귀) ; 依歸, 의지할 귀

46) 上有病下取之下有病上取之(상유병하취지하유병상취지) ; 病이 上部에 있으면 下部에 있는 穴을 取하여 治療하고, 下部에 있으면 上部에 있는 穴을 取하여 治療하는 方法. 《靈樞 · 終始篇》에는 "病在上者下取之 病在下者高取之"로 되어 있다.

47) 上者下之下者上之(상자하지하자상지) ; 病이 上部에 있으면 下部에서 取하고, 下部에 있으면 上部에서 取하는 方法. 《素問 · 五常政大論篇》에는 "病在上取之下病在下取之上"으로 되어 있다.

48) 劉宗厚(유종후) ; 劉 純. 明代(14 世紀)의 醫家. 字는 宗厚. 著書로 《傷寒治例》《醫經小學》이 있다.

49) 凝澁(응삽) ; 엉겨서 막힘.

50) 衛氣下陷(위기하함) ; 氣虛下陷, 中氣下陷, 脾氣下陷이라고도 한다. 衛氣虛弱으로 精氣를 上輸하지 못하여 面色淡白 眩暈易汗 短氣倦怠 食小便溏 腹部重墜 大小便頻數 等이 나타나는 病理現狀.

51) 蘊釀(온양) ; 쌓여서 造成됨.

52) 醉飽房勞(취포방노) ; 大醉 또는 飽食後의 性生活로 腎精을 消耗하여 勞損症의 病因이 되는 것.

服食燥熱所致요 亦有濕痰이 流注下焦者와 腎肝의 陰淫濕勝[53]者하고 或驚恐而木乘土位하야 濁液下流하고 或思慕無窮하야 發爲筋痿하니 所謂二陽之病發心脾[54]也라 或餘經의 濕熱이 屈滯[55]於少腹之下하고 或下元虛冷[56]과 子宮濕淫[57]이라 治之之法은 或下或吐하며 或發中兼補하며 補中兼利[58]하며 燥中兼升發하며 潤中兼溫養[59]하며 或溫補하며 或收澁[60]하야 諸例不同하니 亦病機[61]之活法也라

巢元方[62]의 病源에 曰 腎著病[63]은 腰痛이 冷如氷하며 身重하며 腰如帶五千錢하며 不渴 小便利하니 因勞汗出하야 衣裏冷濕而得하고 久則變爲水也라 ○ 千金[64]

에 屬하고 赤帶下는 血에 屬한다. 흔히 醉飽房勞와 燥熱한 飮食을 過하게 服用한 것이 原因이 되기도 하고, 濕痰이 下焦로 流注하거나 肝腎에 陰氣와 濕邪가 偏盛하여 發生하기도 하며, 或 驚恐으로 木邪가 土位를 乘하여 濁液이 아래로 흐르기도 하고, 或 異性을 思慕하나 뜻을 이루지 못하여 筋痿가 되기도 하니 이를 '二陽之病發心脾'라고 하는 것이다. 或 餘他 經脈의 濕熱이 少腹의 下部에 鬱滯되어 發生하기도 하고, 或 下元虛冷과 子宮濕淫으로 因하여 發生하기도 한다. 이를 治療하는 方法은 下法이나 吐法을 쓰기도 하며, 或 中氣를 升發시키면서 補를 兼하기도 하며, 中氣를 補하면서 利氣를 兼하기도 하며, 燥劑로 脾胃의 濕熱을 除去하며 升發을 兼하기도 하고 脾胃를 滋潤하면서 溫養을 兼하기도 하며, 或 溫補하기도 하며, 或 收澁하기도 하여 治療하는 條例가 一定하지 않으니 病의 發生機轉에 따라서 治法을 活用하여야 한다." 하였다.

巢元方의 《諸病源候論》에 "腎着病은 허리가 아프고 얼음처럼 차며, 몸이 무겁고, 허리에 五千個의 葉錢을 찬것같이 무거우며, 渴症은 없고 小便은 順調로우니, 이 病은 勞力을 하여 땀이 찬 冷濕한 옷을 繼續 입고 있어서 發生하고, 이 病이 오래되면 水腫으로 變한다." 하였다. ○ 《千金方》에는 腎着病에 "腎着湯을 쓴다"

---

53) 陰淫濕勝(음음습승) ; 陰氣와 濕邪가 偏盛한 것.

54) 二陽之病發心脾(이양지병발심비) ; 二陽은 手陽明大腸과 足陽明胃를 말한다. 腸胃에 病이 發生하면 心과 脾가 病邪를 받게 된다. 心이 病邪를 받으면 血이 流通하지 않고, 脾가 病邪를 받으면 飮食物이 消化되지 않는다. 血이 流通되지 않으므로 女子에 있어서는 月經이 斷絶되고, 飮食物이 消化되지 않으므로 男子에 있어서는 精이 적어지므로 性生活을 할 수 없는 病理現狀.

55) 屈滯(굴체) ; 鬱滯와 같음. 屈 ; 鬱也, 굽을굴

56) 下元虛冷(하원허랭) ; 腎陽虛.

57) 子宮濕淫(자궁습음) ; 子宮에 濕邪가 侵入한 것.

58) 利(리) ; 利氣. 氣滯로 因하여 생긴 病을 行散시켜 治療하는 方法.

59) 溫養(온양) ; 溫性藥物을 써서 正氣를 補養하는 方法.

60) 收澁(수삽) ; 固澁. 自汗 盜汗 久瀉 脫肛 遺精 早泄 失血 崩漏 帶下 等의 滑脫不收의 證을 治療하는 方法.

61) 病機(병기) ; 疾病의 發生機轉.

62) 巢元方(소원방) ; 隋代의 醫學家. 著書로 610年에 撰한 《諸病源候論》이 있다.

63) 腎著病(신착병) ; 腎이 虛할 때에 濕邪가 經脈에 侵入하여 發生하는 腰痛으로, 허리가 물속에 들어 앉은 것 처럼 차고 아프며 몸이 무거운 것이 特徵이다.

64) 千金(천금) ; 唐代(7世紀) 孫思邈이 撰한 《備急千金要方》.

권 用腎著湯[65]하고 三因[66]엔 用滲濕湯[67]하며 東垣은 用獨活湯[68]을 主之라 하니라

하였고, 《三因方》에는 "滲濕湯을 쓴다" 하였으며, 李東垣은 "獨活湯을 主治方으로 쓴다" 하였다.

氣口九道脈

手檢圖[1]에 曰 肺는 爲五臟의 華蓋[2]로 上以應天하며 解理[3]萬物하며 主行精氣하며 法五行하며 應四時하며 知五味하니 氣口[4]之中에 陰陽이 交會하고 中有五部하야 前後左右에 各有所主하고 上下中央으로 分爲九道[5]하니 診之則知病邪所在也라 하니라

李瀕湖가 曰 氣口一脈을 分爲九道하야 總統[6]十二經과 幷奇經八脈하고 各出診法은 乃岐伯이 秘授黃帝之訣也라 扁鵲[7]이 推之하야 獨取寸口하야 以決死生하니 蓋氣口는 爲百脈[8]이 流注[9]하야 朝

〈手檢圖〉에 "肺는 五臟의 華蓋가 되는 것으로 위로 天에 相應하며 萬物을 解理하며 精氣의 運行을 主宰하며 五行을 本받으며 四時에 相應하며 五味를 알 수 있으니, 氣口 가운데로 陰陽이 交會하고, 또 그 氣口 가운데에 五部가 있어서 前後左右에 各各 主宰하는 곳이 있고 上下中央으로 나뉘어 九道를 形成하니 이 九道를 診脈하면 病邪가 있는 곳을 알 수 있다." 하였다.

李時珍이 論하자면, 氣口 한 脈을 九道로 나누어서 十二經脈과 奇經八脈을 總統하고 各 部分에서 診脈하는 方法을 내어 놓은 것은 岐伯이 黃帝에게 秘密裡에 傳授한 要訣인 것이다. 扁鵲이 이를 推究하여 오직 寸口만을 取하여 死生을 決斷하였으니, 大蓋 氣口는 모든 經脈이 流注

---

65) 腎著湯(신착탕) ; 甘草乾薑茯苓白朮湯. 甘草 白朮各二兩, 乾薑 茯苓各四兩을 水煎하여 三回에 分服하는데 腎着病을 主治한다.

66) 三因(삼인) ; 宋代(1174) 陳 言(字 無擇)이 撰한 《三因極一病源論粹》로 《三因極一病證方論》 또는 略하여 《三因方》이라 한다.

67) 滲濕湯(삼습탕) ; 蒼朮 白朮 炙甘草各二兩, 茯苓 炮薑各四兩, 橘紅 丁香各半兩을 粗末하여 每番에 四錢씩을 服用하는데, 生薑三片과 大棗二枚를 加味하여 水煎 食前服한다. 主治證은 寒濕所傷 身重腰冷如坐水中 小便或澁 大便溏泄 腰下重疼 兩脚痛 腿膝或腫 等이다.

68) 獨活湯(독활탕) ; 獨活 防風 澤瀉 煨大黃 肉桂 羌活各三錢, 炙甘草二錢, 當歸尾 連翹各五錢, 酒黃栢 酒漢防己各三兩, 桃仁三十個를 粗末하여 每番에 五錢씩 水酒各半에 煎湯하여 服用한다. 主治證은 '勞役腰痛如折'이다.

1) 手檢圖(수검도) ; 晉代 王叔和가 撰한 《脈經》 卷十의 〈手檢圖二十一部〉.

2) 華蓋(화개) ; 명주에 꽃무늬를 수 놓아 만든 一種의 陽傘이다. 肺가 五臟의 가장 위에 덮개처럼 位置하므로 五臟의 華蓋라 한다.

3) 解理(해리) ; 《脈經校釋》에 '解'는 밝다는 뜻이고, '理'는 다스린다는 뜻이니, "밝게 다스린다"로 解釋한다 하였다.

4) 氣口(기구) ; 寸口, 脈口. 兩手橈骨頭內側 橈骨動脈의 診脈部位.

5) 九道(구도) ; ① 前部如外 ② 中部如外 ③ 後部如外 ④ 前部如內 ⑤ 中部如內 ⑥ 後部如內 ⑦ 前部中央直 ⑧ 中部中央直 ⑨ 後部中央直이니 合하면 九道가 된다.

6) 總統(총통) ; 總括하여 거느리고 다스림.

7) 扁鵲(편작) ; 戰國時代의 名醫 秦越人. 著書로 《難經》이 있으나 後世人이 托名한 것임.

8) 百脈(백맥) ; 人體의 모든 經脈.

9) 流注(유주) ; 흘러 들어감.

會之始故也라 三部는 雖傳하나 而九道는 淪隱[10] 故로 奇經之脈을 世無人知하니 今撰爲圖하고 幷附其說於後하야 以洩[11]千古[12]之秘藏[13]云이라

하여 朝會하는 始初가 되기 때문이다. 三部脈法은 비록 傳하여졌으나 九道의 脈法은 숨겨져 있었으므로 奇經의 脈法을 世上에서 아는 사람이 없으니, 이제 九道圖를 撰述하고 뒤에 解說을 附記하여 千古의 秘藏을 漏泄하고자 한다

氣口九道脈圖

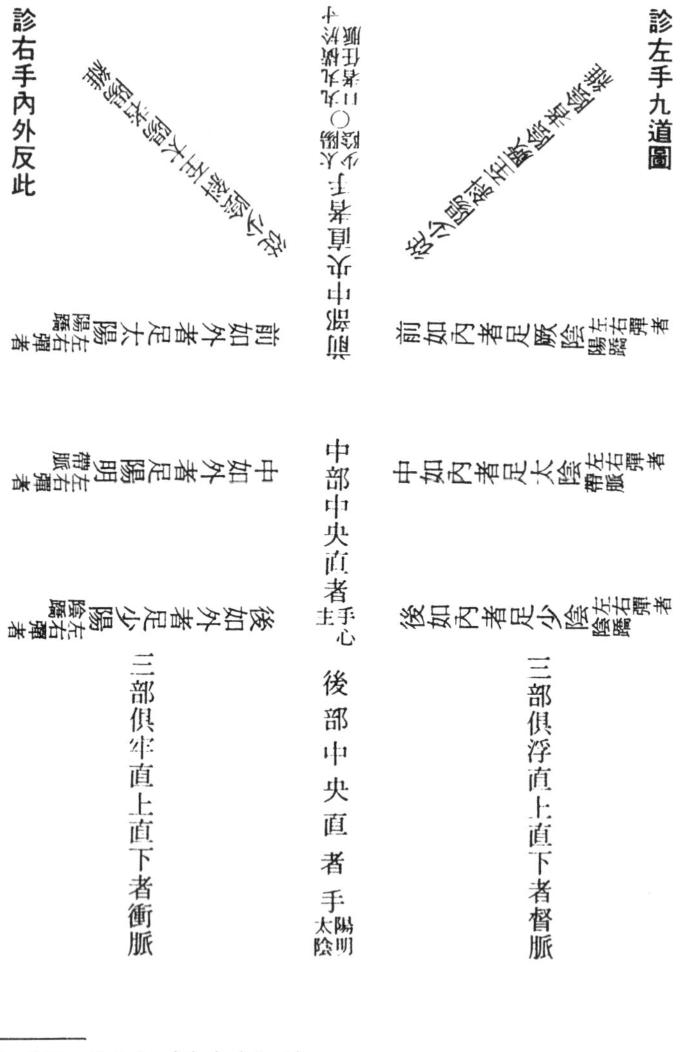

診左手九道圖

診右手內外反此

從少陽斜至厥陰者陰維

從少陰斜至太陽者陽維

前部中央直者手少陰太陽 ○ 橫於寸口丸丸者任脈

前如內者足厥陰 左陽蹻右衝者

中如內者足太陰 左帶脈右衝者

後如內者足少陰 左陰蹻右衝者

前如外者足太陽 左陽蹻右衝者

中如外者足陽明 左帶脈右衝者

後如外者足少陽 左陰蹻右衝者

中部中央直者手心主

後部中央直者手太陰陽明

三部俱浮直上直下者督脈

三部俱牢直上直下者衝脈

---

10) 淪隱(륜은) ; 隱淪. 世上을 피하여 숨는 것.

11) 洩(설) ; 漏洩, 洩漏. 사람에게 秘密이 새어 나감.

12) 千古(천고) ; 오랜 옛적.

13) 秘藏(비장) ; 秘密히 감추어서 소중히 간직함.

岐伯이 曰 前部의 如外者[14]는 足太陽膀胱也니 動[15]하면 苦目眩 頭項腰背强痛[16]하며 男子는 陰下濕癢[17]하고 女子는 少腹痛 引命門[18]陰中痛[19]하며 子臟閉[20]하며 月水不利[21]라 ○ 浮는 爲風이오 ○ 濇은 爲寒이오 ○ 滑은 爲勞熱[22]이오 ○ 緊은 爲宿食[23]이라

中部에 如外者는 足陽明胃也니 動하면 苦頭痛面赤[24]이라 ○ 滑은 爲飮[25]이오 ○ 浮는 爲大便不利오 ○ 濇은 爲嗜臥와 腸鳴[26]不能食과 足脛痺[27]라

後部에 如外者는 足少陽膽也니 動하면 苦腰背胻股[28]의 肢節痛이라 ○ 浮는 爲氣요 ○ 濇은 爲風이오 ○ 急은 爲轉筋[29]爲勞[30]라

氣口九道脈圖는 앞의 原文中에 있다

岐伯이 말하기를, 前部의 바깥쪽으로 나간 脈은 足太陽膀胱의 部位이니, 이곳에 脈이 搏動하면 頭眩 頭項腰背强痛으로 괴로워 하며, 男子는 陰下濕癢이 發生하고, 女子는 小腹에서 命門穴 部位로 당기고 아프며, 陰中痛 不姙症 月經不調가 發生한다. ○ 浮脈은 膀胱經의 風邪이고, ○ 濇脈은 寒邪이고, ○ 滑脈은 勞熱이고, ○ 緊脈은 宿食이다.

中部의 바깥쪽으로 나간 脈은 足陽明의 部位이니, 이 곳에 脈이 搏動하면 頭痛과 面赤으로 괴로워 한다. ○ 滑脈은 痰飮이고, ○ 浮脈은 大便不利이고, ○ 濇脈이 나타나면 嗜臥腸鳴 不能食 足輕痺가 發生한다.

後部의 바깥쪽으로 나간 脈은 足少陽膽의 部位이니, 이 곳에 脈이 搏動하면 腰背部와 胻股部의 肢節痛으로 괴로워한다. ○ 浮脈은 氣病이고, ○ 濇脈은 風邪이

---

14) 前部如外者(전부여외자) ; 寸口脈 前部의 外側 方向. 如 ; 往也, 갈여
15) 動(동) ; 脈搏이 跳動하는 것.
16) 頭項腰背强痛(두항요배강통) ; 頭部에서 項部 背部를 거쳐 腰部에까지 脊柱가 뻣뻣하며 아픈 症狀.
17) 陰下濕癢(음하습양) ; 外生殖器 陰囊 및 그 周圍에 땀이 많이 나며 가려운 症狀으로, 濕熱下注 或은 肝經鬱熱로 發生한다.
18) 命門(명문) ; 督脈經에 屬한 穴名으로 第十四椎下 陷中에 있다.
19) 陰中痛(음중통) ; 陰部 또는 尿道의 痛症.
20) 子臟閉(자장폐) ; 不姙症. 子臟은 子宮의 異名이다.
21) 月水不利(월수불리) ; 月經不調.
22) 勞熱(노열) ; 各種의 慢性 消耗性 疾病에서 出現하는 發熱現象.
23) 宿食(숙식) ; 宿滯, 食積, 傷食. 飮食物이 하루 밤을 지나도 消化되지 않고 停滯되어 있는 것.
24) 面赤(면적) ; 얼굴이 붉게 달아오르면서 熱이 나는 症狀으로 대개는 胃熱로 因한다. 《入門》에 "面熱者胃病"이라 하였다.
25) 飮(음) ; 痰飮. 體內의 水液이 잘 轉輸되지 못하여 體腔 四肢 등에 停滯되는 疾病.
26) 腸鳴(장명) ; 腹鳴, 腹中鳴. 뱃속에서 꼬룩꼬룩 소리가 나는 症狀.
27) 足脛痺(족경비) ; 足脛部가 아프고 저리며 甚하면 浮腫이 생기고 運動障碍를 일으키는 病症.
28) 胻股(행고) ; 종아리와 넙적다리 部位.
29) 轉筋(전근) ; 抽筋. 腓腸筋의 攣急.
30) 勞(노) ; 虛勞. 五臟의 不足으로 發生하는 各種의 疾病.

前部에 如內者는 足厥陰肝也니 動하면 苦少腹痛引腰와 大便不利하고 男子는 莖中痛[31] 小便難하며 疝氣로 兩丸이 上入[32]하고 女子는 月水不利하며 陰中寒[33] 子戶閉[34]하며 少腹急이라

中部에 如內者는 足太陰脾也니 動하면 苦腹滿 胃中痛[35]하며 上管[36]에 有寒하야 食不下하며 腰上이 狀如居水中이라 ○ 沈濇은 爲身重 足脛寒痛과 煩滿不能臥와 時欬唾有血과 洩利食不化라.

後部에 如內者는 足少陰腎也니 動하면 苦少腹痛이 與心相引하고 背痛하며 小便淋[37]하고 女人은 月水來에 上搶[38]心하며 胸脇滿하며 股裏拘急이라

前部에 中央이 直者[39]는 手少陰心과 手太陽小腸也니 動하면 苦心下堅痛하고 腹脇이 急이라 ○ 實急者는 爲感忤[40]요 ○ 虛者는 爲下利腸鳴하고 女子는 陰中癢痛[41]하고 ○ 滑은 爲有娠이라

고, ○ 急脈은 轉筋 또는 虛勞이다.

前部의 안쪽으로 들어간 脈은 足厥陰肝의 部位이니, 이 곳에 脈이 搏動하면 少腹引腰痛과 大便不利로 괴로워 하고, 男子는 莖中痛과 小便困難이 發生하고 疝氣로 睾丸이 당겨 들어가고, 女子는 月經이 不利하며 陰中寒으로 不姙症이 되기도 하고 少腹이 당기며 아프다.

中部의 안쪽으로 들어간 脈은 足太陰脾의 部位이니, 이 곳에 脈이 搏動하면 腹滿과 胃中痛으로 괴로워 하며, 上管에 寒邪가 있어서 飮食이 消化되지 않고, 腰部가 물속에 잠긴 것처럼 寒冷하다. ○ 沈濇하면 身重 足脛寒痛과 煩滿不能臥와 時欬唾有血과 洩利食不化가 發生한다.

後部의 안쪽으로 들어간 脈은 足少陰腎의 部位이니, 이 곳에 脈이 搏動하면 少腹에서 心部로 당기며 아프고 背部가 아프며 小便이 淋瀝하고, 女人은 月經時에 痛症이 心胸部로 上衝하며 胸脇이 脹滿하고 股裏가 拘急한다.

前部의 바로 中間은 手少陰心과 手太陽小腸의 部位이니, 이 곳에 脈이 搏動하면 心下堅痛과 腹脇拘急으로 괴로워한다. ○ 實急脈은 客忤에 感觸된 것이고, ○ 虛脈은 下利와 腸鳴症이고 女子에게는 陰中이 痒痛하며, ○ 滑脈은 姙娠이다.

31) 莖中痛(경중통); 尿道의 痛症.
32) 疝氣兩丸上入(산기양환상입); 疝症으로 兩 睾丸이 당겨 들어가는 病症.
33) 陰中寒(음중한); 陰冷. 婦女의 陰戶에 寒冷感이 있는 것으로, 甚하면 腹部까지도 寒冷하며 不姙의 原因이 될 수도 있다.
34) 子戶閉(자호폐); 不姙症.
35) 胃中痛(위중통); 胃痛, 胃脘痛. 胃脘部 心窩에 가까운 곳의 疼痛.
36) 上管(상관); 任脈經에 屬한 上脘穴의 異名, 또는 胃의 上口.
37) 小便淋(소변림); 淋證. 小便이 잦고 急하며 잘 나오지 않고, 或 尿道가 아프고 방울방울 떨어지는 病證.
38) 搶(창); 刺也, 찌를창
39) 前部中央直者(전부중앙직자); 寸口脈前部의 바로 中間部位. 直; 正也, 바를직
40) 感忤(감오); 客忤. 異常한 物件이나 소리 或은 낯선 사람에게 놀라서 顔色蒼白 嘔吐涎沫 肢體瘛瘲

中部에 中央이 直中者는 手厥陰心主也니 動하면 苦心痛面赤과 多喜怒[42]와 食苦咽[43]이라 ○ 微浮는 苦悲傷恍惚[44]하고 ○ 濇은 爲心下寒이오 ○ 沈은 爲恐怖如人將捕之狀[45]하며 時寒熱하며 有血氣[46]라

後部에 中央이 直者는 手太陰肺와 手陽明大腸也니 動하면 苦欬逆[47]氣不得息[48]이라 ○ 浮는 爲風이오 ○ 沈은 爲熱이오 ○ 緊은 爲胸中積熱이오 ○ 濇은 爲時欬血[49]이라

前部에 橫于寸口하야 丸丸[50]者는 任脈也니 動하면 苦少腹痛과 逆氣搶心과 胸拘急不得俛仰[51]이라 ○ 脈經에 云 寸口脈의 緊細實長이 下之關者는 任脈也니 動하면 苦少腹遶臍痛하니 男子는 七疝[52]이오 女子는 瘕聚[53]라 하니라

中部 中央의 바로 中間은 手厥陰心主의 部位이니, 이 곳에 脈이 搏動하면 心痛面赤과 喜怒를 잘하고 모든 飮食의 맛이 쓰며 늘 침을 삼키는 症狀으로 괴로워한다. ○ 脈이 微浮하면 悲傷恍惚로 괴로워하고, ○ 濇脈은 心下寒痛이고, ○ 脈이 沈하면 恐怖如人將捕의 症狀이 나타나고 때로 惡寒發熱하며 血氣心痛이 發生한다.

後部의 바로 中央은 手太陰肺와 手陽明大腸의 部位이니, 이곳에 脈이 搏動하면 欬逆으로 呼吸하기가 困難하다. ○ 浮脈은 風邪이고, ○ 沈脈은 熱邪이고, ○ 緊脈은 胸中의 積熱이고, ○ 濇脈은 때로 欬血이 發生한다.

前部의 寸口에서 橫으로 丸丸한 것은 任脈의 脈狀이니, 이러한 脈이 搏動하면 少腹痛과 少腹에서 氣가 逆上하여 心部를 찌르는 症과 胸部가 拘急하여 몸을 굽혔다 폈다 할 수 없는 症으로 괴로워한다. ○《脈經》에는 "寸口脈의 緊細實長한 脈狀이 아래로 關部에 이르면 이는 任脈의 脈狀이니, 이러한 脈狀이 搏動하면 少腹과 臍部周圍에 痛症이 發生하여 괴로워한다. 男子에게는 七疝이 發生하고, 女子에게는 瘕聚가 發生한다." 하였다.

等을 일으키는 病症.

41) 陰中癢痛(음중양통) ; 陰痒. 婦女의 外陰部나 陰道內가 가렵고 아프며 水液이 滲出되는 病症.
42) 喜怒(희노) ; ① 善怒. 성을 잘 내는 것. ② 기뻐하다가 곧 성내는 것을 反復하는 것. 여기서는 後者의 뜻이다.
43) 食苦咽(식고인) ;《脈經》에 "食苦咽多"의 誤植이다.《脈經校釋》에 '모든 飮食의 맛이 쓰고, 늘 침을 삼키는 症狀'이라 하였다. 本譯에서는 이를 따른다.
44) 悲傷恍惚(비상황홀) ; 마음이 슬퍼지면서 잘 울려고 하며 精神이 明確하지 못함.
45) 恐怖如人將捕之狀(공포여인장포지상) ; 누가 自己를 잡으러 올 것처럼 늘 두려워하는 症狀.
46) 血氣(혈기) ; 血氣心痛. 婦女의 血氣가 虛弱 한데에 風邪가 心包絡에 侵入하여 發生하는 心痛.
47) 欬逆(해역) ; ① 기침을 하면서 氣가 上衝하는 症狀. ② 呃逆의 異名.
48) 氣不得息(기부득식) ; 呼吸困難.
49) 欬血(해혈) ; 咳嗽할 때에 痰과 함께 나오는 血液.
50) 丸丸(환환) ;《脈經校釋》에 '脈象이 구슬 처럼 동글동글한 것을 가리킨다'고 하였다.
51) 俛仰(면앙) ; 身體를 구부렸다 폈다 하는 것.
52) 七疝(칠산) ; 衝疝, 狐疝, 癩疝, 厥疝, 瘕疝, 㿉疝, 㿉癃疝의 七種 疝氣.
53) 瘕聚(하취) ; 婦女의 下腹部에 硬塊가 생겨서 밀면 밀리고 痛處가 一定하지 않은 病症.

三部가 俱浮하며 直上直下[54]者는 督脈也니 動하면 苦腰脊强痛하야 不得俛仰하고 大人은 癲이오 小兒는 癎이라

三部가 俱牢하며 直上直下者는 衝脈也니 動하면 苦胸中에 有寒疝[55]이라 ○ 脈經에 曰 脈來에 中央의 堅實이 徑[56]之關者는 衝脈也니 動하면 苦少腹痛 上搶心하니 有瘕疝[57] 遺溺하고 女子는 絕孕이라 하니라

前部에 左右彈[58]者는 陽蹻也니 動하면 苦腰背痛하며 癲癎僵仆羊鳴[59]하며 偏枯[60] 㾓[61]痺 身體强이라

中部에 左右彈者는 帶脈也니 動하면 苦少腹痛引命門하고 女子는 月事不來라가 絕繼復下하며 令人으로 無子하며 男子는 少腹拘急 或失精[62]也라

寸·關·尺 三部가 모두 浮하면서 直上直下하면 督脈의 脈狀이니 이러한 脈狀이 搏動하면 腰脊强痛으로 구부렸다 폈다 할 수 없고, 大人은 癲證이 發生하고 小兒는 癎證이 發生한다.

寸·關·尺 三部가 모두 牢하면서 直上直下하면 衝脈의 脈狀이니 이러한 脈狀이 搏動하면 胸中에 寒疝이 있는 것이다. ○《脈經》에는 "中央에 脈이 堅實하게 搏動하면서 곧바로 關部에 이르면 衝脈의 脈狀이다. 이러한 脈狀이 搏動하면 少腹에서 心部로 찌르면서 아프고, 瘕疝과 遺尿症이 發生하며, 女子는 不姙症이 된다." 하였다.

前部에서 左右로 彈手하면 陽蹻脈의 脈狀이다. 이러한 脈이 搏動하면 腰背痛으로 괴로워하며, 癲癎으로 僵仆羊鳴하는 症과 偏枯로 㾓痺身體强하는 症이 發生한다.

中部에서 左右로 彈手하면 帶脈의 脈狀이다. 이러한 脈이 搏動하면 少腹에서 命門穴 部位로 당기면서 아픈 것으로 괴로워하고, 女子는 月經이 斷絕되었다가 이어서 다시 나오고 또 不姙症도 될 수 있으며, 男子는 少腹拘急이나 失精症이 發生한다.

---

54) 直上直下(직상직하) ;《診家正眼》에 '弦長'한 脈狀이라 하였다.

55) 寒疝(한산) ; 脾胃가 虛寒하거나 產後에 血虛한데 다시 風寒外邪에 感觸되어 發生한다. 症狀은 臍絞痛 冷汗出 四肢厥逆 脈沈緊 等이다.

56) 徑(경) ; 直也, 곧을경

57) 瘕疝(하산) ; 小腹部에 熱이 나며 痛症이 있고, 尿道에서 白色의 粘液이 流出되는 病症.

58) 彈(탄) ; 손으로 돌을 튀기듯 强하게 느껴지는 脈狀.

59) 癲癎僵仆羊鳴(전간강부양명) ; 癲仆羊鳴, 癲癎, 癎證, 羊癎風. 一種의 發作性 精神異常의 疾病이다. 發作時 갑자기 昏倒하여 涎沫을 吐出하고 兩目을 上視하며 四肢에 痙攣을 일으키고 猪羊의 울음소리를 내는데 覺醒된 뒤에는 疲勞感 以外에 正常人과 다를바 없고 不定期的으로 發作을 反復한다.

60) 偏枯(편고) ; 半身不髓가 오래되어 患側의 肢體가 健側에 比하여 枯瘦하고 痲木不仁하게 되는 中風後遺症.

61) 㾓(완·군) ; 手足痲痺, 손발이저릴완·군

62) 失精(실정) ; 遺精, 遺泄, 夢遺, 滑精. 꿈에 精이 排出되는 것을 夢遺라 하고, 晝間에 精이 저절로 滑出하는 것을 滑精이라 하는데, 이들을 總稱하여 失精이라 한다.

後部에 左右彈者는 陰蹻也니 動하면 苦癲癎寒熱하며 皮膚强痺[63]하며 少腹痛 裏急하며 腰胯[64]相連痛하며 男子는 陰疝[65]이오 女子는 漏下不止[66]라
從少陰斜至太陽者는 陽維也니 動하면 苦癲仆羊鳴하며 手足相引하고 甚者는 失音[67]不能言하며 肌肉痺癢[68]이라
從少陽斜至厥陰者는 陰維也니 動하면 苦癲癎僵仆羊鳴失音하며 肌肉痺癢하며 汗出惡風[69]이라

後部에서 左右로 彈手하면 陰蹻脈의 脈狀이다. 이러한 脈이 搏動하면 癲癎寒熱 皮膚强痺 少腹痛裏急 腰胯相連痛으로 괴로워하고, 男子는 陰疝이, 女子는 漏下不止가 發生한다.

少陰部位에서 太陽部位로 斜行하는 것은 陽維脈의 脈狀이다. 이러한 脈이 搏動하면 癲仆羊鳴과 手足相引으로 괴로워하고, 甚하면 失音症이 되어 말을 못하고 肌肉이 痺癢하게 된다.

少陽部位에서 厥陰部位로 斜行하는 것은 陰維脈의 脈狀이다. 이러한 脈이 搏動하면 癲癎으로 僵仆羊鳴失音하고 肌肉이 痺癢하며 汗出惡風으로 괴로워한다.

---

63) 皮膚强痺(피부강비) ; 皮痺. 皮膚가 寒冷하고 痲木되는 病症.

64) 胯(과) ; 兩股間, 사타구니과

65) 陰疝(음산) ; 睾丸이 腫痛하고 小腹이 당기며 手足이 寒冷한 病症.

66) 漏下不止(누하부지) ; 月經時期가 아닌 때에 比較的 적은 양의 出血이 끊임없이 持續되는 病症.

67) 失音(실음) ; 말을 할 때 音聲이 나오지 않는 症狀.

68) 肌肉痺癢(기육비양) ; 肌痺, 肉痺. 痺症의 하나로 風寒濕의 邪氣가 肌肉에 侵犯하여 생긴다. 그 症狀은 皮膚와 筋肉이 痛痒하고 痲痺感이 있으며 몹시 疲困하고 四肢無力 自汗 無味 神昏 等을 兼한다.

69) 惡風(오풍) ; 바람을 싫어하는 症狀.

脈訣攷證

脈訣攷證

脈訣非叔和書

叔和脈訣은 王叔和의 글이 아니다.

晦庵[1]朱子가 曰 古人의 察脈이 非一道[2]이어늘 今世엔 惟守寸關尺之法이나 所謂關者는 多不明이라 獨俗傳脈訣[3]이나 詞[4]最鄙淺[5]하니 非叔和[6]의 本書라 乃能直指高骨[7]하야 爲關이나 然이나 世[8]之高醫는 以其書贋[9]일새 遂委棄[10]而羞[11]言之라 跋[12]郭長陽[13]書라

晦庵·朱子가 말하기를, 古人들의 診脈方法이 한가지가 아니거늘 今世에는 오직 寸關尺에서 脈보는 方法만을 固守하나 關이란 것이 매우 分明하지 않다. 惟獨世俗에 《脈訣》이 傳하여지나 文詞가 매우 鄙淺하니 이는 王叔和가 著述한 本來의 글이 아니다. 《脈訣》에 곧바로 掌後高骨을 가리켜 關이라 하였으나 歷代의 高明한 醫師들은 그 册이 가짜임을 알고 드디어 버리고서 말하기를 부끄러워 하였다. 郭長陽의 글 跋文에 있다.

東陽[1]의 柳貫[2]이 曰 王叔和가 撰脈經十卷하니 爲醫家의 一經이라 今脈訣이 熟[3]在

東陽 出身 柳 貫이 말하기를, 王叔和가 《脈經》 十卷을 撰述하였으니 醫家에 있어서 하나의 經典이다. 지금 《脈訣》이 사람들의 입에 熟讀되면서 곧바로 王叔和

1) 晦庵(회암); 宋代 大儒學者 朱 熹의 雅號.
2) 道(도); 方法, 방법도
3) 脈訣(맥결); 《王叔和脈訣》. 高陽生의 作이라 함.
4) 詞(사); 言也, 말사
5) 鄙淺(비천); 卑淺. 촌스럽고 천박함.
6) 叔和(숙화); 王叔和. 西晋時代(A.D. 3世紀) 醫學家. 이름은 熙, 高平(지금의 山西 高平)人. 太醫令을 歷任하였고, 脈學을 깊이 研究하여 前代의 文獻中 脈學과 有關한 內容에 自己가 據得한 것을 結合시켜 《脈經》 十卷을 編成하였는데, 二十四種 脈象의 意義를 列述하여 古代脈學을 系統化시켰다. 이는 中國에 現存하는 最初의 脈學專門書이며 外國에도 많은 影響을 주었다.
7) 高骨(고골); 兩手掌後의 橈骨莖狀突起.
8) 世(세); 歷代, 역대세
9) 贋(안); 僞物也, 가짜안
10) 委棄(위기); 한 번 버리고 돌보지 아니함. 委; 棄也, 버릴위
11) 羞(수); 恥也, 부끄러울수
12) 跋(발); 跋文. 册의 끝에 적는 글.
13) 郭長陽(곽장양); 未詳.
1) 東陽(동양); 春秋時代 魯나라의 邑名.
2) 柳貫(유관); 未詳.
3) 熟(숙); 充分習得, 숙달할숙

人口하야 直謂叔和의 所作이라 하나 不知叔和의 西晋時엔 尙未[4]有歌括[5]하니 此는 乃宋之中世人이 僞托[6]하야 以便習肆[7]爾[8]라 朱子가 取其高骨이 爲關之說은 不知其正出脈經也라

가 著作한 것이라고 하나, 叔和의 西晋 時代에는 아직 歌括이 없었으니, 이는 宋나라 中世때 누가 僞托 著述하여 脈을 익히고 施用하기 便利하게 한 册이다. 그러니 朱子의 "高骨을 取하여 關을 삼았다"는 說은 그것이 바로 《脈經》에서 나왔음을 모르고 한 말이다.

廬陵[1]의 謝縉翁[2]이 曰 今稱叔和脈訣은 不知起[3]于何時요 宋熙寧[4]의 初校正脈經에 尙未有此하고 陳孔碩[5]이 始言脈訣出 而脈經隱[6]하니 則脈訣은 乃熙寧以後人이 作耳이라 惟陳無擇[7]의 三因方에 言 高陽生[8]이 剽竊[9]하야 作歌訣이라 하고 劉元賓[10]이 從而和[11]之하야 其說이 似深知脈經者나 而又自著七表八裏九道[12]之名하니 則

廬陵 出身 謝縉翁이 말하기를, 지금의 《叔和脈訣》이라고 稱하는 册은 어느때부터 始作하였는지 알 수 없고, 宋熙寧이 처음 校正한 《脈經》에도 《叔和脈訣》이란 것이 없으며, 陳孔碩의 著書에 처음으로 '《脈訣》이 나오고 나서 《脈經》은 隱閉되었느니 《脈訣》은 곧 宋熙寧 以後의 사람이 지은 것이다.' 하였다. 惟獨 陳無擇의 《三因方》에 "高陽生이 剽竊하여 歌訣을 지었다." 하였고, 劉元賓이 이를 따라 和

---

4) 尙未(상미) ; 아직…하지 않음.
5) 歌括(가괄) ; 노래로 엮어 要約한 글.
6) 僞托(위탁) ; 거짓으로 남의 이름을 빌림.
7) 肆(사) ; 陳也, 베풀시
8) 爾(이) ; 然也, 그러할이
1) 廬陵(여릉) ; 江西 吉安.
2) 謝縉翁(사진옹) ; 謝縉孫. 元代 醫家, 字는 堅白, 廬陵人. 醫學에 精通하여 元統年間(1333～1334)에 醫候郞, 遼陽路官醫提擧를 歷任함. 著書로 《難經說》이 있다.
3) 起(기) ; 事物之始, 사물의 시초기.
4) 宋熙寧(송희영) ; 未詳.
5) 陳孔碩(진공석) ; 未詳.
6) 隱(은) ; 隱閉. 隱 ; 不見, 보이지않을은
7) 陳無擇(진무택) ; 陳言. 南宋의 醫家. 字는 無擇, 青田(지금의 浙江 青田)人. 方脈에 精通하고 治病에 能하였다. 그는 複雜한 疾病을 病源에 따라 外因六淫 內因七情 및 不內外因의 三大類로 分類했는데, 每類마다 論述이 있고 方이 있으며 千餘 醫方을 匯集하여 《三因極一病證方論》 六卷을 著述하였다.
8) 高陽生(고양생) ; 五代(一說에 六朝)時人. 生年 卒年과 어디에 살았는지는 未詳, 지금 傳하여지는 《脈訣》의 原題가 王叔和의 撰이라 하나, 考證에 依하면 高陽生이 托名한 作品이라 함.
9) 剽竊(표절) ; 他人의 詩歌·文章 等의 說 또는 글귀를 가져다가 자기의 것으로 發表하는 일.
10) 劉元賓(유원빈) ; 北宋의 醫家. 字는 子儀이고 自號를 通眞子라 함. 方脈에 精通하였으며 著書로는 《通眞子補注王叔和脈訣》 《通眞子續注脈賦》 《脈訣機要》 《脈要新括》 《診脈須知》 《通眞子傷寒訣》 《傷寒括要》 《新巧萬全方》 等이 있다.
11) 和(화) ; 聲相應, 화답할화
12) 七表八裏九道(칠표팔리구도) ; 浮·芤·滑·實·弦·緊·洪의 七表脈과 微·沈·緩·濇·遲·伏·濡·弱의 八裏脈과 細·數·動·虛·促·結·散·代·革의 九道脈.

陳氏도 亦未嘗詳讀脈經矣라

答해서 그 說이《脈經》에 對하여 깊이 아는 것 같으나, 스스로 七表 八裏 九道脈의 名稱을 지었으니 陳氏도 일찌기《脈經》을 詳細히 읽어 보지 않은 것이다.

河東[1]의 王世相[2]이 曰 診候[3]之法은 不易精也니 軒岐[4]를 微蘊[5]하야 越人[6]과 叔和가 撰難經과 脈經이나 猶[7]未盡洩[8]其奧[9]라 五代의 高陽生이 著脈訣하야 假叔和之名하나 語多牴牾[10]하고 辭語鄙俚[11]하며 又被俗學妄註하야 世醫가 家傳戶誦하야 茫然[12]無所下手[13]하니 不過藉[14]此로 求食而已요 於診視에 何益哉리오

河東 出身 王世相이 말하기를, 診察法은 精通하기가 쉽지 않으니, 軒轅氏와 岐伯의 診法을 秦越人과 王叔和가 若干 익혀서《難經》과《脈經》을 撰述하였으나, 오히려 그 奧義를 모두 發洩하지는 못하였다. 五代時에 高陽生이《脈訣》을 著述하여 王叔和의 이름을 빌려《王叔和脈訣》이라 하였으나, 여러 곳에 말들이 맞지 아니하고, 言辭가 鄙俚하며, 또한 이를 俗되게 배우고 망녕되게 註解하여 世醫들이 家家 戶戶 傳誦하여 茫然히 診脈하지 않는 바가 없으니, 이는《脈訣》을 빌어서 밥을 求하는데 不過할 뿐 診察에 무슨 有益함이 있겠는가?

雲間[1]의 錢溥[2]가 曰 晋의 太醫令[3]王叔和가 著脈經하니 其言이 可守而不可變이라 及

雲間 出身 錢 溥가 말하기를, 晉나라 太醫令 王叔和가《脈經》을 著作하였으니,

1) 河東(하동) ; 山西省內의 黃河 以東의 땅.
2) 王世相(왕세상) ; 字는 季隣, 號는 淸溪子. 山西蒲州人, 呂 楠의 門人. 官爵은 延川知縣에 이름. 平素에 朱震亨을 推崇하여 "醫學은 丹溪에 이르러서 集大成되었다." 하였고, 著書로는《醫開》七卷이 있다.
3) 診候(진후) ; 診察.
4) 軒岐(헌기) ; 黃帝·軒轅과 그의 臣下 岐伯. 黃帝는 傳說的인 中國 太古時代 黃帝族의 首領이며, 原姓은 公孫, 名은 軒轅, 號는 熊氏이다. 黃帝는 中國文化의 創始者로 兵器 舟車 弓箭 衣服 等이 모두 黃帝의 所作이라 하며, 그 가운데 醫藥도 包含된다. 古書의 記錄에 依하면 黃帝는 그의 臣下 岐伯 伯高 少兪 桐君 等의 醫家와 討論하여 醫藥을 創造하였다. 그래서《黃帝內經》,《黃帝外經《,《黃帝八十一難經》,《黃帝明堂經》,《黃帝甲乙經》等이 있는데, 모두 黃帝의 作으로 托名한 것이다.
5) 蘊(운) ; 習也, 익힐운
6) 越人(월인) ; 秦越人. 戰國時代(紀元前 5世紀 前後)사람. 渤海 鄭郡(지금의 河北任那)人. 當時의 診斷法인 望·聞·問·切 等의 方法을 總結하여 臨床實際에 應用함이 뛰어났으며, 特히 脈診에 精通하여 中國脈學의 唱導者로 推崇된다. 著書로《扁鵲內經》과《扁鵲外經》이 있다하나 모두 佚失되었고, 現存하는《難經》은 後世人이 秦越人의 作品으로 托名한 것임.
7) 猶(유) ; 尙也, 오히려유
8) 洩(설) ; 發越, 발설할설
9) 奧(오) ; 深也, 깊을오
10) 牴牾(저오) ; 이가 맞지 아니함. 牴 ; 當也, 당할저. 牾 ; 捂也, 거스릴오
11) 鄙俚(비리) ; 風俗 言語 等이 낮고 거칠어 촌스러움. 鄙 ; 陋也, 더러울비. 俚 ; 鄙俗, 속될리
12) 茫然(망연) ; 제 精神을 잃고 멍한 모양.
13) 下手(하수) ; 診脈을 하고자 손가락을 脈搏에 올려놓음.
14) 藉(자) ; 借也, 빌릴자

托叔和의 脈訣이 行而醫經之理는 遂[4]微[5]라 蓋叔和는 爲世所信重 故로 假其名而得行耳라 然이나 醫道之日淺하면 未必不由此而誤之也라

《脈經》에 있는 말들은 固守할 만하고 變造하여서는 안된다. 王叔和를 托名한 《脈訣》이 施行되면서 醫經의 理致는 마침내 희미하게 되었다. 대개 王叔和는 世上에서 信賴받고 尊重받는 人物이기 때문에 그의 이름을 빌려서 썼을 뿐이다. 그러나 醫道가 日淺하면 아직 이러한 內容을 모르고 잘못 施行하게 되는 것이다.

七表八裏九道之非

七表 八裏 九道脈은 잘못된 것이다.

金陵[1]의 戴起宗[2]이 曰 脈은 不可以表裏로 定名也라 軒岐越人叔和가 皆不言表裏나 脈訣에 竊[3]叔和之名 而立七表八裏九道하야 爲世大惑[4]이라 脈之變化는 從陰陽하야 生하니 但可以陰陽의 對待[5]로 而言하야 各從其類니 豈可以一浮二沈으로爲定序하야 而分七八九之名乎아 大抵因浮而見者는 皆爲表요 因沈而見者는 皆爲裏니 何拘于七八九哉아 廬山[6]의 劉立之[7]는 以浮沈遲數을 爲綱하야 以敎學者라하야 雖

金陵의 戴起宗이 말하기를, 脈은 表裏로 一定한 名稱을 붙일 수가 없다. 軒轅, 岐伯, 秦越人, 王叔和 모두가 表脈 裏脈을 말하지 않았으나, 《脈訣》에서 王叔和의 이름을 竊取하고 七表 八裏 九道의 脈名을 세워서 世上을 매우 眩惑시켰다. 脈의 變化는 陰陽으로부터 發生하니 다만 陰陽의 對待로 말하여서 各各 그 類를 좇을 수 있을 뿐이니, 어찌 첫번째는 浮脈, 두번째는 沈脈으로 그 次序를 定하여서 七表 八裏 九道의 名稱으로 나눌 수 있겠는가? 大抵 浮部分에서 나타나는 脈들은 모두 表脈이 되고, 沈部分에서 나타나는 脈들은 모두 裏脈이 되니, 어찌 七表 八裏 九道에 拘碍되겠는가? 廬山의 劉立之는 浮沈遲數을 綱領으로 하여 脈學을 敎育한다고 하여 이 方法이 비록 捷徑인듯 하나 널리 배우고 돌이켜 要約을 한

1) 雲間(운간); 江蘇 松江縣의 古名.
2) 錢溥(전부); 未詳.
3) 太醫令(태의령); 모든 醫藥을 管掌하던 官職名.
4) 遂(수); 竟也, 마침내수
5) 微(미); 賤也, 천할미
1) 金陵(금릉); 江蘇省의 南京자리.
2) 戴起宗(대기종); 戴啓宗. 元代의 醫家. 字는 同父, 建業(지금의 南京)人. 著書로 《脈訣刊誤》가 있다.
3) 竊(절); 盜也, 좀도둑절
4) 惑(혹); 眩亂, 현란할혹
5) 對待(대대); 種類가 많은 脈象을 相對的인 性質에 따라 簡略하게 分類하는 方法.
6) 廬山(여산); 江西省 九江縣 南쪽에 있는 地名.
7) 劉立之(유입지); 劉 開. 宋代의 醫家. 字는 立之이고 號는 復眞先生이다. 崔嘉彦으로부터 醫術을 배웠으며, 脈學에 精通하였음. 著書로 《脈訣》과 《方脈學要》가 있다.

似捷徑[8]이나 然이나 必搏學反約 然後에 能入脈妙하야 若以此로 自足도 亦畫[9]矣리라

뒤에 脈의 妙理에 入門하여 이러한 方法으로 스스로 充足시키는 것도 計劃하여 볼 만한 일이다.

攖寧滑壽[1]가 曰 脈之陰陽表裏는 以對待而爲名象也니 高陽生之七表八裏九道는 蓋鑿鑿[2]也라 求脈之明이면 爲脈之晦[3]니라

攖寧·滑壽가 말하기를, 脈의 陰陽 表裏는 對待로써 脈象의 名稱을 지은 것이니, 高陽生의 七表 八裏 九道脈은 大蓋가 條理에 맞는 것이다. 脈의 밝은 面을 求하여 보면 어두운 面도 알 수 있는 것이다.

謝氏[1]曰 脈經의 論脈二十四種에 初無表裏九道之目[2]하고 其言芤脈을 云 中央空하며 兩邊實이라 하고 云芤則爲陰 而脈訣엔以芤爲七表屬陽이라 하며 云 中閒有하고 兩頭無[3]라 하니라 仲景의 脈法에 云 浮大數動滑은 爲陽이오 沈濇弱弦微는 爲陰 而脈訣엔 以動으로 爲陰이라 하고 以弦으로 爲陽이라 하야 似此히 背[4]謬頗[5]多하니 則脈訣은 非叔和書를 可推矣라

謝氏가 말하기를, 《脈經》에서 二十四種의 脈을 論함에 있어서 처음부터 表裏나 九道의 題目이 없고, 芤脈을 "中央은 비었고 兩邊은 實하다" 하였고, "芤脈은 陰脈이다" 하였는데, 《脈訣》에는 芤脈은 七表脈의 하나로 陽에 속하며, "中間은 있고 兩 머리가 없다" 하였다. 仲景의 脈法에는 "浮·大·數·動·滑은 陽脈이고, 沈·濇·弱·弦·微는 陰脈이라" 하였는데, 《脈訣》에는 動脈을 陰脈이라 하고, 弦脈을 陽脈이라 하여서, 이와같이 相背되고 잘못된 곳이 자못 많으니, 《脈訣》이 王叔和의 글이 아닌 것을 推測할 수 있다.

草廬吳澄[1]이 曰 俗謬以脈訣을 爲脈經이라 하야 而王氏의 脈經을 知者가 或鮮[2]이라

草廬·吳 澄이 말하기를, 世俗에서 《脈訣》을 《脈經》으로 誤認하여 王叔和의 《脈

---

8) 捷徑(첩경) ; 지름길.
9) 畫(획) ; 計策, 꾀할획
1) 滑壽(활수) ; 元代의 著名한 醫家. 字는 伯仁, 晩號는 攖寧生, 著書로 《讀素問鈔》《難經本義》《診家樞要》 等이 있다.
2) 鑿鑿(착착) ; 말이 조리에 맞음. 鮮明한 모양.
3) 晦(회) ; 冥也, 어두울회
1) 謝氏(사씨) ; 謝縉翁.
2) 目(목) ; 題目, 제목목
3) 中閒有兩頭無(중간유양두무) ; 《脈訣》에 "兩頭即有 中間全無"라 하였다. 잘못 引用한 것 같다.
4) 背(패) ; 違也, 어길패
5) 頗(파) ; 僅可, 자못파
1) 草廬吳澄·(초려오징) ; 未詳.
2) 鮮(선) ; 少也, 적을선

脈書에 往往混牢革을 爲一하나 夫牢爲寒實이오 革爲虛寒이니 安可混乎아 脈之浮沈虛實緊緩數遲滑濇長短之相反을 匹配[3]는 自不容易이온 況有難辨하니 如洪散은 俱大 而洪은 有力하고 微細는 俱小 而微는 無力하고 芤類浮 而邊有中無하고 伏類沈 而邊無中有하고 若豆粒而搖搖[4]不定者는 動也요 若鼓皮而如如[5]不動者는 革也니 俱對待也라 又有促結代하야 皆有止之脈이나 促疾結緩 故로 可爲對요 代則無對라 總之면 凡二十七脈이나 不止于七表八裏九道의 二十四脈也라 詳文集이라

經》을 아는 사람이 드물다. 脈書에서 往往 牢脈과 革脈을 한 가지의 脈으로 混同하나 牢脈은 寒實證이 되고, 革脈은 虛寒證이 되니 어찌 混同할 수 있겠는가? 脈의 浮沈 虛實 緊緩 數遲 滑濇의 相反됨을 匹配들이 스스로 알기 어려울 뿐만 아니라 分辨하기는 더욱 어려우니, 假令 洪脈과 散脈은 모두 大하나 洪脈은 힘이 있고, 微脈과 細脈은 모두 小하나 微脈은 힘이 없으며, 芤脈은 浮脈과 類似하나 가장자리는 있고 中間이 없고, 伏脈은 沈脈과 類似하나 가장자리는 없고 中央이 있으며, 콩알이 움직이듯 一定하지 않은 것은 動脈이고, 북가죽같이 一定하게 變動이 없는 것은 革脈이니, 모두 對待의 關係이다. 또한 促·結·代脈이 있어서 모두 停止하는 脈이나, 促脈은 빠르고 結脈은 느리므로 對待 關係라 할 수 있고, 代脈은 對待가 없다. 모두 二十七種 脈이나, 七表 八裏 九道의 二十四脈에 지나지 않는다. 詳細한 것은 文集에 있다.

瀕湖 李時珍[1]이 曰 脈經의 論脈은 止有二十四種으로 無長短二脈하고 脈訣歌에도 脈亦有二十四種이나 增長短而去數散하니 皆非也라 素難仲景의 論脈엔 祗[2]別陰陽하야 初無定數니 如素問之鼓搏喘橫[3]과 仲景之惵平榮章綱損縱橫逆順[4]之類가 是也라 后世에 脈之精微가 失傳하야 無所依準[5]하

瀕湖·李時珍이 論하자면, 《脈經》에서 脈을 論한 것은 다만 二十四種으로 長·短 두 脈이 없고, 《脈訣歌》에도 二十四種의 脈이 있으나 長·短脈을 增補하고 數·散脈을 除去하였으니 모두 잘못된 것이다. 《素問》《難經》 仲景論에는 但只 陰陽만을 區別하여 처음에는 一定한 數가 없었으니, 《素問》의 鼓·搏·喘·橫과 仲景의 惵·平·榮·章·綱·損·縱·逆·順의 類같은 것이 이것이다. 後世에 脈理의 精微한 것이 失傳되어 依準할 바가 없으니, 脈名을 지어서 歸着시켰

---

3) 匹配(필배); 匹夫. 하찮은 남자
4) 搖搖(요요); 배 따위가 흔들리는 모양.
5) 如如(여여); 변하지 않는 모양.
1) 瀕湖·李時珍(빈호·이시진); 明代(1518～1593)의 醫學者. 字는 東壁, 號는 瀕湖이며, 蘄州(지금의 湖北 蘄春)人. 著書로 《本草綱目》이 있다.
2) 祗(지); 只字와 通用.
3) 鼓·搏·喘·橫(고·박·천·횡); 《內經》 十二脈인 鼓·搏·堅·橫·急·喘·躁·疏·格·關·溢·覆 中의 一部.
4) 惵·平·榮·章·綱·損·縱·逆·順(접·평·영·장·강·손·종·역·순); 仲景論十二種脈象인 縱·橫·逆·順·反·覆·高·章·綱·惵·卑·損 中의 一部. 惵; 危懼, 두려울접
5) 依準(의준); 依據. 의거함.

니 因立名而爲之歸著[6]耳라 今之學者는 按圖索驥[7]하나니 猶[8]若望洋[9]이온 而況擧其全旨乎아 此는 草廬公의 說이 獨得要領也라

을 뿐이다. 지금의 學者들이 按圖索驥만을 하니, 가히 望洋之歎을 하는 것과 같으며, 항차 그 隱全한 趣旨에 있어서야 擧論할 수 있겠는가? 이는 草廬公의 說이 홀로 그 要領을 攄得하였다 할 수 있다.

男女脈位

男女脈의 部位

齊의 褚澄[1]이 曰 男子는 陽順[2]하야 自下生上 故로 右尺이 爲受命之根이오 萬物은 從土而出 故로 右關이 爲脾하야 生右寸肺하며 肺는 生左尺腎하며 腎은 生左關肝하며 肝은 生左寸心이라 女子는 陰逆[3]하야 自上生下 故로 左寸이 爲受命之根이오 萬物은 從土而出 故로 左關이 爲脾하야 生左尺肺하며 肺는 生右寸腎하며 腎은 生右關肝하며 肝은 生右尺心이라 詳褚氏遺書라

齊나라 褚 澄이 말하기를, 男子는 陽順하여 氣가 아래에서 發生하여 위로 올라가므로 右尺이 生命의 氣를 받는 根源이 되고, 萬物은 土로부터 나오므로 右關이 脾가 되어 右寸의 肺를 生하며, 肺는 左尺腎을 生하며, 腎은 左關肝을 生하며, 肝은 左寸心을 生한다. 女子는 陰逆하여 氣가 위에서 發生하여 아래로 내려가므로 左寸이 生命의 氣를 받는 根源이 되고, 萬物은 土에서 나오므로 左關이 脾가 되어 左尺肺를 生하며, 肺는 右寸腎을 生하며, 腎은 右關肝을 生하며, 肝은 右尺心을 生한다. 《褚氏遺書》에 詳細히 있다.

華谷[1]의 儲泳[2]이 曰 脈訣에 以女人은 尺脈의 盛弱이 與男子로 相反하야 爲背[3]看이라

華谷의 儲 泳이 말하기를, 《脈訣》에 "女人은 尺脈의 盛弱이 男子와 相反되므로

---

6) 歸著(귀착) ; 議論이나 意見이 낙착됨.
7) 按圖索驥(안도색기) ; 名馬를 그린 圖面을 보면서 千里馬를 찾는다는 말로, 일을 하는 데에 一定한 規則에만 拘碍됨을 比喩한 말. 按 ; 察也, 살필안. 索 ; 求也, 찾을색. 驥 ; 천리마기
8) 猶(유) ; 可也, 가히유
9) 望洋(망양) ; 望洋之歎. 어떠한 일에 자기의 힘이 미처지 못할 때 하는 탄식.
1) 褚澄(저징) ; 南北朝 時代(?～499年) 河南 陽翟(지금의 河南禹縣)人. 字는 彦道, 著書로 《雜藥方》 十二卷이 있었으나 佚失되었고, 지금 《褚氏遺書》 一卷이 傳한다. 《中醫人名辭典》
2) 陽順(양순) ; 男子는 陽體이므로 天地의 陽氣循環에 順從함.
3) 陰逆(음역) ; 女子는 陰體이므로 天地의 陽氣순환에 逆行함.
1) 華谷(화곡) ; 山西 稷山縣 西北方 二十里에 있는 地名.
2) 儲泳(저영) ; 未詳
3) 背(패) ; 反面, 얼굴돌이킬패

하나 夫男女는 形體가 絕[4]異하고 陰陽이 殊塗[5]하야 男生而覆하고 女生而仰하며 男則左旋하고 女則右轉하며 男主施하고 女主受하며 男之至命[6]은 在腎[7]하니 處臟腑之極下하고 女之至命在乳하니 處臟腑之極上하야 形氣旣異하고 脈行于形氣之間하니 豈略不少異耶아 此는 褚氏之說이 爲有理也라 詳袪疑說이라

뒤바꾸어 보아야 한다." 하였으나 男女는 形體가 전혀 다르고, 陰陽의 길이 달라서 男子는 出生할 때 엎어져 나오고 女子는 젖혀져 나오며, 男子는 左側으로 돌고 女子는 右側으로 돌며, 男子는 主로 베풀고 女子는 主로 받으며, 男子의 至命은 局部에 있으니 臟腑의 가장 아래에 있고, 女人의 至命은 乳房에 있으니 乳房은 臟腑의 가장 위에 있어서 形과 氣가 이미 다르고, 脈은 形과 氣의 사이로 走行하니 어찌 大略 조금만 다르겠는가? 男女脈에 대하여는 褚氏의 說이 一理가 있다고 본다. 詳細한 것은《袪疑說》에 있다.

戴起宗이 曰 脈訣에 因男子는 左腎右命이오 女子는 左命右腎之別하야 遂言反此背看 而諸家가 以尺脈의 盛弱으로 解之하고 褚氏는 又以女人의 心肺를 診于尺이라 하야 倒裝[1]五臟하니 其謬[2]又甚이라 不知男女의 形氣와 精血이 雖異나 而十二經脈의 所行始終과 五臟之定位는 則一也라 安可以女人의 脈位가 爲反耶아

戴起宗이 말하기를,《脈訣》에 "男子는 左尺이 腎이고 右尺이 命門이며, 女子는 左側이 命門, 右側이 腎이라 區別하여 마침내 男女는 뒤바꾸어 보아야 한다." 한 것으로 因하여 諸家들이 尺脈의 盛弱으로 解釋하고, 褚氏는 또한 "女人의 心肺를 尺에서 診脈한다." 하여 五臟을 倒裝하였으니 그 잘못이 甚하다. 이는 男女의 形氣와 精血이 비록 다르나 十二經脈이 走行하는 始終과 五臟의 一定한 位置는 한 가지이다. 어찌 女人의 脈의 位置가 相反될 수 있겠는가?

丹溪朱震亨[1]이 曰 昔에 軒轅이 使伶倫[2]하야 截[3]解谷[4]之竹하야 作黃鍾[5]律管[6]하야 以

丹溪·朱震亨이 말하기를, 옛적에 軒轅氏가 伶倫을 시켜 解谷의 대나무를 잘라

4) 絕(절); 極也, 극진할절
5) 殊塗(수도); 길이 다름. 塗는 途와 通用한다.《易經·繫辭》天下同歸而殊塗
6) 至命(지명); 生命의 氣가 모이는 곳. 至; 會也, 모일지
7) 腎(신); 陰莖, 자지신
1) 倒裝(도장); 뒤집어져 裝置됨.
2) 謬(류); 誤也, 그릇류
1) 朱震亨(주진형); 元代(1281~1358)의 著名한 醫學家. 字는 彦修이고 丹溪라고도 함. 陽有餘陰不足論을 提唱하고 滋陰降火藥을 善用하였다. 著書로《格致餘論》《丹溪心法》《局方發揮》《本草衍義補遺》等이 있다.
2) 伶倫(영윤); 黃帝때에 解谷의 대(竹)로써 樂律을 만든 사람.
3) 截(절); 斷也, 끊을절
4) 解谷(해곡); 解谿. 崑崙의 북쪽 골짜기.
5) 黃鍾(황종); 十二律의 하나. 六律 六呂의 基本이 되는 音.
6) 律管(율관); 律呂를 定하는 管樂器.

候天地之節氣하고 使岐伯[7]하야 取氣口[8]作脈法하야 以候人之動氣 故로 黃鍾之數九分이오 氣口之數도 亦九分이라 律管具而寸之數가 始形 故로 脈之動也에 陽得九分[9]하고 陰得一寸[10]하니 吻合[11]于黃鍾이라 天은 不足西北[12]하고 陽南而陰北 故로 男子는 寸盛而尺弱하야 肖[13]乎天也요 地는 不滿東南[14]하고 陽北而陰南 故로 女子는 尺盛而寸弱하야 肖乎地也라 黃鍾者는 氣之先兆 故로 能測天地之節候하고 氣口者는 脈之要[15]會 故로 能知人命之死生이라 世之俗醫는 誦高陽生之妄作하야 欲以治病하니 其不殺人也幾[16]希[17]라

黃鍾律管을 만들어서 天地의 節氣를 살피고, 岐伯으로 하여금 氣口를 取하여 脈法을 만들어 人體의 氣가 動搖된 것을 살피게 하였으므로 黃鍾律管의 치수가 九分이고 氣口의 치수도 九分이다. 律管이 갖추어지고 寸口의 치수가 비로소 形成되었으므로 脈이 搏動하는 데에 陽인 寸部가 九分이고 陰인 尺部가 一寸이니 黃鍾의 수에 꼭 맞게 된다. 天은 西北方이 不足하고 陽은 南쪽이며 陰은 北쪽이므로 男子는 寸部가 盛하고 尺部가 弱해서 天을 닮았고, 地는 東南方이 充滿하지 못하고, 陽은 北쪽이며 陰은 南쪽이므로 女子는 尺部가 盛하고 寸部가 弱해서 地를 닮았다. 黃鍾의 數는 氣보다 먼저 나타나는 徵兆이므로 天地의 節候를 測候할 수 있고, 氣口는 脈氣가 모이는 곳이므로 人命의 死生을 알 수 있다. 世上의 俗된 醫師는 高陽生이 잘못 著作한 《脈訣》을 誦讀하여 病을 治療하고자 하니 殺人하지 않음이 거의 드물다.

龍丘[1]의 葉氏[2]曰 脈者는 天地之元性[3] 故로 男女尺寸의 盛弱이 肖乎天地라 越人

龍丘의 葉氏가 말하기를, 脈은 天地 本然의 性質이기 때문에 男女 尺寸의 盛弱

---

7) 岐伯(기백) ; 傳說上의 古代 醫學家로 岐天師라 부르기도 함. 黃帝와 岐伯이 醫藥을 論하여 이를 創始하였다 하며, 《黃帝內經》中 大部分의 重要論述은 黃帝의 質問에 岐伯이 答하는 形式으로 쓰여져 있다.
8) 氣口(기구) ; 寸口, 脈口. 兩手의 橈骨頭 內側에 있는 橈骨動脈의 診脈部.
9) 陽得九分(양득구분) ; 橈骨莖狀突起部位가 關인데, 關에서 魚際까지가 陽인 寸部이고, 그 길이가 同身寸法으로 九分이다.
10) 陰得一寸(음득일촌) ; 關에서 尺部끝까지가 同身寸法으로 一寸이다.
11) 吻合(문합) ; 事物이 잘 맞는 것.
12) 天不足西北(천부족서북) ; 西北方은 比較的 寒冷하고 陰寒이 有餘하며, 陽熱이 不足하므로 '天不足西北'이라 한다. 《素問 · 陰陽應象大論》
13) 肖(초) ; 類似, 닮을초
14) 地不滿東南(지불만동남) ; 東南方은 比較的 溫暖하고 陽熱이 有餘하며 陰寒이 不足하므로 '地不滿東南'이라 한다. 《素問 · 陰陽應象大論》
15) 要(요) ; 會也, 모일요
16) 幾(기) ; 庶幾, 거의기
17) 希(희) ; 罕也, 드물희
1) 龍丘(용구) ; 湖北 黃岡縣 北方 120里에 있는 地方名.
2) 葉氏(섭씨) ; 未詳.
3) 元性(원성) ; 原性. 본디의 성질. 元 ; 原也, 으뜸원

이 以爲男生于寅하고 女生于申하며 三陽은 從天하야 生하고 三陰은 從地하야 長이라 하니 謬之甚也라 獨丹溪가 推本律法[4]하야 混合天人而闢[5]之하야 使千載[6]之誤를 一旦에 昭然[7]하니 豈不韙[8]哉아

이 天地를 닮았다. 秦越人이 "男子는 寅에서 생기고 女子는 申에서 생기며, 三陽은 天으로부터 生하고 三陰은 地로부터 成長한다." 하였으니, 甚히 잘못된 것이다. 홀로 朱丹溪만이 黃鍾律法을 미루어 본받아 天과 人을 混合하여 이를 열어놓아 千年동안의 誤謬를 하루아침에 밝혀 놓았으니 어찌 옳지 않겠는가?

臟腑部位

臟腑의 診脈部位

紹興의 王宗正[1]이 曰 診脈之法에 當從心肺는 俱浮하며 肝腎은 俱沈하며 脾在中州[2]之說이어늘 王叔和가 獨守寸關尺으로 分部位하야 以測五臟六腑之脈者는 非也라

紹興의 王宗正이 말하기를, 診脈法에 있어서 心肺는 모두 浮하며, 肝腎은 모두 沈하며, 脾는 中州에 있다는 說을 따라야 할 것이거늘, 王叔和가 홀로 寸關尺으로 部位를 나누어서 五臟六腑의 脈을 測候하는 法을 固守하는 것은 잘못된 것이다.

慈溪의 趙繼宗[1]이 曰 脈訣에 言左心小陽肝膽腎이오 右肺大腸脾胃命者는 非也라 心肺는 居上하야 爲陽爲浮요 肝腎은 居下하야 爲陰爲沈이오 脾居中州하야 半陰半陽하니 半浮半沈이라 當以左寸은 爲心이오 右寸은 爲肺요 左尺은 爲肝이오 右尺은 爲腎이오 兩關은 爲脾나 關者는 陰陽之界限이라 前取陽三分하고 後取陰三分

慈溪의 趙繼宗이 말하기를,《脈訣》에 "左手에는 心·小腸·肝·膽·腎이 排列되어 있고, 右手에는 肺·大腸·脾·胃·命門이 排列되어 있다."고 한 것은 잘못된 것이다. 心肺는 身體 上部에 있으므로 陽이 되니 그 脈은 浮하고, 肝腎은 身體 下部에 있으므로 陰이 되니 그 脈은 沈하고, 脾는 中央에 있으므로 半陰半陽이 되니 脈도 半浮半沈하다. 바로 左寸은 心이 되고, 右寸은 肺가 되며, 左尺은 肝이 되고, 右尺은 腎이 되며, 兩關은 脾가 되나, 關은 陰陽의 界限이기 때문에

4) 律法(율법); 黃鍾律法.
5) 闢(벽); 開也, 열벽
6) 千載(천재); 千年. 載; 年也, 해재
7) 昭然(소연); 밝은 모양. 分明함.
8) 韙(위); 美之是也, 옳을위
1) 王宗正(왕종정); 南宋의 醫家. 字는 誠叔이고, 紹興(지금의 浙江紹興)人. 《難經疏義》二卷을 著述함.
2) 中州(중주); 中央.
1) 趙繼宗(조계종); 明代 浙江 慈溪縣人. 著書로 《儒醫精要》一卷, 《痘疹全書》가 있다.

하니 所謂土는 居金木水火之中하야 寄王于四時하니 不獨右關이 爲脾也라 肝은 旣爲陰어늘 豈宜在半陰半陽과 半浮半沈之左關耶아 命門은 即是腎이니 不宜以右尺으로 爲診이라 詳儒醫精要라

앞으로 陽三分을 取하고, 뒤로 陰三分을 取한다. 土는 金・木・水・火의 中央에 있어서 辰・戌・丑・未 四季月에 寄王하니 惟獨 右關만이 脾가 되는 것이 아님을 말한 것이다. 肝은 이미 陰인데, 어찌 半陰半陽과 半浮半沈의 左關에 있겠는가? 命門은 곧 腎이니 右尺에서 診脈하는 것은 옳지 않다. 詳細한 것은《儒醫精要》에 있다.

吳草廬가 曰 醫者가 于寸關尺에 輒[1]名之曰 此는 心脈이오 此는 肺脈이오 此는 肝脈이오 此는 脾脈이오 此는 腎脈者는 非也라 五臟六腑는 凡十二經이오 兩手寸關尺者는 手太陰肺經之一脈也요 分其部位하야 以候他臟之氣耳라 脈行은 始于肺하야 終于肝而復會于肺하니 肺는 爲氣所出之門戶 故로 名曰氣口 而爲脈之大會니 以占一身焉이라 詳文集이라

吳草廬가 말하기를, 醫者가 寸關尺에서 문득 이곳은 心脈이고 이곳은 肺, 이곳은 肝, 이곳은 脾, 이곳은 腎脈이라 하는 것은 잘못된 것이다. 五臟六腑는 모두 十二經이고, 兩手의 寸關尺은 手太陰肺經 한 經脈에 있는 것이고, 그 經脈을 各部位로 나누어서 다른 臟의 氣를 살피는 것이다. 經脈의 走行은 肺에서 始作하여 肝에서 마치고 다시 肺로 모이니, 肺는 氣가 나가는 門戶이기 때문에 '氣口'라 하고, 脈이 모두 모이는 곳이므로 一身의 病을 診察하는 것이다. 詳細한 것은 文集에 있다.

李時珍이 曰 兩手六部는 皆肺之經脈也라 特取此하야 以候五臟六腑之氣耳요 非五臟六腑所居之處也라 凡診察은 皆以肺心脾肝腎에 各候一動하야 五十動에 不止者는 五臟이 皆足이오 內有一止則知一臟之脈이 不至라 據此推之 則以肺經一脈으로 候五臟六腑之氣者를 可心解矣라 褚儲趙氏가 不知脈은 隨五臟之氣하야 行于經隧[1]之間하고 欲以男女臟腑를 顚倒[2]部位하야 執泥[3]不通이라 戴同父가 言褚氏의 倒裝五臟과 丹溪의 別男女尺寸과 草廬의 明三部皆肺의 三說이 皆有眞見하야 學者

李時珍이 論하자면, 兩손의 寸關尺 六部는 모두 肺의 經脈이다. 特히 이 經脈을 取하여서 五臟과 六腑의 氣를 살필 따름이고, 五臟 六腑가 거기에 있는 것은 아니다. 대개 診察하는 方法은 모두 肺・心・脾・肝・腎으로써 各各 一動씩을 살펴서 五十動에 停止하지 않으면 五臟의 氣가 모두 充足한 것이고, 五十動 以內에 停止하면 一臟의 脈氣가 이르지 않음을 알 수 있는 것이다. 이를 依據하여 미루어 본다면 肺經 한 經脈으로 五臟 六腑의 氣를 살필 수 있음을 마음에서 解得할 수 있다. 褚・儲・趙氏 等이 脈은 五臟의 氣를 따라서 經脈사이로 流行하는 것을 모르고, 男女臟腑의 部位를 顚倒하려고 하여 變通없이 固執만을 부렸다. 戴同父가 말하기를 褚澄의 倒裝 五臟과 朱丹溪의 別男女尺寸과 吳草廬의 三部가 모두 肺經임을 밝힌 세가지 說이 모두

1) 輒(첩) ; 忽然, 문득첩
1) 經隧(경수) ; 經脈. 隧 ; 墓道, 무덤길수
2) 顚倒(전도) ; 위와 아래를 바꾸어서 거꾸로 함.
3) 執泥(집니) ; 泥執. 變通없는 固執.

가 所當宗師[4]나 若夫趙氏所云은 蓋本于宋人王宗正의 難經圖解요 豈知脈分兩手는 出于素問의 脈要精微論 而越人이 推明[5]關脈及一脈十變[6]于難經이오 非始于叔和也라 若如其說 則一脈十變은 何從推之리오 可謂鑿[7]而任矣라 ○ 命門은 即腎之說은 乃越人之誤也라 予嘗著命門攷와 命門三焦客難二說하니 凡二千餘言云이라.

眞實한 見解를 가지고 있어서 學者들이 宜當 스승으로 받들 바이나, 趙繼宗이 말한 것은 대개 宋代人 王宗正의 《難經圖解》에 根本을 둔 것이고, 脈을 兩手로 나눈 것은 《素問·脈要精微論》에서 나온 것이고, 秦越人이 이를 《難經》 '關脈'과 '一脈十變'에 推明하여 놓은 것이며, 王叔和로부터 始作한 것이 아님을 어찌 알겠는가? 萬若 그러한 說이라면 '一脈十變'은 무엇을 좇아서 推究하겠는가? 이는 任意로 만든 臆測이라 할 수 있다. ○ 命門은 곧 腎이라는 說은 秦越人의 誤謬이다. "내가 일찌기 '命門攷'와 '命門三焦客難'의 두 說을 著作하였으니, 二千餘言이 된다.

4) 宗師(종사) ; 받들어 모범을 삼음.

5) 推明(추명) ; 推究하여 糾明함.

6) 一脈十變(일맥십변) ; 五臟이 各各 剛·柔邪가 있으므로 一臟의 脈이 十으로 變한다. 心脈을 例로 들면, 急甚하면 肝邪가 心을 干涉하는 것이고, 微急하면 膽邪가 小腸을 干涉하는 것이니, 이는 從後來者로 虛邪이다. 大甚하면 心邪가 스스로 心을 干涉하는 것이고, 微大하면 小腸邪가 스스로 小腸을 干涉하는 것이니 正邪이다. 緩甚하면 脾邪가 心을 干涉하는 것이고, 微緩하면 胃邪가 小腸을 干涉하는 것이니 從前來者로 實邪이다. 濇甚하면 肺邪가 心을 干涉하는 것이고, 微濇하면 大腸邪가 小腸을 干涉하는 것이니 從其所勝者로 微邪이다. 沈甚하면 腎邪가 心을 干涉하는 것이고, 微沈하면 膀胱邪가 小腸을 干涉하는 것이니 從所不勝者로 賊邪이다《入門》.

7) 鑿(착) ; 恣意不求合義理謂之鑿, 함부로억측할착

考證諸書目

1. 黃帝素問(王啓玄注)
2. 靈樞經
3. 太倉公生死秘要
4. 皇甫謐甲乙經
5. 玄珠密語
6. 扁鵲脈經
7. 諸家註解難經〈呂 廣, 楊玄操, 寵安時, 陳瑞孫, 虞 庶, 丁德用, 宋廷臣, 謝晉翁, 王宗正, 張元素, 滑伯仁, 熊宗立, 紀天錫, 周與權, 張世賢〉
8. 華陀脈經
9. 仲景金匱方
10. 仲景傷寒論〈成無已注〉
11. 王叔和脈經
12. 褚氏遺書〈澄〉
13. 千金方論〈孫眞人〉
14. 徐氏脈經訣〈文 伯〉
15. 巢氏病源〈元方〉
16. 外臺秘要〈王 燾〉
17. 吳廣脈賦
18. 玉函經〈杜光庭〉
19. 太平聖惠方
20. 諸家註解高陽生脈訣〈通眞子, 張潔古, 沈氏, 李希范, 張世賢, 池氏, 勿吮子〉
21. 脈經手訣〈張及〉
22. 南陽活人書脈說
23. 脈要新括〈通眞子〉
24. 診脈須知〈劉元賓〉
25. 陳言三因方
26. 崔紫虛脈訣
27. 方脈擧要〈劉三點〉
28. 王貺指迷方
29. 李希范脈髓
30. 脈理玄秘
31. 聖濟總錄
32. 蔡西山脈經
33. 醫學發明〈李東垣〉
34. 楊仁齋醫脈眞經
35. 蕭世基脈粹
36. 碎金脈訣
37. 張擴太素脈訣
38. 魏伯祖脈說
39. 張杲醫說
40. 楊文德太素脈訣
41. 王適齋脈訣
42. 王世相醫開
43. 詹炎擧太素
44. 脈訣刊誤〈戴同父〉
45. 決脈精要〈黎民壽〉
46. 彭用光太素脈
47. 脈訣圖說〈朱丹溪〉
48. 診家樞要〈滑壽〉
49. 醫經小學〈劉純〉
50. 醫學權輿〈傅滋〉
51. 儒醫精要〈趙繼宗〉
52. 儲華谷祛疑說
53. 朱子文集
54. 吳草廬集
55. 祁貫傳道集

參考文獻

1. 李時珍；瀕和脈訣奇經考，啓新書局，上海，出版年度未詳.
2. 李時珍；圖解本草綱目 附錄 瀕湖脈學，文友書店，臺北，1959.
3. 李時珍；瀕湖脈學・欽定四庫全書 子部五，驪江出版社，서울，1988.
4. 北京中醫學院；瀕湖脈學白話解，人民衛生出版社，北京，1989.
5. 程寶書・王其芳；瀕湖脈學譯注，中醫籍出版社，北京，1988.
6. 王 冰；黃帝內經素問，旋風出版社，臺北，1979.
7. 馬 蒔・張志聰；黃帝內經素問靈樞合篇，臺聯國風出版社，台北，1977.
8. 張介賓；類經，大星文化社，서울，1982.
9. 楊維傑；黃帝內經素問譯解，大一書局，臺北，1977.
10. 張世賢注；圖註難經，啓新書局，上海，出版年度未詳.
11. 高陽生；王叔和脈訣，哲新書局，上海，出版年度未詳.
12. 張 機；仲景全書，東方書店，臺北，1960.
13. 蔡仁植；傷寒論譯詮，高文社，서울，1979.
14. 朱 肱；增注類增活人書，南山堂，서울，1987.
15. 李 梴；編註醫學入門，大星文化社，서울，1981.
16. 蔡仁植；國譯編註醫學入門，南山堂，1984.
17. 李時珍；四言擧要(圖解本草綱目 附錄)，文友書店，臺北，1959.
18. 李時珍；四言擧要(欽定四庫全書 子部五)，驪江出版社，서울，1988.
19. 秦越人；難經譯釋，昭人出版社，出版年度未詳.
20. 馬 時・張志聰；黃帝內經素問靈樞合篇，臺聯國風出版社，臺北，1977.
21. 趙憲泳；通俗漢醫學原論，乙酉文化社，서울，1961.
22. 王羅珍・李 鼎；奇經八脈攷校注，上海科學技術出版社，上海，1990.
23. 王 琦 等；黃帝內經素問今釋，成輔社，서울，出版年度未詳.
24. 秦越人 原著，張世賢註；圖註難經，上海啓新書局，上海，出版年度未詳.
25. 王叔和 原著，福州市人民醫院校釋；脈經校釋，人民衛生出版社，北京，1984.
26. 李 杲 外五人；東垣十種醫書，大星文化社，서울，1983.
27. 李中梓；診家正眼，中醫書店，北京，1987.
28. 太上老君 原著，唐・白履忠，梁丘子. 明・李一元註；黃庭經秘註二種，自由出版社，臺北，1976.
29. 張伯端 原著・董德寧 註釋；悟眞篇正義，自由出版社，臺北，1973.
30. 李允熙；國譯參同契闡幽，驪江出版社，서울，1989.

參考辭典

1. 中醫硏究院・廣東中醫學院；中醫名辭術語辭典，知識出版社，香港，出版年度未詳.
2. 謝　觀；東洋醫學大辭典，高文社，서울，1980.
3. 李永春 等；中醫大辭典〔醫史文獻分册〕，人民衛生出版社，北京，1981.
4. 李永春 等；中醫大辭典〔基礎理論分册〕，人民衛生出版社，北京，1982.
5. 吳克潛；病源辭典，東方書店，臺北，1963.
6. 김동일 등；동의학사전，과학백과사전종합출판사，평양，1988.
7. 李熙昇；국어대사전，民衆書林，서울，1986.
8. 張三植；大漢韓辭典，進賢書館，서울，1982.
9. 金赫濟・金星元；明文漢韓大字典，明文堂，서울，1984.
10. 臺灣中華書局編輯部；辭海，臺灣中華書局，臺北，1974.
11. 김민수 외；국어대사전，금성출판사，서울，1991.
12. 民衆書館編輯局；漢韓大字典，民衆書林，서울，1987.
13. 金賢濟・洪元植；韓醫學辭典，成輔社，서울，1983.
14. 張大千；中醫鍼灸大辭典，北京體育學院出版社，北京，1988.
15. 洪元植 等譯；韓醫學大辭典〔醫史文獻篇〕，東洋醫學硏究院出版部，서울，1985.
16. 洪元植 等譯；漢醫學大辭典〔基礎理論篇〕，東洋醫學硏究院出版部，서울，1988.
17. 劉渡舟 等；傷寒論辭典，解放軍出版社，北京，1988.
18. 高大民族文化硏究所中國語大辭典編纂委員會；中韓辭典，高大民族文化硏究所，서울，1989.
19. 中文大辭典編纂委員會：中文大辭典，中國文化大學出版部，臺北，1985.
20. 中國科學院言語硏究所詞典編輯室；現代漢語詞典，常務印書館香港分館，香港，1980.
21. 呂光榮；中國氣功辭典，人民衛生出版社，北京，1988.
22. 江克明・包明蕙；簡明方劑辭典，上海科學技術出版社，上海，1989.
23. 王劍引 等；中國成語大辭典，上海辭書出版社，上海，1987.
24. 謝壽昌 等；中國古今地名大辭典，常務印書館，上海，1931.
25. 李　云；中國人名辭典，國際文化出版公司，北京，1988.
26. 劉大生 等；漢語成語分類大詞典，內蒙古人民出版社，呼和浩，1987.
27. 西北師範學院；漢語成語詞典；中華書局，香港，1987.
28. 吳澤炎・黃秋耘・劉葉秋 等；辭源，商務印書館，香港，1987.

譯者의 略歷

1941. 忠北 陰城 出生
1963. 慶熙大學校 韓醫科大學 卒業
1963. 星華韓醫院 開院
1979. 圓光大學校 韓醫科大學 講師
1980. 同大學校 大學院 碩士課程 卒業(韓醫學碩士)
1981. 同大學校 韓醫科大學 專任講師
1983. 同大學 助敎授
1985. 同大學校 大學院 博士課程 卒業(韓醫學博士)
現在 同大學校 韓醫科大學 副敎授

國譯 瀕湖脈學 四言擧要 奇經八脈攷 附脈訣攷證

1판 1쇄 펴냄 · 1992년 4월 28일
1판 15쇄 펴냄 · 2011년 8월 29일

역 석 · 朴 炅
펴낸이 · 권영두
펴낸곳 · 대성의학사

출판등록 1980. 5. 23. 제 2001-50호
경기도 고양시 일산동구 장항동 731-1 성우타워 302
대표전화 031)918-3444 / 팩시밀리 031)918-0108
Homepage www.medibook.co.kr

값 25,000원

ISBN 978-89-88895-46-7 93510